Aprimorando a saúde sexual

Dados Internacionais de Catalogação na Publicação (CIP)
(Câmara Brasileira do Livro, SP, Brasil)

Aprimorando a saúde sexual : manual de técnicas de terapia sexual / Oswaldo M. Rodrigues Jr., (org.). — São Paulo : Summus, 2001.

Vários autores.
ISBN 978-85-323-0755-2

1. Distúrbios sexuais 2. Psicoterapia de casal 3. Terapia sexual 4. Terapia sexual. Técnicas I. Rodrigues Junior, Oswaldo M.

01-2509 CDD-613.96

Índice para catálogo sistemático:

1. Terapia sexual : Técnicas : Manuais 613.96

Aprimorando a saúde sexual

Manual de técnicas de terapia sexual

Instituto Paulista de Sexualidade
(org.)

summus
editorial

APRIMORANDO A SAÚDE SEXUAL
Manual de técnicas de terapia sexual

Diagramação: **JOIN Bureau de Editoração**
Capa: **Tereza Yamashita**

1ª reimpressão, 2021

Summus Editorial
Departamento editorial
Rua Itapicuru, 613 – 7º andar
05006-000 – São Paulo – SP
Fone: (11) 3872-3322
http://www.summus.com.br
e-mail: summus@summus.com.br

Atendimento ao consumidor
Summus Editorial
Fone: (11) 3865-9890

Vendas por atacado
Fone: (11) 3873-8638
e-mail: vendas@summus.com.br

Impresso no Brasil

Sumário

O Instituto Paulista de Sexualidade 7
Terapia sexual: velhos e novos rumos 9
Apresentação 13
Prefácio 15

INTRODUÇÃO À TERAPIA SEXUAL

A história da terapia sexual 19
Maria do Carmo de Andrade e Silva

Técnicas comportamentais: breve histórico 75
Elaine Cristina Catão

O processo terapêutico em sexologia 85
Oswaldo M. Rodrigues Jr.

TÉCNICAS GERAIS UTILIZADAS NA TERAPIA SEXUAL

Relaxamento 99
Aparecida Favorêto

Hora do banho: uma forma de recuperação das sensações corporais na psicoterapia 111
Vera Lucia Vaccari

Técnicas que estimulam a fantasia sexual 123
Angelo A. Monesi
Oswaldo M. Rodrigues Jr.

Focalização sensorial 137
Oswaldo M. Rodrigues Jr.

Assertividade, expressividade emocional e solução de problemas: o uso de técnicas específicas 143
Elaine C. Catão
Daniela A. Genari
Luciane Secco

Posições para o coito — idéias e orientações........ 151
Oswaldo M. Rodrigues Jr.
Meiry Kamia Martins

TÉCNICAS PARA O TRATAMENTO DAS DISFUNÇÕES SEXUAIS MASCULINAS

Baixo desejo sexual masculino 189
José Manuel González

Ejaculação precoce: superando a dificuldade pelo reaprendizado 201
Marcelo Augusto Toniette

Disfunção erétil — uma proposta de intervenção cognitiva. 217
Pedro Nobre

Ejaculação inibida............................ 253
Jussânia S. Oliveira

TÉCNICAS PARA O TRATAMENTO DAS DISFUNÇÕES SEXUAIS FEMININAS

Dispareunia 267
Virgínia Martínez Verdier

Vaginismo 291
Jussânia S. Oliveira

Disfunção sexual geral ou disfunção da excitação feminina . 301
Andrés Flores Colombino

Anorgasmia feminina 315
Oswaldo M. Rodrigues Jr.
Carla Zeglio

Inibição do desejo sexual feminino 327
Carla Zeglio

TERAPIA DE CASAL

Técnicas para facilitar a comunicação não-verbal do casal . 339
Sérgio José Almeida

O Instituto Paulista de Sexualidade

Deve ser a idade. Seguramente, só pode ser a idade. De uns anos para cá, só me convidam para fazer conferências e apresentações de livros. Ninguém mais me chama para mesa de discussão informal na qual se possa discutir à vontade, discordar dos outros e ser refutado pelos outros. Parece que cheguei ao patamar da idade no qual todos olham com condescendência para os meus possíveis erros, lapsos ou esquecimentos.

Vejo-me, como de costume, fazendo a apresentação de mais um livro. Apresentação é uma parte absolutamente essencial (já se viu livro sem apresentação?). Mas é necessário esclarecer as limitações do essencial. Essencial aqui é para fins editoriais porque, na verdade, ninguém lê apresentação. Passa-se simplesmente por cima de rojão ou de tropeço, se assim preferirem.

Não estou me queixando. Nem da idade que adoro ter, nem do fato de ser conferencista crônico e insistente apresentador de livros, o que, diga-se de passagem, encanta-me sempre fazer.

Depois de todo este prólogo, é imperativo dizer que fiquei sobretudo honrado com o convite de prefaciar um livro sobre técnicas de terapia sexual. Em primeiro lugar, porque nestes últimos trinta anos, em que me dedico unicamente à terapia sexual, é muito estimulante notar como profissionais mais jovens apresentam cada vez mais, e melhor, técnicas destinadas a ajudar na superação das dificuldades daqueles que buscam ajuda profissional. Mas a honra é ainda maior porque este livro tem uma marca muito especial. Não é um "livrinho" qualquer, mas um trabalho nascido da reflexão e do juízo crítico e competente de três profissionais experientes, do mais alto nível ético e científico: Oswaldo M. Rodrigues Jr., Angelo Monesi e Aparecida Favorêto. Aliás, o número três parece ser cabalístico. Além do sabor religioso — Santíssima Trindade, três reis magos, as três cruzes do Calvário —, tem também o encanto da aventura com os três porquinhos, e por que não?, os três mosqueteiros...

Não vou ter a petulância de apresentar o Instituto Paulista de Sexualidade e nem necessitam de apresentação Oswaldo, Angelo Monesi e Aparecida. São autores consagrados e bastante conhecidos no meio sexológico brasileiro. Em rigor, se não fora a exigência da boa norma editorial, este livro também não necessitaria de apresentação. Ele já se impõe por si mesmo.

Ricardo Cavalcanti
Médico sexólogo
Centro Nacional de Sexologia de Brasília
Ex-presidente da Federação Latino-Americana de Sociedades de Sexologia e Educação Sexual — FLASSES — fundador da Sociedade Brasileira para o Estudo da Sexualidade Humana — SBRASH — autor de vários livros sobre sexologia.

Terapia sexual: velhos e novos rumos

Krafft Ebing publica *Psicopatia sexualis* no século XIX (1886).

Freud destaca a importância da libido, há cem anos, talvez sem imaginar a importância que teriam suas palavras.

Bloch usa pela primeira vez o termo sexologia — 1906.

Moll organiza o Primeiro Congresso Internacional de Sexologia no Reichstag, Berlim — 1913.

Hirschfeld dá a volta ao mundo promovendo a sexologia.

Wilhelm Reich publica *A função do orgasmo* — 1927.

Kinsey começa a investigação estatística e epidemiológica.

Grafenberg descreve o *Ponto G* — 1950.

Harry Benjamin introduz o termo transexual — 1953.

Masters e Johnson iniciam as investigações clínicas sistemáticas — 1956-66.

Money descreve os mapas do amor e as parafilias. Com Musaph, publicou o *Manual de sexologia*.

A pílula anticoncepcional gera a revolução sexual — 1960.

Wagner filma a resposta sexual masculina e feminina.

Inicia-se a epidemia de aids, São Francisco — 1971.

A Associação Psicológica Americana — APA — elimina a homossexualidade do DSM em 1973.

A Organização Mundial de Saúde — OMS publica o primeiro relatório sobre formação de profissionais em saúde sexual, Genebra — 1974.

Kaplan incorpora o desejo sexual no ciclo da resposta sexual humana.

Primeiro Congresso de Sexologia da era Moderna, Paris — 1974.

Shere Hite revoluciona a sexualidade feminina — 1976.

A Associação Mundial de Sexologia — WAS é fundada em Roma em 1978.

1982 é o ano da papaverina.

Virag inventa a bomba de vácuo.

A WAS reúne-se em Amsterdã, no ambiente feminista — 1991.

A Associação Mundial de Psiquiatria — WPA cria oficialmente a Seção Psiquiatria e Sexualidade Humana, Hamburgo — 1999.

A Organização Pan-Americana de Saúde — OPAS, em conjunto com a WAS, produz na cidade de Antigua, Guatemala, um documento histórico sobre SAÚDE SEXUAL — maio de 2000.

Aparece o Vardenafil, Austrália — 2000.

O Projeto Genoma Humano é definido — 2001.

Venezuela estabelece o conceito de interdependência científica. X Congresso Venezuelano de Sexologia, em honra a William Masters, que faleceu a 17 de fevereiro de 2001.

Realiza-se com êxito sem precedentes o XV Congresso Mundial de Sexologia. Paris, junho — 2001.

Ilha de Margarita — Venezuela — rompe-se o paradigma do mal e se restabelece O BOM DO SEXO — 2002.

Novas drogas vasoativas invadem o mercado farmacêutico — 2002.

Aparece o primeiro afrodisíaco, com estudos científicos validados — 2003

Clonagem do primeiro ser humano.

A engenharia genética estabelece parâmetros de consenso para melhor gravidez e parto e prevenção de enfermidades.

Aparecem os primeiros programas de terapia sexual via internet.

A sexologia é reconhecida como disciplina acadêmica na maior parte do mundo global.

Aparece a vacina contra a aids e outras DST.

A WPA publica um programa de saúde sexual, que é traduzido para oito idiomas.

Os programas de educação sexual são avaliados positivamente e se reduzem o número de adolescentes grávidas, o número de abortos e a prevalência das disfunções sexuais.

Os organismos internacionais estabelecem cientificamente a relação satisfação sexual e produtividade.

A qualidade de vida e o projeto vital, bem como a análise ideográfica da personalidade se esclarecem como objetivos precisos nos programas de saúde pública.

O caminho está à nossa frente. Cabe-nos avançar sem pausas. Façamo-lo.

Mais um livro para fazer o caminho!

Ruben Hernandes Serrano
Presidente da WAS, 1993-97.
Titular de Psiquiatria e
Sexualidade Humana da WPA, 1999-2002
e presidente da Sociedade Venezuelana de
Sexologia Médica, 1990-94, 2001-03

Apresentação

Desde que começamos como grupo tivemos idéias próprias e atuações que foram se somando de modo diferenciado.

Não somos os únicos, sabemos, mas estivemos procurando saídas para continuar nosso trabalho com as questões da sexualidade.

Partimos de nossa formação básica: a psicologia.

Acreditamos que estas técnicas fundamentadas em teorias psicológicas são importantes para chegarmos aos objetivos de nossos clientes. Se as queixas deles não fossem importantes, não existiríamos!

Em 1996, nosso grupo formalizou-se, para termos o Instituto Paulista de Sexualidade. Já trabalhávamos juntos, Ângelo Monesi, Aparecida Favorêto e eu desde a década de 1980 no Instituto H. Ellis. Agregamos outros profissionais com quem dividimos estas questões técnicas e com quem hoje partilhamos o cotidiano do consultório.

Muitos colegas passaram por nós e conosco estiveram algum tempo partilhando este caminho. Agradecemos a eles, pois nos mostraram que estávamos no rumo certo.

Pensamos em organizar este livro.

Alguns textos foram preparados para as aulas de nosso Curso Técnico e Teórico em Terapia Sexual, o qual chegou à versão 27ª neste início de 2001.

Para alguns capítulos, convidamos para contribuir para nosso livro profissionais que têm desenvolvido suas atividades na terapia sexual há bastante tempo, que pesquisaram e continuam a pesquisar. Agradecemos formalmente aos colegas brasileiros do CEPCoS: Jussânia Oliveira e Sérgio Almeida, à professora Maria do Carmo de Andrade e Silva (Universidade Gama Filho), a quem muito e sempre admiramos, e à prestimosa professora e amiga querida Elaine Catão. Também agradecemos à participação especial de colegas não-brasileiros (em ordem alfabética): Andrés Flores Colombino (Uruguai), José Manuel González (Colômbia), Pedro Nobre (Portugal) e Virgínia Verdier (Argentina).

Agradecemos não apenas com o respeito que merecem, mas com o coração, ao esforço que fizeram para nos brindar com estes textos.

Um agradecimento especial a Vera Lucia Vaccari, de nossa equipe do InPaSex, a contribuição importantíssima de tradução dos textos em espanhol para o português e de leitura para organização de todos os capítulos. Muito obrigado!

Oswaldo M. Rodrigues Jr.*

* Instituto Paulista de Sexualidade. Rua Traipu, 523 — Perdizes: 01235-000 — São Paulo — SP — fone/fax (011) 3662-3139 — e-mail oswrod@uol.com.br..

Prefácio

Sempre é bem-vinda uma recapitulação na qual se agrupem a história e as novas abordagens em um campo profissional. A terapia sexual, apesar dos mal-entendidos e da má fama devida às fantasias de muitas pessoas, aumentadas pelos meios de comunicação social, consolidou-se como um campo profissional e enriqueceu-se com contribuições do mesmo campo e de outros, a exemplo da farmacologia.

O funcionamento sexual e suas alterações sempre produziram curiosidades no ser humano. As tentativas de melhorar o desempenho sexual, ou aliviar suas dificuldades, encontram-se em todas as culturas e muito possivelmente tenham suas origens na pré-história. Por isso, quando a terapia sexual adquiriu a forma de um esquema terapêutico que começou a demonstrar eficácia com Masters e Johnson, as sociedades ocidentais ficaram fascinadas com a possibilidade de resolver suas incapacidades de gozar a experiência erótica. No passado recente, o fenômeno da fascinação cultural repetiu-se com uma avalanche de fármacos que prometiam o mesmo, uma melhoria das incapacidades eróticas.

Um novo livro sobre terapia sexual, especialmente realizado por uma gama de especialistas latino-americanos, é uma necessidade que será satisfeita com o presente volume. A aplicabilidade e a adaptação das técnicas desenvolvidas em países do hemisfério norte, conhecida como possível e eficiente por muitos especialistas em terapia sexual que trabalham na América Latina, nos é apresentada de uma forma sistemática, ordenada e compreensível. Além do que, a complexidade dos problemas é também adequadamente elaborada. Estamos longe dos especialistas com a crença inocente da promessa de técnicas eficientes que nos poderia provocar. Sabemos que os casos são complexos. Que as causas específicas dos problemas de disfunção sexual são muitas e de natureza variada. Para os recém-chegados ao campo, ou para o leitor interessado, a coleção de trabalhos que se apresentam neste livro é uma ajuda muito valiosa que permite integrar, desde cedo, a complexidade, e preparar melhor para o objetivo de converter-se em terapeuta sexual.

É por isso que o *Instituto Paulista de Sexualidade* merece uma ampla felicitação pelo esforço levado a cabo. Por permitir-nos a todos contar com um texto no qual se pode observar o desenvolvimento do campo de trabalho, a amplitude, sua multidisciplinaridade e as contribuições que têm enriquecido este campo nos últimos anos.

Eusebio Rubio-Aurioles, M.D., Ph.D
Secretário Geral-Tesoureiro (1997-2001)
Associação Mundial de Sexologia (WAS)

INTRODUÇÃO À TERAPIA SEXUAL

A história da terapia sexual

*Maria do Carmo de Andrade e Silva**

A história da pesquisa científica em sexologia inicia-se durante a época vitoriana, ironia mais aparente do que real, pois a repressão torna-se a própria força motriz que impulsiona a necessidade de conhecer e, como afirma Foucault (1977), resulta na proliferação de vários discursos.

Como campo de estudo específico, a sexologia nasce no século XIX, em consonância com a psicanálise, e adquire sentido mais amplo com a imposição do termo sexualidade. Andrade-Silva (1997) assinala que a sexualidade transcende os limites do sexo, como um ato que une machos e fêmeas, e inclui sentimentos, fantasias, desejos, sensações e interpretações. Sexualidade se mistura às pulsões e emoções. Algo que não pode ser claramente delimitado, que fica pressuposto nas relações. Uma força pressuposta na intenção do comportamento ou no desejo de fazer. É algo que se esconde nas dobras do dia-a-dia e que aparece na interpretação de quem observa ou de quem sente, mas não necessariamente encontra-se explicitado como sexo propriamente dito.

Temos então duas concepções do que seja sexologia, uma ancorada no estudo do sexo, tomado em nível do real, do com-

* Psicoterapeuta, terapeuta sexual, responsável pelo Mestrado em Sexologia da Universidade Gama Filho/RJ.

portamento explícito, da emoção reconhecida, enquanto outra nos chama para a intenção do sexo, para o domínio do desejo não consumado, da fantasia não explícita. São estas as duas vertentes conceptuais que têm se manifestado ao longo da história desta jovem ciência e cujas conseqüências vão muito além das simples considerações acadêmicas.

Segundo Chalar-Silva (1988), as correntes organicistas se concentram numa interpretação da sexologia mais próxima do *sexus* inicial, e os estudos dirigem-se para os hormônios diferenciadores, o funcionamento genital e a fisiologia do ato heterossexual. As correntes psicologicistas, diz o mesmo autor, encaminham os estudos ao significado dos símbolos, à revelação de conteúdos e para uma visão emocional da sexualidade. Não surpreende que estas se tornem menos pragmáticas — por vezes distanciadas do sexo restrito — e mais comprometidas com a idéia geral do prazer.

Há ainda uma terceira dimensão, mais próxima do que Foucault (1977) chamou *ars erótica*, por contraposição às vertentes anteriores da *scientia sexualis*.

É provável que muitos sexólogos com visão reichiana ou mesmo adeptos de filosofias tântricas prefiram caracterizar-se assim, entendendo sua sexologia como o estudo dos fluxos de uma energia cósmica e de um prazer unificador.

Como aponta Katchadourian (1979, p. 9):

> Os múltiplos usos e derivados da palavra sexo englobam tantos significados, que se tornaram extremamente difusos; porém se analisarmos os diferentes contextos em que aparecem, encontram-se em dois pontos chaves. Onde um se refere ao sexo biopsicológico e o outro ao comportamento erótico propriamente dito.

Apesar de a vontade de saber gerar a curiosidade de que se nutre o espírito da pesquisa, no final do século XIX, os estudiosos do tema sexual foram muitas vezes preteridos e perseguidos, uma vez que andavam na contramão da ideologia vigente. A psiquiatria da época classificava os comportamentos sexuais não-convencionais — isto é não-reprodutivos — como processos degenerativos ou perversões.

A definição de comportamento sexual já não é tarefa fácil, e quando se pensa em "normalidade sexual", a situação torna-se bem mais difícil, pois associam-se dois conceitos complexos, normalidade e sexo, os quais possuem vínculos estreitos com a ideologia vigente.

Tal fato pode ser observado se olharmos para trás na história da pesquisa sexual, quando, no final do século XIX, Richard von Krafft-Ebing (1965) relacionou, em clássico da literatura sexológica, *Psychopathia sexualis*, como comportamentos psicopatológicos várias formas do que chamamos hoje simplesmente de "jogos sexuais". A grande diferença encontra-se no fato de que, na época em que o autor escreveu seus estudos, a finalidade precípua do sexo deveria ser exclusivamente a reprodução, e atualmente o prazer se destaca como fator principal da atividade sexual.

A ideologia reprodutiva era tão forte, que fez com que vários outros trabalhos sofressem fortes discriminações ou fossem colocados em segundo plano.

Os estudos e pesquisas em sexologia foram iniciados principalmente no final do século XIX e no início do XX, por meio de S. Freud, na Áustria; H. Havelock Ellis, na Inglaterra; e de M. Hirschfeld e T. H. Van de Velde, na Alemanha, homens que se adiantaram a suas épocas e descreveram uma série de comportamentos e atitudes que interferiam diretamente com a sexualidade. Porém, com exceção de Freud, o único com escritos não diretamente sexológicos, os outros textos foram praticamente escondidos e desconhecidos até há pouco tempo, e quando reapareceram apresentavam conceitos tão atuais quanto os citados por Kinsey (1954), Masters e Johnson (1976) e outros modernos estudiosos do comportamento sexual humano.

Havelock Ellis

Segundo Haeberle (1982), Havelock Ellis foi um médico e antropólogo inglês, que, em 1896, publicou *Psychology of sex*, o primeiro volume de sua obra, a qual foi denunciada como obscena e julgada ilegal para a publicação até 1935 na Inglaterra. Entre 1896 e 1928, complementou seu trabalho.

Mais seis volumes de seus estudos basearam-se em observações e interpretações de comportamentos sexuais de pessoas "normais", e não em comportamentos ditos desviantes, como tradicional em sua época.

Esta atitude positiva levou-o a vincular prazer sexual e afeto, considerando que o prazer atinge um sentido maior quando em contexto afetivo. Esta união de sexo e afeto até então só era referida na literatura, e não em textos científicos.

Apesar de ser um autor vitoriano por formação e estilo, ao longo de seus trabalhos pode-se vislumbrar uma linha de pensamento muito à frente de seu tempo, relativizando o rígido conceito de normalidade. Ao final do século XIX, como afirma Haerberle (1982), Havelock Ellis ousou afirmações típicas de autores bastante atuais, como a de que o comportamento sexual já existe desde a infância e é comum a meninos e meninas; de que a sexualidade adulta é profundamente influenciada pelas atitudes parentais vivenciadas pelas crianças, de que a masturbação é comum em todas as idades e sexos; de que existe uma gama muito grande de variedades nos comportamentos sexuais; de que a ausência de desejo sexual na mulher é um mito vitoriano; de que o orgasmo é similar no homem e na mulher, sendo o orgasmo múltiplo um fenômeno feminino; de que a repressão da sexualidade durante a infância e adolescência é um dos principais fatores que leva à frigidez e de que a ignorância dos homens, especialmente em relação à importância do clitóris como fonte de estímulo sexual para as mulheres, é outro fator significante.

Além destes conceitos, Havelock Ellis, entre 1896 e 1928, em seus *Estudos sobre a psicologia do sexo*, já dividia a atividade sexual em *duas fases específicas*, correspondentes às alterações físicas observáveis e associadas às sensações específicas de cada momento, sendo elas: *tumescência e detumescência*.

Theodor Hendrik van de Velde

Segundo Brescher (1972), Velde foi um ginecologista que se preocupou com o desempenho sexual de suas clientes e escreveu *Ideal marriage*, livro publicado na Alemanha em 1926. Velde, assim como Ellis, adiantou verdades que proclamamos hoje. Acreditava, por exemplo, que os problemas sexuais deveriam ser tratados como sendo do casal, e não do indivíduo, como mais tarde proposto por Masters e Johnson; tentando entender o encontro sexual, dividiu o ato em quatro fases:

Prelúdio — É a fase da coqueteria e flerte. Neste ponto ocorrem conversas, carinhos e fisicamente aparece a experiência erótica, tanto no homem quanto na mulher. Nesta fase, ambos apresentam sintomas de destilações e lubrificações.

Jogos de amor — Alguns carinhos são mais típicos, como beijo erótico ou beijo de amor, nos quais a língua é indispensável. Beijos em várias partes do corpo são apropriados neste estágio de aproximação sexual, chegando-se finalmente a beijos nos órgãos genitais. Quando o mamilo e o clitóris são estimulados simultaneamente, podem gerar nas mulheres muito prazer. O clitóris, quando especialmente manipulado, acelera a excitação feminina e só após essa estimulação a introdução do pênis na vagina é desejável.

União ou comunhão sexual (coito) — Posterior aos jogos de amor, caracteriza-se pela penetração do pênis na vagina e pela seqüência de movimentos até o orgasmo.

A mulher poderia ter dois tipos de orgasmo, um clitoriano e um vaginal, cada qual propiciando sensações diferentes. Porém, ele se refere também à possibilidade de os dois tipos de orgasmo ocorrerem simultaneamente, quando da penetração e da estimulação do clitóris ao mesmo tempo, o que resultaria numa sensação diferente.

Epílogo (poslúdio) — Caracterizada como a fase depois do amor, em que aparecem o torpor e o sono.

Sigmund Freud

Freud, médico neurologista, aplicou o modelo médico ao psiquismo, concebendo o organismo psíquico e publicando sua teoria em 24 volumes. A influência cultural de Freud é básica para que possamos entender o pensamento social que temos hoje, especialmente sobre a infância, a sexualidade e os problemas dos adultos.

Dentre os princípios freudianos, pontuamos agora os que mais influenciaram a história dos estudos em sexualidade humana.

Primeiramente, para esse autor, a sexualidade apresenta um sentido muito amplo, sendo considerada a pulsão que comanda o comportamento humano. Essa pulsão tem por base o biológico e é percebida como desejo de prazer. Seu objeto de satisfação apresenta-se sob formas bastante variáveis, podendo ser satisfeita por meio de comportamentos sexuais propriamente ditos, sublimada ou reprimida, mas nunca extinta.

A pulsão sexual encontra como contraponto o instinto de conservação, o princípio da realidade e a pulsão de morte. Precisa ser controlada pelo princípio da realidade, para que se ajuste à organização sociocultural.

Freud propôs o desenvolvimento da personalidade em estágios dinamicamente diferenciados e baseados na evolução sexual, sendo que todo o desenvolvimento do caráter, assim como as psicopatologias analíticas, têm suas etiologias ancoradas na forma como esses estágios foram vivenciados. Torna, assim, a sexualidade infantil não só evidente, em uma sociedade que não a reconhecia, como também a inscreve como ponto central, a partir do qual haverá a evolução psicológica geral e do qual se constituirá o ser humano adulto.

Na teoria freudiana, o desenvolvimento da personalidade infantil passa por estágios dinamicamente diferenciados durante os cinco primeiros anos de vida. Essa fase é seguida por um período de latência que dura em torno de cinco a seis anos, nos quais a dinâmica tende a se estabilizar. Com a chegada da puberdade, entretanto, ocorre nova desestabilização, para a entrada posterior na sexualidade adulta.

O primeiro estágio ou fase psicossexual, que ocorre logo depois do nascimento, foi denominado *estágio oral*, pois a fonte primária de prazer e satisfação do bebê é representada pela área da boca e pelo ato da sucção. Pode-se dizer que, na fase oral, a área ao redor da boca torna-se catexizada, isto é, investida de energia.

Já no segundo e terceiro anos de vida, a região anal e as atividades envolvidas na defecação passam também a ser catexizadas, e caracteriza-se então a *fase anal*.

O estágio seguinte será o que Freud chamou de *fálico*, situado por volta dos quatro a cinco anos de idade, quando a fonte de prazer maior encontra-se na região fálica ou genital.

A atenção nesta etapa concentra-se principalmente nas diferenças anatômicas, e aparece aqui uma extrema valorização do pênis, tanto nos meninos quanto nas meninas.

> É a descoberta da possibilidade de castração tal como provada pela visão dos órgãos genitais femininos que impõe ao menino a transformação de seu complexo de Édipo e o conduz à criação de seu superego, iniciando assim todos os processos que se destinam a fazer o indivíduo encontrar lugar na comunidade cultural... (Freud, 1969, p. 81)

Já no que se refere ao desenvolvimento feminino, a teoria freudiana não é tão rica e explícita:

> [...] Quando passamos em revista toda a gama de motivos para se afastar da mãe, que a análise traz à luz, percebe que ela falhou em fornecer à menina o único genital correto, que não a amamentou suficiente, que a compeliu a partilhar do amor da mãe com outros, que nunca atendeu as expectativas de amor da menina, e finalmente, que primeiro despertou a sua atividade sexual e depois a proibiu. Todos esses motivos, não obstante, parecem insuficientes para justificar a hostilidade final da menina [...] (Freud, 1969, p. 87)

Para esse autor, a menina tem como seu primeiro objeto de amor a mãe; porém mais tarde, durante o estágio fálico, troca este objeto pelo pai, influenciada principalmente pela sua inferioridade anatômica. Assim, nos diz Freud (1969, p. 82):

> Inteiramente diferentes são os efeitos do complexo de castração na mulher. Ela reconhece o fato de sua castração e com ele também a superioridade do homem e sua própria inferioridade, mas não se rebela contar esse estado de coisa [...]

A pouca clareza do desenvolvimento feminino, na teoria analítica freudiana, deixa alguns pontos bastante obscuros, porém o próprio Freud, ao final de sua conferência sobre a feminilidade afirma:

> Se desejam conhecer mais sobre a feminilidade, consultem sua própria experiência, dirijam-se aos poetas, ou melhor ainda, esperem que a ciência se torne apta em ensinamentos mais profundos e mais coordenados.

Para Smirgel, na menina, o complexo de castração, que se desenvolve quando ela percebe a insignificância de seu pênis comparado ao do menino, leva-a a voltar-se para o pai na tentativa de substituir por um filho dele o pênis que lhe falta.

Espera-se que após a resolução do Édipo se dê a transmissão da excitação erógena do clitóris para a vagina. Tornou-se um conceito psicanalítico que o orgasmo "normal", "maduro" e que conduz à realização plena da mulher é o orgasmo vaginal, enquanto o orgasmo clitoriano retém alguma coisa de infantil, regressiva e neurótica.

Essa visão da sexualidade da mulher, com a assinatura de uma autoridade consagrada, como Freud, gerou para o mundo feminino muitas dúvidas, conflitos e sentimentos de inferioridade, ajudando na manutenção dos preconceitos e discriminações quanto às possibilidades de realização pessoal e sexual da mulher.

Apesar de o processo de excitação sexual e o próprio orgasmo feminino não terem sofrido, até meados do século XIX, uma análise mais específica e detalhada, alguns estudiosos contemporâneos de Freud, como H. Ellis e V. Velde, referidos anteriormente, já apontavam para a necessidade de estimulação clitoriana como parte da satisfação sexual da mulher. Contudo, os discursos baseados na teoria freudiana foram tão fortes que seus seguidores passaram a afirmativas até mais enfáticas do que as do próprio Freud, no que se refere à sexualidade feminina.

Em Berlim, no final do século XIX e início do XX, desenvolveram-se as bases para o estudo científico da sexologia.

Ivan Bloch, citado por Haeberle (1982), foi um médico que trabalhou com doenças venéreas e outros problemas sexuais, sendo o primeiro a defender a criação de uma ciência chamada sexologia — uma ciência geral da humanidade, constituída pela medicina, biologia, antropologia, psicologia, etologia, filosofia, história e literatura. Ele propôs, já naquela época, a interdisciplinaridade que a sexualidade exige. Também foi ele quem, em 1908, publicou a primeira revista sobre sexualidade e, em 1913, criou a primeira Sociedade Internacional de Sexologia.

Magnus Hirschfeld (1961) foi outro autor significativo na Alemanha da época. Médico e especialista em desordens sexuais, Hirschfeld estudou problemas psicológicos e sociais dos homossexuais. Em 1897, fundou o Comitê Científico Humanista, para o estudo da homossexualidade, e editou um jornal — *Yearbook for Sexual Intermediate Stagis* —, por meio do qual pretendia educar a comunidade científica sobre a homossexualidade e outros problemas sexuais.

Na virada do século, o comitê cresceu e, em 1912, Hirschfeld montou o Internacional Congress of Sexual Reform, do qual participaram, dentre outros: Freud, Bertrand Russell, Judge B. Lindsey. O comitê transformou-se no Instituto de Ciências do Sexo, composto por laboratório, biblioteca e local para atendimento ao público. Ele foi reconhecido pelo governo democrático alemão em 1919.

Porém, quando da Alemanha nazista, a psicanálise foi classificada como ciência de judeu, e seus seguidores, perseguidos e exilados. Os livros e documentos, acumulados nesse período no

Instituto, foram queimados e todo o trabalho em sexologia, organizado até então, foi destruído.

Wilhelm Reich

Citado por Haeberle (1982), Reich foi médico vienense e discípulo de Freud. Praticou a psicanálise com pacientes pobres e voltou sua atenção para os problemas econômicos desta população. Acreditava que a psicanálise não valorizava a faceta socioeconômica, que representava interferência importante nos problemas humanos e sexuais.

Vinculou-se ao movimento comunista em torno de 1927. Nessa época, seu trabalho tomou um novo rumo, tentando conciliar as idéias marxistas aos princípios psicanalíticos. Reich acredita que seria necessária uma revolução social, como proposta pelo marxismo, e uma revolução sexual, como preconizada pelos primeiros trabalhos de Freud, nos quais ele defendia a idéia de que a sexualidade seria uma pulsão e, como tal, precisaria ser descarregada. Quando isso não acontece, gera angústia, problemas e sintomas variados. Porém Reich não levou em conta a continuação dos trabalhos de Freud, que, mais adiante, propôs a sublimação, a necessidade de certo grau de repressão e a teorização sobre Eros *versus* Tânatos.

Para Reich, a atividade sexual orgásmica cria condição necessária à saúde. Para ele, não há neurose sem que haja transtorno da função genital. A fórmula terapêutica de Freud foi considerada incompleta por Reich, nessa época. O primeiro passo, assim como Freud mencionou, seria realmente o desenvolvimento da consciência da repressão sexual, porém subseqüentemente seria necessário que se estabelecesse a possibilidade de potência orgásmica, isto é, a ocorrência da descarga energética.

Segundo Reich (1974), até 1923, ano em que nasceu a teoria do orgasmo, proposta em seu livro *The function of the orgasm* (1927), as atenções voltavam-se basicamente para os fenômenos de ereção e da ejaculação. Para ele, contudo, estes dois estágios seriam somente precondições para a realização do potencial orgásmico, e não o potencial em si.

Ao descrever o processo bioelétrico do orgasmo, Reich (*op. cit.*) subdividiu-o em duas grandes fases: uma de controle voluntário de excitação e outra de contrações musculares involuntárias. Ele traçou um diagrama de um processo sexual como potência orgásmica, sistematizando-o em cinco fases (Reich, 1974, p. 48):

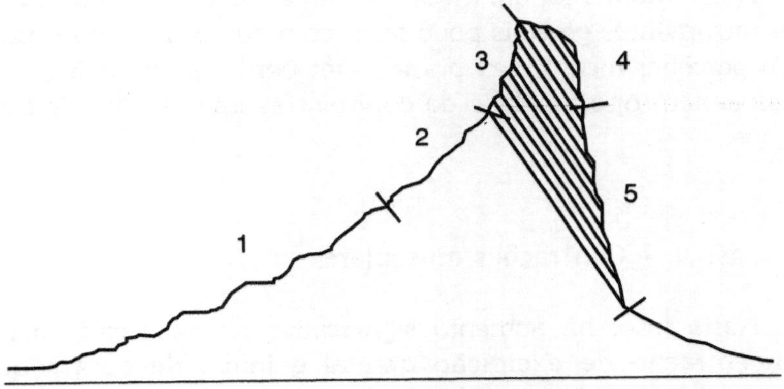

Caracterização das fases: 1) Fase de controle voluntário da excitação; 2) Fase das contrações involuntárias e da subida rápida da excitação; 3) Brusca subida para o clímax; 4) Orgasmo; 5) Diminuição da excitação e relaxamento.

Fase I – Controle voluntário

Nesta fase, encontramos a seguinte subdivisão: a ereção ainda não é completa, mas prazerosa; o genital feminino torna-se hiperêmico e lubrificado por líquidos das glândulas genitais.

Durante o início da atividade sexual, o clitóris pode ser a zona principal da excitação, mas, na mulher com potência orgásmica, transmite-se imediatamente a excitação para a mucosa da vagina.

O homem e a mulher estão ativos. Não há impulsos contraditórios. A mulher é mais passiva do que o homem, sem ser, no entanto, totalmente inativa.

O prazer aumenta para ambos quando da penetração na vagina, e o sentimento do homem é de que está sendo sugado; o da mulher, de que está sugando.

Ambos os sexos sentem necessidade de fricções recíprocas. A movimentação provoca maior excitação na glande do pênis e na parte posterior do canal vaginal.

Nesse momento, até mesmo uma pequena pausa na fricção dos movimentos genitais pode fazer com que os indivíduos possam perceber melhor seu prazer, sem perder a excitação, e as pessoas têm oportunidade de controlar as intensidades de seus ritmos.

Fase II — Contrações musculares

Nesta fase, há aumento significativo da excitação, maior concentração de excitação genital e início de contrações espasmódicas no corpo do pênis e na musculatura vaginal. A interrupção da movimentação durante a segunda fase é nociva.

Há também aumento das contrações involuntárias. A excitação rapidamente atinge o clímax e coincide com a primeira contração da musculatura ejaculatória.

Este é o ponto do clímax, do orgasmo, do momento de maior intensidade de contrações no corpo. A consciência encontra-se anuviada. A fricção aumenta.

Após as intensas contraturas, o corpo se libera das tensões, por meio de descargas motoras, e inicia-se um refluxo de excitação e redução de tensão.

Segue-se o relaxamento, a sensação de prazer, acompanhada muitas vezes pelo desejo de dormir e um sentimento de ternura pelo parceiro.

Posteriormente, ainda vinculando psicanálise e marxismo, Reich acrescenta os problemas da moral sexual. Para tanto, tomou como base os trabalhos de Bronislaw Malinoswski (1971).

Entre 1920 e 1930, Bronislaw Malinowski, antropólogo que estudou os trobriandeses, e Margaret Mead (1961), antropóloga que estudou os samoanos, apontaram para o fato de que os conceitos de masculinização e feminilização não eram universais e que a liberação sexual entre esses povos não gerou degeneração da raça ou da sociedade.

Nesta fase, Reich (1932), em *The imposition of sexual morality* (1932) e *Character analysis* (1933), afirma que a moral sexual repressiva surge por razões econômicas, tendo a intenção de propiciar a manutenção da propriedade e do direito de herança. Assim, o problema da neurose, para ele, é sexual, político e social, de forma que a repressão sexual serve aos interesses da família, das instituições e do Estado.

Em 1934, foi expulso tanto do Partido Comunista, por se opor à política oficial do partido, quanto da Sociedade Psicanalítica. Porém continuou produzindo por algum tempo. Propôs que os mecanismos de defesa, formulados por Freud, não eram exclusivamente psicológicos, manifestando-se também em nível do corpo. Integrou o corpo e a mente como um processo dinâmico. Foi nessa época que formulou a idéia de que couraças musculares ou anéis musculares seriam formados nas regiões frontal, ocular, bucal, do pescoço, torácica, abdominal e pélvica, e enfatizou a importância dos bloqueios respiratórios produzidos por repressões.

Ele propõe uma integração entre a psicanálise da palavra e a análise por meio do trabalho corporal. Seria utilizada a respiração para o desbloqueio dos anéis encouraçados, tendo como base a idéia de que, conseguindo-se desbloquear as couraças, chegar-se-ia ao desbloqueio pélvico e, assim, à possibilidade de liberação da energia sexual reprimida.

A partir desses estudos, seus discípulos mais tarde desenvolveram a bioenergética, na qual o corpo também é usado como forma de análise, e a aprendizagem da respiração adequada e do relaxamento permite o fluir espontâneo energético.

Após a concepção do ciclo sexual de Reich (1974), o estudo da sexualidade ficou latente, até que novos fatos sociais surgiram e, de certa forma, trabalharam para reestruturações significativas no estudo da sexualidade humana.

Alfred C. Kinsey

Ao final dos anos de 1940 e 1950, Kinsey (1948 e 1954), biólogo etomologista, realizou com sua equipe mais de 16 mil entrevistas sobre comportamento sexual humano.

Apesar de não se constituir em autor clínico, suas pesquisas tornaram-se referência obrigatória na área da sexologia. Seus estudos revolucionaram os conceitos sobre sexualidade "normal" e abriram caminho para a rediscussão e redefinição de uma série de comportamentos sexuais, que até então pressupunham-se pervertidos e/ou infreqüentes em seres humanos "normais".

Kinsey fala de masturbação masculina e feminina, da vivência de práticas erotizadas em crianças, de variações de intensidade nas orientações sexuais, de jogos sexuais, de formas de alcançar orgasmo, de fantasia..., apontando para uma realidade prática, não reconhecida pela teoria moralista e academicista da sua época. Dentre estes mitos, encontra-se que a própria atividade masturbatória já havia sido vivenciada pela quase totalidade dos homens e por 60% das mulheres. Portanto, o mesmo comportamento que anteriormente era tido como perversão e que levava os indivíduos à idiotia, à epilepsia, até o início do século XX, passou então, ao menos por freqüência estatística, a fazer parte das práticas da maioria da população, sendo este também um dos critérios passíveis de serem utilizados como padrão de normalidade.

No entanto, segundo Andrade-Silva (1997), a coisa não é tão simples assim. Tais alterações sinalizam, principalmente, para o fato de que mudanças sociais interferem em comportamentos pessoais, assim como na própria ciência, e os ditames científicos retroalimentam as percepções pessoais e sociais, fechando um ciclo de múltiplas interferências, no qual estamos todos inseridos e interligados.

Principalmente com o término da Segunda Guerra Mundial e as conseqüentes alterações de valores e atitudes daí provenientes, sexo e reprodução — que muitas vezes funcionam interligados, mas separam-se nas práticas eróticas do dia-a-dia —

tornaram-se opções mais claramente diferenciadas, a partir da crescente complexidade psicossocial.

O aumento do intervalo entre maturidade sexual biológica e a capacidade de autogestão psicossocial sofreu forte interferência das dificuldades de autonomia profissional, financeira e, conseqüentemente, de independência pessoal. De forma simultânea, houve também o aprimoramento dos métodos contraceptivos, a liberação dos costumes e a flexibilidade quanto às interdições sexuais, além de significativas alterações nos papéis sociais-sexuais femininos. Tudo isso nos levou a um processo de sexualização mais variado, no qual o ato de "reprodução" tornou-se uma das possíveis opções que leva aos encontros sexuais, e não a única possibilidade socialmente aceita.

Os estudos sistemáticos e tratamentos das relações de casal, assim como os das disfunções sexuais, desenvolveram-se mais expressivamente a partir da década de 1960.

Masters e Johnson

W. Masters, médico, e V. Johnson (1976), psicóloga, iniciaram suas pesquisas em 1954 e, até 1965, mais de 10 mil casos de atividades sexuais foram observados por suas equipes. Inicialmente em razão das dificuldades da época em se trabalhar diretamente com a função sexual, trabalhavam com pesquisas em reprodução humana e só quando ganharam respaldo científico é que puderam dedicar-se especificamente à atividade sexual propriamente dita. Estudaram 382 mulheres e 312 homens, o que possibilitou a sistematização dos dados, que se transformaram no livro *Human sexual response*, publicado em 1966.

Nesse estudo, os autores definiram um ciclo para a resposta sexual humana, subdividindo-o em quatro fases, estudando minuciosamente a fisiologia sexual.

Os gráficos acima apontam para o fato de que, no caso dos homens, os padrões de respostas sexuais são mais uniformes que os das mulheres, demonstrando alterações principalmente na duração de cada etapa. Já nas mulheres, as variações vão além do tempo de duração, e se manifestam como alterações dos padrões das respostas, como se pode perceber nos gráficos abaixo.

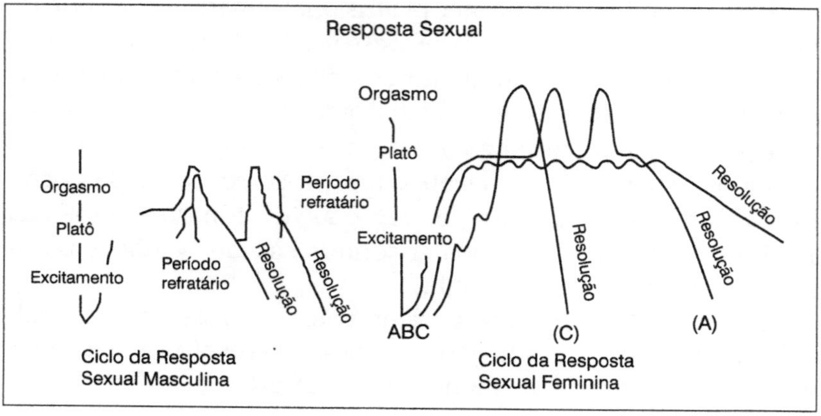

Fonte: W. Masters e V. Johnson, 1976, p. 145.

As fases ou etapas da atividade sexual, propostas por Masters e Johnson (1976), são:

Excitação — é uma fase que se desenvolve a partir da eficácia de estímulos físicos, psicológicos ou da conjugação de ambos.

Platô — se a estimulação sexual continuou acontecendo apropriadamente, ela agora atinge níveis bastante altos de tensão sexual e, durante algum tempo, essa tensão se estabiliza no que se denomina platô.

Orgasmo — é uma fase limitada aos poucos segundos da vivência de um clímax involuntário, em que uma série de contrações musculares descarrega as tensões sexuais acumuladas durante as fases anteriores.

Quanto ao orgasmo da mulher, existe uma variedade muito grande na intensidade, número, duração de cada um e percepções subjetivas da qualidade, o que poderá variar de uma pessoa para outra e em diferentes momentos numa mesma pessoa.

Resolução — é a fase gradual e progressiva de retorno dos altos níveis de um clímax de excitação aos níveis básicos de tensão sexual.

As alterações anátomo-funcionais que ocorrem nos homens e nas mulheres durante um ciclo de atividade sexual encontram-se minuciosamente descritas na obra original de Masters e Johnson (1976), trabalho que deu origem a muito do que se sabe hoje sobre fisiologia sexual.

Além dos estudos sistemáticos das alterações anátomo-funcionais, os autores complementam seu trabalho com relatos subjetivos, das sensações e percepções do grupo estudado, organizando na época conteúdos detalhados do funcionamento sexual humano.

A partir dos dados da pesquisa anteriormente relatada, do constante crescimento de queixas quanto ao funcionamento sexual e de sistematizações teóricas advindas da terapia comportamental, tais como o conceito de ansiedade, a dessensibilização sistemática, o condicionamento, o reforço, as aproximações sucessivas, o relaxamento e o treinamento assertivo, Masters e Johnson (1974) propuseram um novo modelo de terapia para o tratamento do que se convencionou chamar de "disfunções sexuais", sistematizando seus estudos no livro *A incompetência sexual* (1976).

Conceitos de disfunção sexual

Disfunção — como o próprio nome indica, refere-se ao não-funcionamento de alguma coisa e, no que tange ao sexo, encontra-se diretamente vinculada ao não-funcionamento adequado de uma das fases que compõem o ciclo sexual anteriormente descrito.

Mais uma vez, os teóricos citados, assim como seus predecessores, tentam sistematizar e classificar a atividade sexual humana, agora já não se falando mais em patologias ou perversões, mas em *funcionalidade e disfuncionalidade*.

A atividade sexual humana neste momento sócio-histórico encontra-se mais voltada para as realizações pessoais de prazer, e a reprodução não ocupa, como antes, valoração incondicionalmente positiva, pois a preocupação com o aumento populacional já se faz presente, gerando nova ideologia e produzindo novas normatizações. A sexualidade *deve ser prazerosa*, e esse prazer tem uma relação direta com o *orgasmo*.

As novas exigências quanto à sexualidade nesta época são opostas às do século anterior, pois, das mulheres, passou-se a esperar no mínimo um orgasmo durante a relação sexual e, dos homens, um controle claro da ejaculação, à medida que a relação agora deve ser satisfatória para ambos, e não só para o homem. Essas situações apontam para o fato de que o diagnóstico e o trabalho clínico encontram-se diretamente interligados ao meio socioideológico vigente, influenciando e sendo influenciado por este. O orgasmo feminino, antes considerado sinal de psicopatologia quando existente, passa a ser considerado disfuncionalidade quando não existente, e a ejaculação rápida, anteriormente sinônimo de virilidade e potência, passa a problema disfuncional, que precisa ser corrigido. Além do que, o tempo de penetração sem ejaculação passa a ser significativo para o orgasmo feminino, e a qualidade do prazer masculino mais valorizada.

Para Masters e Johnson (1970), os diagnósticos de disfunção sexual são feitos pela ausência de determinada fase do ciclo e são classificados como: ejaculação prematura, incapacidade ejaculatória, impotência, disfunção orgásmica, vaginismo e dispareunia.

Todos estes diagnósticos se subdividem em disfunções *primárias e secundárias*, sendo considerados portadores de problemas *primários* aqueles que sempre vivenciaram a sexualidade com esses limites, e *secundários*, os que já usufruíram de uma sexualidade completa e desenvolveram, posteriormente, algum grau de disfuncionalidade.

As premissas terapêuticas básicas para Masters e Johnson (1970) resumem-se em:

- a disfunção sexual é, na realidade, um problema da unidade conjugal, e não apenas um problema pessoal da mulher ou do homem;

- a abordagem clínica deve ser feita por um par de terapeutas (de preferência um médico e um psicólogo), sendo um homem e o outro mulher, pois, para os autores, cada sexo sintetizará e traduzirá melhor a linguagem de seu próprio sexo, evitando-se assim as barreiras emocionais e sexuais;
- a equipe deve funcionar em co-terapia o tempo todo, sendo que o papel de maior atividade e o de observador se invertem quando se fizer necessário;
- o programa é para ser realizado em duas semanas, integralmente dedicadas ao processo terapêutico, sendo o casal visto diariamente;
- só serão aceitas para o tratamento pessoas isentas de psicopatologias e casais que realmente queiram reverter o quadro disfuncional, além da exigência de que não estejam com seus casamentos em crise.

Observação: no caso de homens sem companheiras, a equipe lançou mão do que chamaram de "parceira sub-rogada", auxiliares cuja função seria fazer o papel de uma esposa cooperativa e interessada. Tal artifício pode ser mais bem entendido em consulta à própria obra original de Masters e Jonhson (1970).

Pontos positivos e negativos têm sido levantados quanto ao recurso de parceiras sub-rogadas. No entanto, tal uso deve sempre levar em consideração o meio social e as características psicológicas e éticas que a questão pode envolver.

Conjugações terapêuticas utilizadas

Anamnese

A anamnese sexual deve estar integrada à história médica e psicossocial do indivíduo, percebido como pessoa inteira. Abrange a *queixa*:

- etiologia, desenvolvimento e estado atual da disfunção sexual apresentada;

- casamento — atual e anteriores (desenvolvimento);
- interações do casal e da família;
- influências e acontecimentos nos principais ciclos vitais: infância — adolescência — vida adulta;
- relações afetivas, sexuais, éticas, religiosas, sociais e escolares;
- percepção do "eu";
- sentidos especiais (dimensões do tato — visão — olfato — audição).

A anamnese deve ser efetuada com cada cônjuge e analisada pela dupla de co-terapeutas. Os complementos desses dados serão feitos em sessão posterior, pelo co-terapeuta do sexo oposto, com a intenção de esclarecer ou especificar determinados itens.

Seguindo-se ainda à coleta de dados, ocorrem:

- exame de sistemas básicos — história médica passada — história familiar;
- exame físico geral e dos órgãos sexuais;
- avaliações de laboratório.

Ainda nesse momento, uma avaliação específica quanto ao interesse de ambos no processo terapêutico deve ser reavaliada. Solicita-se aos cônjuges que evitem qualquer forma de expressão sexual e física e abstenham-se de discutir sobre as entrevistas anteriormente realizadas, até a reunião do casal com os terapeutas.

Após os dois primeiros dias, a equipe deve dar seqüência ao trabalho, agora por meio de uma discussão em mesa-redonda, na qual se reúnem os quatro, isto é, o casal e os terapeutas.

Essa sessão desenvolve-se durante quatro horas e nela se rediscutem os possíveis diagnósticos e etiologias do problema apresentado, além dos fatores interligados a este que já se possam observar. Os dados colhidos em entrevistas individuais e que a pessoa não deseje partilhar com o cônjuge devem ser preservados.

Nessa ocasião, deve-se enfatizar a comunicação do casal e desenvolver, também, um processo de educação e esclarecimento sexual.

Bases do processo terapêutico

Caracteriza-se pelo foco nas sensações físicas, com a intenção de incrementar o conhecimento, comunicação e prazer de desfrutar do que é bom para o casal. Para Masters e Jonhson (1970), assim como para a maioria dos autores comportamentalistas, a ansiedade seria a causa principal das disfunções sexuais, e o objeto de tratamento, o sintoma ou a queixa relatada, e não, necessariamente, a busca de conflitos intrapsíquicos inconscientes como etiologia básica do sintoma, como na tradição psicanalítica básica.

Como recursos terapêuticos, os autores utilizaram-se também de vários princípios anteriormente formulados por terapeutas comportamentais. Dentre estes encontram-se as aproximações sucessivas, as tarefas a serem cumpridas, a dessensibilização, os esclarecimentos com base cognitivista e o enfoque na comunicação do casal.

Foco sensorial I

Esta técnica se caracteriza pelo incentivo a que o casal se redescubra fisicamente, por meio de carícias pelo corpo como um todo, evitando-se seios e área genital.

Um dos cônjuges será orientado para iniciar o processo em seus aposentos, em um momento em que ambos estejam disponíveis e interessados, sendo sinalizado para o casal que o constrangimento inicial é natural e que se torna necessária sua participação direta nessas tarefas.

O casal é incentivado a novas descobertas e a se comunicar, de forma verbal e não-verbal, quanto ao que cada um realmente percebe como prazeroso ou não. Durante essas experiências, o objetivo básico não é a relação sexual completa. Por isso, os níveis de cobrança de desempenho e ansiedades daí provenientes encontram-se reduzidos, criando um ambiente propício ao jogo de prazer.

Em determinado momento, um dos cônjuges acaricia, e o outro somente recebe e percebe. No momento subseqüente, a situação deve ser invertida, e quem dava passa então a receber.

Como continuidade ao processo, na sessão seguinte, deve ser discutida a interação do casal durante a realização das tarefas solicitadas, seus sentimentos e percepções quanto às atividades realizadas.

Foco sensorial II

Se tudo transcorrer dentro do desejado, o trabalho segue, lançando-se mão de explicações quanto ao funcionamento genital, sensibilidades diferenciadas de cada área e variações pessoais. O casal então será incentivado às redescobertas sensoriais na área genital, sem que se faça qualquer exigência quanto à continuidade da atividade. Essa etapa dá início ao que se define como foco sensorial II.

As etapas anteriormente mencionadas estruturam a base primária para os tratamentos das diferentes disfunções sexuais. Porém, em decorrência das queixas apresentadas, os tratamentos tornam-se mais específicos para o atendimento adequado a cada disfunção. Dentre elas, podemos exemplificar o trabalho com o homem que se queixa de ejaculação prematura.

Ejaculação prematura

Esta disfunção caracteriza-se pelo não-controle por parte do homem do momento de sua ejaculação.

No ciclo sexual masculino, o período denominado "inevitabilidade ejaculatória" caracteriza-se pela sensação de que a ejaculação se aproxima e que daí em diante torna-se impossível qualquer controle voluntário sobre ela. Portanto, o controle do processo ejaculatório só pode ser realizado anteriormente às sensações de inevitabilidade ejaculatória. O que caracteriza a população que se queixa de falta de controle é justamente a não-percepção do crescimento da excitação sexual.

As características típicas do tratamento de Masters e Johnson para essa disfunção consistem em uma seqüência de propostas apresentadas que devem ser seguidas pelo casal.

Durante a fase de foco sensorial II, a mulher será orientada a tocar o pênis de seu parceiro, propiciando-lhe ereção. Logo que a ereção seja alcançada, deve-se empregar a técnica de "compressão de James Semans". Tal recurso se caracteriza pelo fato de que a mulher coloca seu polegar sobre o frênulo e os dois dedos subseqüentes na superfície superior dorsal do pênis. Uma pressão forte deve ser feita, comprimindo-se os dedos por três a quatro segundos.

As explicações ao casal devem ser dadas pelo terapeuta, utilizando um modelo artificial, para que compreenda claramente. Ao parceiro, aconselha-se que oriente a pressão que ele perceba como necessária e, para tal, coloque sua mão sobre a dela para orientá-la. A intensidade da pressão é regulada à medida que é eficaz, isto é, quando fizer com que o impulso ejaculatório seja inibido. Então a parceira aguarda de quinze a trinta segundos após ter parado de pressionar e reinicia a estimulação peniana. E novamente o mesmo processo deve ocorrer, alternando-se pressão, intervalo e estimulação por um período de quinze a vinte minutos.

O recurso acima descrito deverá ser feito durante três dias com sucesso, para que então se possa passar à etapa seguinte.

Nessa fase do processo terapêutico, o casal será orientado a incluir a "penetração sem exigência", ou seja, a mulher, na posição superior, insere o pênis na vagina e se mantém imóvel para que o marido consiga perceber seu pênis no interior do canal, sem ejacular.

Se o homem conseguir conter a ejaculação quando da penetração e nos primeiros segundos subseqüentes, mas sentir que pode não conseguir por mais tempo, deve comunicar essa tensão à mulher, que se ergue, aplicando novamente a técnica de compressão, e, a seguir, reintroduz o pênis para nova contenção intravaginal.

Se o casal está conseguindo seguir as etapas com sucesso, o próximo passo permitirá ao homem fazer alguns movimentos pélvicos, sob seu controle, enquanto a parceira permanece imóvel. Mais adiante, se tudo continuar bem, solicita-se que a mulher, de forma lenta, inicie sua movimentação.

Mais à frente, é sugerido ao casal que experimente a posição de penetração lateral e mais tarde outras posições. Segundo os autores, a base do sucesso terapêutico encontra-se diretamente relacionada à boa interação do casal, ao desejo real de resolução do problema, à cooperação inconteste da parceira, à motivação e interação entre o casal e a equipe.

Helen Singer Kaplan

Kaplan merece especial destaque, pois pode ser considerada a grande sintetizadora das abordagens psicanalíticas e comportamentistas no que se refere à terapia sexual.

Para Kaplan (1999), a característica básica de seu modelo de tratamento é a combinação de processos cognitivo-comportamentais, usados principalmente para trabalhar as causas imediatas, com recursos psicodinâmicos breves e no empenho em relação às resistências, especialmente no que se refere à exploração de problemas mais profundamente enraizados.

Por volta de 1977, passados alguns anos de experiências clínicas vivenciando o modelo bifásico da atividade sexual, Kaplan (1983) sente necessidade de incorporar uma nova faceta à sistematização da atividade sexual humana.

Segundo a autora, a inclusão do desejo sexual era necessária para integralizar o ciclo e melhorar a eficácia clínica, pois o desejo apresenta-se como entidade em parte independente das outras duas fases mencionadas.

Propõe ela então um *conceito trifásico* para a resposta sexual humana, no qual encontramos *desejo, excitação e orgasmo* como componentes essenciais.

Para Kaplan, apesar de as três fases serem fisiologicamente relacionadas, são distintas e interligadas, respondendo a sistemas neurofisiológicos distintos.

> Metaforicamente pode-se dizer que orgasmo, excitação e desejo possuem um gerador comum, mas cada qual é dotado de seu próprio circuito. E a existência de um sistema de fiação ou circuitos neurais separados gera a possibilidade de inibição separada e distinta nas três fases. (Kaplan, 1985, p. 25)

Para a mesma autora (1982), o desejo sexual é percebido em forma de sensações específicas que levam um indivíduo a buscar ou a sentir-se disposto ao sexo.

> Os mecanismos neurobiológicos específicos, que mantêm a homeostase física e regulam nossos impulsos, ainda precisam ser elucidados. Deste modo, os conceitos por meio de impulsos e motivos estão baseados amplamente em inferências. (Kaplan, 1999, p. 33)

Os estudos deixaram claro que agrupamentos bilaterais dos núcleos hipotalâmicos têm importante função de controle sobre o comer, o beber e o reproduzir-se. Contudo, Kupferman, citado em Kaplan (1999), pondera que a idéia de um centro regulador de impulsos específicos é uma supersimplificação. Em verdade, os núcleos hipotalâmicos trabalham junto com o sistema límbico e com outros neurocircuitos que se encontram distribuídos em várias regiões do cérebro. Para ele, os controles fisiológicos motivacionais se encontram envolvidos em efeitos duais — inibitórios e excitatórios.

Para Kaplan (1999), o desejo sexual é governado por um mecanismo dual, que fica extremamente ativado quando encontramos alguém que amamos e estamos em estado de abstinência. Ficamos sensibilizados pela visão, voz, cheiro e toque deste parceiro. Porém, após a atividade sexual, a maioria das pessoas fica saciada. No entanto, situações de "perigo" podem superar o desejo sexual e inibir a motivação para o ato:

> Em outras palavras, estou sugerindo que transtornos do desejo sexual hipoativo ou hiperativo são o resultado do mau funcionamento ou de disfunções do mecanismo de regulação sexual que normalmente modula

> nossos desejos sexuais e, afastando-as às oportunidades e riscos do meio ambiente. (Kaplan, 1999, p. 36)

Uma deficiência de testosterona ou uma alteração no equilíbrio dos neurotransmissores, de dopaminérgico para serotoninérgico, pode induzir a uma diminuição do desejo sexual. Assim também ocorre quando percebemos repulsa do parceiro, perigo externo iminente, raiva e/ou ansiedade.

Acredita-se que os centros cerebrais liberam um elemento químico (endorfina) para o qual existem pontos receptores nos circuitos de prazer. Porém, se algo for ameaçador, ou puder gerar dor, o desejo sexual pode ser inibido.

A mesma autora também indicou que os circuitos sexuais acham-se extensamente interligados às partes do cérebro que armazenam e analisam experiências anteriormente vividas. Pessoas com desejo hipoativo causado por problemas psicológicos fazem mau uso dos mecanismos supressores de impulsos sexuais, especialmente em função de seus modos e fantasias neuróticas, de seus conflitos relacionados ao amor, à intimidade e à sexualidade. Inconscientemente, por meio de focalização seletiva nos aspectos desagradáveis da relação ou do parceiro, induzem à constituição perceptiva de uma situação ruim e perigosa. Dessa forma, os aspectos positivos não conseguem vir à tona e imobilizam a motivação sexual.

Além disso, segundo Kaplan (1983), existem conexões entre os centros sexuais superiores e os centros de reflexo raquidianos que regem o funcionamento genital, de forma que os impulsos cerebrais podem aumentar ou diminuir os reflexos genitais, e as estimulações genitais podem interferir no desejo.

Segundo Kaplan (1983), as bases neurofisiológicas e neuroanatômicas do orgasmo da mulher ainda não estão suficientementes claras e muitas vezes são correlacionadas aos dados masculinos. Pode-se supor, no entanto, que, para ambos, o orgasmo seja governado por um centro reflexo espinhal.

As trajetórias eferentes caminham do centro para os músculos perineais e até a pelve. O cérebro provavelmente recebe impulsos diferentes da inervação sensorial e de todo genital externo, principalmente do clitóris. Porém o impulso — tanto facilitador quanto inibidor —, proveniente de vários níveis superiores do sistema nervoso central, também incide sobre este centro.

> Esta combinação é responsável pelo fenômeno da inibição orgásmica feminina, apesar da excitação local adequada.
>
> O sistema nervoso é essencialmente hierárquico, com os centros "superiores" executando controle sobre os "inferiores", como numa organização militar [...]. Assim, os centros inferiores, para muitos reflexos, inclusive os das respostas sexuais — ereção, ejaculação e lubrificação vaginal — estão localizados na medula espinhal ou no tronco encefálico, tal como no nosso ancestral vertebrado mais primitivo. Nas espécies superiores, entretanto, aparece um elaborado supersistema de centros superiores localizados no mesencéfalo, no córtex límbico e nos núcleos subcorticais, para governarem e modificarem os reflexos. (Kaplan, 1977, p. 50)

Em função do grande predomínio cortical nos seres humanos, alguns reflexos sofrem interferências de controle voluntário, como a micção, defecação, ejaculação e orgasmo. Já a lubrificação vaginal e a ereção permanecem, na grande maioria das vezes, como reflexos involuntários, embora recebam interferências superiores que possam alterar sua expressão.

O orgasmo representa o produto final de impulsos provenientes de muitas outras fontes. Juntamente com os impulsos sensoriais advindos da excitação genital, existem impulsos inibidores e facilitadores provenientes de centros do hipotálamo, do tálamo e do limbo, que, por sua vez, recebem influências dos órgãos sensoriais e das lembranças acumuladas por meio de experiências, além de estados emocionais.

Para Kaplan (1977), o andrógeno parece aumentar o impulso sexual em ambos os sexos, porém nas mulheres tais hormônios trazem o problema da masculinização. A testosterona, em algumas mulheres, apresenta-se como estimulante do desejo sexual, porém em outras tal efeito não aparece. Também, segundo a autora, para Masters e Johnson, a testosterona é o hormônio mais importante para a atividade sexual, e os ovários e as supra-renais fabricam em torno de 0,5 mg diários deste hormônio. Sua principal função na atividade sexual feminina encontra-se relacionada ao desejo. Os estrogênios produzidos pelos ovários têm importância na atividade sexual feminina no sentido de propiciar condições de revestimento, elasticidade e lubrificação vaginal, sendo que o papel da progesterona ainda não se encontra definido nos seres humanos quanto à interferência na atividade sexual.

Diagnóstico diferencial

Em Kaplan (1983), para que se entenda a problemática sexual e se possa formular o tratamento adequado, será básico e necessário um acurado diagnóstico diferencial.

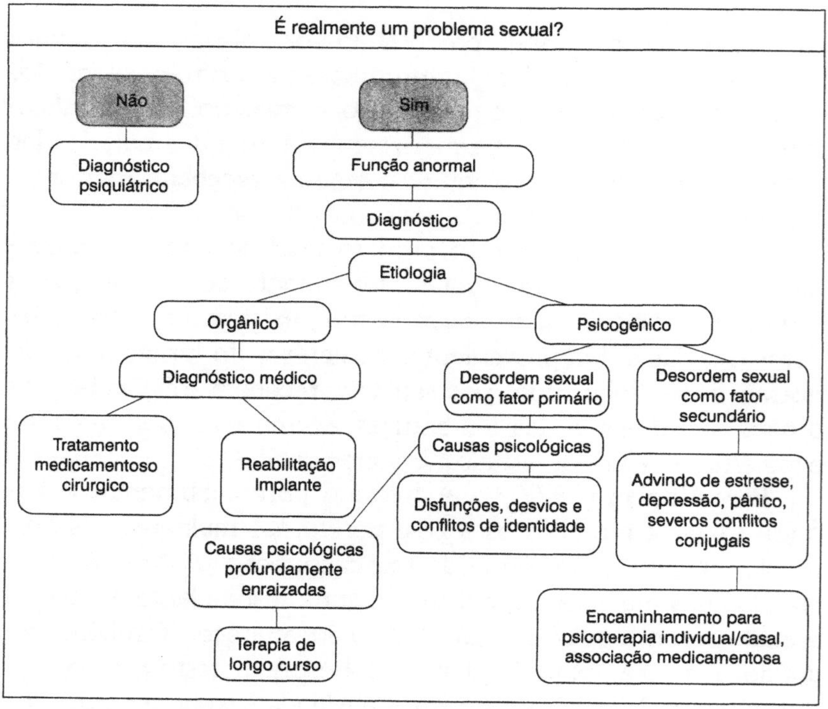

Fonte: Kaplan, 1983.

Primeiramente é necessário o estabelecimento de um diagnóstico diferencial entre causas orgânicas e elementos psicológicos. Depois, avalia-se se o problema sexual é primário ou secundário em relação à pessoa e/ou ao casal.

Para facilitação desta diferenciação diagnóstica, a autora propõe:

O problema é orgânico, psicológico ou ambos?

Os primeiros dados podem ser observados durante a entrevista inicial, na qual alguns sinais já podem servir de pistas básicas para a pesquisa diagnóstica. Por exemplo, problemas situacionais raramente sinalizam para uma origem orgânica, e determinados tipos de queixas com freqüência têm associação clara com origem orgânica.

Quando se suspeita de vínculos orgânicos relacionados às queixas, mesmo quando a base psicológica é a mais evidente, exames específicos deverão ser solicitados para que se processe o diagnóstico, pois, sendo o problema sexual um distúrbio psicossomático, esses múltiplos determinantes exigem diagnóstico diferencial apurado.

Kaplan, em seu livro *A nova terapia do sexo* (1977), apresentou quadro detalhado das vinculações entre as várias doenças, as diversas drogas e seu respectivo efeito sobre a sexualidade. Para a autora, infelizmente a maioria das drogas tem efeitos mais prejudiciais que facilitadores em relação ao sexo. Além do fato de que o efeito das drogas, como resultante, é fator de interações complexas entre múltiplos fatores.

Etiologias psicológicas das disfunções sexuais

Kaplan (1977) aponta uma concordância entre os autores de que a maioria dos problemas sexuais é oriunda de fatores experienciais. A discordância reside na natureza desses fatores.

Alguns autores apontam os conflitos inconscientes advindos das experiências parentais infantis como a base das disfunções sexuais. Outros acreditam que são as experiências advindas das transações patológicas entre os casais a origem do ambiente sexual destrutivo. E ainda existem os que sustentam que os problemas sexuais são apreendidos durante as interações humanas nos diferentes ciclos vitais.

Para ela, tais pontos de vista não são contraditórios. Acredita que a etiologia dos problemas sexuais está composta de causas remotas e imediatas — sendo ambas importantes — e que a intervenção deverá se processar nos dois níveis. Em seu trabalho propõe uma filosofia *multicausal e multimodal*, de forma que as causas podem ser múltiplas e os recursos de tratamento bastante variados. Ela sistematiza as causas psicológicas em: imediatas, intrapsíquicas, diádicas e adquiridas.

Para a autora, os bloqueios podem advir de fatores *intrapessoais* ou *interpessoais*, isto é, da própria pessoa ou de sua relação com o outro.

Dentre os *fatores intrapessoais* citamos: ansiedade na realização do ato sexual (temor de desempenho); medo do orgasmo e do descontrole; medo do fracasso; repressão no desenvolvimento infantil, na descoberta do corpo e das sensações; restrições religiosas — formação de crenças e valores; ignorância quanto a fatores sexuais; restrições familiares; problemas parentais transferenciais (complexo de Édipo e de castração, identificação); defesas preceptivas contra as sensações eróticas; primeiras relações sexuais traumáticas; violência sexual; medo de rejeição, insegurança, autopercepção, inferiorização; medo de intimidade; problemas de identificação sexual; orientação sexual; necessidade excessiva em satisfazer o outro; necessidade de controle constante das situações; auto-observação constante.

Dentre os *fatores interpessoais* (*diádicos*) observam-se: decepção com o outro ou com a relação; discórdias conjugais; relações transferenciais; falta de confiança; sabotagens sexuais; rejeição ao parceiro; lutas pelo poder; representação simbólica do momento sexual; falta de empatia e/ou intimidade sexual; falha na comunicação e sintonia erótica; influência dos processos relacionais conseqüentes ao encontro sexual; expectativas quanto ao vínculo; significado emocional da atividade sexual.

Kaplan (1977) acredita que os problemas sexuais podem ter sua base estruturada em cada uma delas, ou em mais de uma simultaneamente. E, por isso, a forma de tratamento também não pode ser única, pois deve atender à necessidade de cada caso em particular, tomando-se por base as pessoas e a relação delas como casal.

Os recursos técnicos sugeridos por Kaplan (1977) englobam exercícios de percepções físicas, como os sugeridos por Masters e Johnson; técnicas de terapia conjugal; aconselhamento psicodinâmico e comportamental, assim como o uso de fantasias. Kaplan aconselha ao terapeuta que pretenda lidar com o que ela chama de a "nova terapia do sexo" que

> ele precisa conhecer não apenas a sexualidade masculina e feminina, mas também psicopatologia, a dinâmica da discórdia conjugal e a teoria da aprendizagem. Ele precisa saber exatamente quando e como empregar o conhecimento nestas áreas, e quando deve se abster de interpretar um conflito obviamente neurótico porque o funcionamento sexual do paciente pode ser aperfeiçoado sem tal intervenção, e quando uma interpretação vigorosa e persistente é necessária porque o paciente não será capaz de funcionar sexualmente enquanto não for resolvido o conflito. Deve ser capaz de despertar, logo, a confiança de ambos os parceiros, se quiser lidar com o material intensamente emocional que é importante para a sexualidade deles, sem mobilizar defesas e resistências excessivas. É crucial a determinação exata do nível apropriado de intervenção. Precisa reconhecer quando os seus esforços devem se limitar a apenas confrontar o paciente com os obstáculos óbvios que impedem a sua experiência erótica, em oposição aos casos em que é necessário lidar com o material inconsciente profundamente ameaçador. Precisa ser sensível às sutilezas das transações entre o casal. Deve saber quando "deixá-los a sós o bastante" e quando tentar modificar o seu modo de comunicação. Deve ser capaz de apoiar um dos parceiros sem mobilizar o medo e as defesas no outro, de trabalhar com ambos, conjuntamente, ou com um deles, em separado. Em suma, um terapeuta do sexo precisa ter conhecimento extensivo da teoria e prática de psicanálise, terapia conjugal e condutoterapia, e como e quando aplicar estes conceitos teóricos e terapêuticos ao problema sexual específico do casal. (Kaplan, 1977, p. 219).

Como exemplo da continuidade e da variabilidade do processo terapêutico proposto por Kaplan 1983; 1993), exemplificaremos dados sobre a *disfunção erétil*.

As disfunções eretivas mais freqüentes são as de origens secundárias, isto é, acontecem em pessoas que tinham um funcionamento sexual satisfatório e deixaram de tê-lo. As queixas aparecem tanto em jovens quanto em pessoas de mais idade e também não fazem distinção de raça ou *status* socioeconômico.

A disfunção erétil se caracteriza por falha no mecanismo do reflexo vascular que deveria encher o pênis de sangue, propiciando a ereção. Os homens que se queixam desta disfunção relatam que se sentem com desejo de fazer sexo, percebem-se estimulados, mas o pênis não responde adequadamente.

Como já mencionamos, as causas das disfunções sexuais são variadas e, no caso da falha de ereção, o mesmo padrão de variações etiológicas se apresenta.

A forma como a disfunção se apresenta também é extremamente variável. Alguns homens não conseguem ereção desde os jogos sexuais iniciais; outros, conseguem boas ereções nesta etapa, porém as perdem imediatamente ao menor sinal de que a interação pode ter continuidade. Em alguns, as ereções existem enquanto vestidos, quando *a ameaça* ainda encontra-se distante, mas, ao tirarem a roupa e o pênis tornar-se mais evidente, a ereção desaparece rapidamente. Em alguns outros casos, a ereção permanece durante os jogos íntimos, se perdendo quando das tentativas de penetração; e ainda em outros, a penetração é conseguida e então a ereção se vai.

Observam-se queixas quanto à qualidade da ereção. Existem ainda pessoas que funcionam bem com determinadas parceiras, mas não com outras. Alguns não têm dificuldade em determinadas situações, mas têm em outras. Em função de toda essa variação, as abordagens diagnósticas devem ser precisas, para que a abordagem psicoterapêutica possa se efetivar da forma mais adequada ao caso.

Sendo a disfunção erétil um problema que atinge fortemente a identidade sexual masculina, rapidamente progride, prejudicando uma série de outras vivências da pessoa. Um fator que muitas vezes encontra-se associado aos quadros de disfunção erétil são os processos depressivos. Neste ponto, é importante ressaltar que a problemática sexual pode estar causando a depressão. Porém, não se pode deixar de refletir que a depressão também pode originar facilmente a disfunção erétil.

Outro fator que pode ser considerado causa ou conseqüência encontra-se vinculado à relação conjugal: a ereção se deteriorou em função do quadro sexual, ou a disfunção ocorreu em razão de sérios problemas relacionais do casal.

Além dos mencionados, outro ponto significativo de diagnóstico encontra-se associado às preferências sexuais, isto é, determinados homens se impõem comportamentos heterossexuais, por não conseguirem conviver com impulsos homossexuais. E esta imposição, mesmo que não consciente, interfere diretamente com a função sexual.

As causas da disfunção erétil podem ser: físicas; psicológicas ou ambas. As principais causas físicas encontram-se relacionadas a problemas vasculares, hormonais e neurais. Assim, a menos que a disfunção erétil apresente-se nitidamente com características situacionais, uma avaliação médica adequada é necessária, pois a pessoa pode ter vários problemas médicos, que talvez estejam interferindo com sua função sexual. E dentre eles os mais comuns são doenças vasculares, tensão, diabetes, baixo nível de andrógeno, doenças hepáticas, uso de drogas ou de determinadas medicações, doenças neurológicas e problemas endócrinos.

Dentre as causas psicológicas, alguns acreditam que advêm de origem intrapsíquica, diretamente relacionadas ao medo de castração, sentimentos de culpa, rejeição, ambivalência quanto a vínculos de intimidade, inferiorizações, conflitos religiosos... Outros acreditam que a ansiedade na realização do ato sexual, o temor de desempenho, é o fator preponderante; outros, ainda, acreditam que as interações patológicas nas relações conjugais são os principais fatores. Segundo Wagner e Kaplan (1993), todos têm razão em determinados casos, mas não em outros.

Para Kaplan (1977), dentro de uma visão psicossomática, nenhum dos fatores psicológicos anteriormente mencionados por si só produz falha de ereção, mas sim a ansiedade a que eles dão origem. Determinadas pessoas são mais vulneráveis à tensão, e algumas desenvolvem comprometimentos na área sexual enquanto outras não, apesar de vivenciarem situações de tensão semelhante. Especula-se uma interação de fatores experienciais (que originam reações emocionais excessivas) e vulnerabilidades orgânicas constitucionais em um sistema sexual, sensivelmente reativo.

Basicamente, o ponto-chave da terapia sexual está centrado na ansiedade que ocorre no momento da interação sexual, sendo que esta poderá advir de vários fatores, porém é este estado ansioso que precisa ser bloqueado, para que o reflexo eretivo se desenvolva naturalmente.

O quadro que propomos abaixo pode sistematizar mais objetivamente esta idéia:

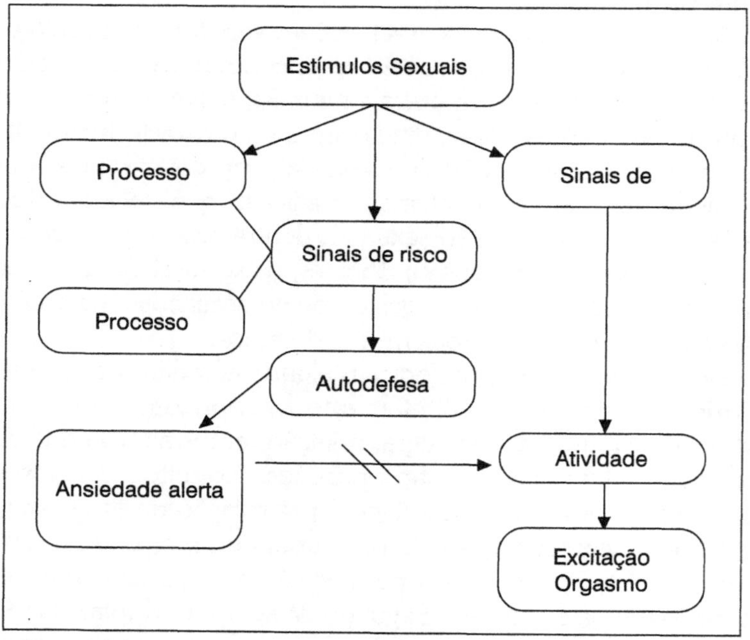

Fonte: Andrade-Silva, 1997, p. 126.

Kaplan (1974) trabalha somente o casal, e o tratamento tem como base inicial a diminuição da ansiedade. Em função disso, é solicitado ao casal que evite a atividade sexual. A ereção precisa deixar de ser o objetivo primordial de qualquer toque ou carícia. Será necessário o desenvolvimento do prazer, sem cobranças ou metas a serem atingidas.

Sua metodologia particulariza cada caso, porém num sentido amplo. Utiliza focalização de toques; trabalha o medo de que, se a ereção se perder, ela pode não voltar; observa os pensamentos obsessivos; desenvolve a idéia de que o homem deve se preocupar mais com seus sentimentos, independentemente do que a parceira vai pensar; estimulações genitais sem penetração; até, por último, a penetração.

A cada sessão terapêutica, serão trabalhados os sentimentos, as resistências e as ambivalências que possam ter sido vivenciadas nos exercícios de casa. E, quando necessário, utiliza-se de recursos da terapia de casal.

Em determinados casos específicos, Wagner e Kaplan (1993) utilizam-se de medicamentos quando acreditam ser este o melhor caminho para a problemática apresentada. A utilização de psicoterapia, associada à auto-injeção intracavernosa de prostaglandina, foi considerada um avanço no tratamento da disfunção erétil. Não só para clientes com problemas orgânicos, mas também para aqueles que apresentam resistências psicológicas ou relacionais.

Wagner e Kaplan (1993) também fizeram uso da ação combinada de psicoterapia sexual e auto-injeção em clientes com problemas psicológicos específicos, naqueles resistentes à psicoterapia, ou em casos nos quais a psicoterapia não tinha sucesso, e até mesmo em homens sem parceira fixa e que se sentiam impedidos de iniciar uma interação social mais íntima, pois já neste estágio tornava-se ameaçador o que poderia acontecer a seguir, impedindo o desenvolvimento de qualquer possibilidade afetivo-erótica.

Para a autora, a ereção induzida pelo fármaco injetável trabalharia quebrando a resistência inicial após tantos fracassos acumulados e desenvolveria, em conjunto com a psicoterapia, a confiança necessária à prática da atividade sexual novamente. Para ela, a auto-injeção de prostaglandina poderia ser considerada mais um recurso a somar-se ao quadro técnico das terapias sexuais.

Grupos terapêuticos homogêneos

Outra forma de sistematização dos tratamentos de disfunção sexual foram os grupos terapêuticos homogêneos: os quais trabalham com pessoas com disfunções sexuais específicas e que foram estruturados, principalmente, para atendimentos mais abrangentes. Dentre estes, podemos citar as contribuições de:

Lonnie Barbach

A autora, psicóloga clínica e em especial preocupada com problemas femininos, organiza um programa que possa atender a um maior número de mulheres com disfunção orgásmica, com ou sem parceiros sexuais e de *status* socioeconômico variado.

Para Barbach (1975), a maioria dos problemas de anorgasmia feminina se concentra em causas psicológicas e socioculturais. Aponta uma série de possíveis fatores que podem contribuir para o desenvolvimento dessa dificuldade, relacionando principalmente: religião, tipo de educação, ignorância, pudicícia, estimulações inadequadas, ausência de vivências sexuais na infância e adolescência ou internalizações de atitudes ou sentimentos negativos quanto a sexo.

Assim como Barbach (1975), vários outros autores apontam claramente para esses mesmos fatores como possíveis desencadeantes das dificuldades sexuais e, dentre eles, Kaplan, Masters e Johnson, Kinsey, Pomeroy, Fenichel, Lazarus, Wolpe e Caprio.

Em pesquisa de Nelson, citada por Barbach (1975), as mulheres altamente orgásmicas são perspicazes a respeito da atividade sexual e sentem-se capazes de expor a seus parceiros o que realmente lhes agrada. Demonstram participação nas tomadas de iniciativa sexual, concentrando-se principalmente em si mesmas durante a atividade sexual, e orientam a atividade de forma a que também possam obter satisfação. Enquanto isso, as moderadamente orgásmicas são basicamente passivas na participação, raramente propondo ou tomando a iniciativa sexual, e concentrando-se muitas vezes mais em seus parceiros e buscando agradá-los muito mais que a si próprias.

Segundo Barbach (1975), pelos dados verificados nos trabalhos de Nelson, a passividade e a dependência, comportamentos típicos do processo educacional feminino, são algo desejado e contribuem para a construção da identidade e do papel da mulher; no entanto, não se relacionam com a alta incidência orgásmica feminina. Afirma Barbach que "tais mulheres, não possuem um sentimento positivo para alcançar as coisas por si mesmas, limitando-se a atrair um homem que possa cuidar delas" (1975, p. 173).

Fisher (1978) também fez relações entre traços de personalidade, como os de persistência e sentimentos positivos em relação a si mesmas, e a crença de que podem conseguir orgasmos, e realmente os conseguem com mais facilidade.

Para Barbach (1975), uma mulher estará apta aos prazeres sexuais não só porque seu corpo está sendo estimulado, mas também porque sua relação consigo mesma e a relação emocional com o outro permitem-lhe desfrutar de tal entrega.

Para a autora, um grande número de mulheres tem crenças errôneas, medos e falsas expectativas em relação a seu potencial sexual. Tais crenças são constantemente mencionadas em seus grupos terapêuticos, sendo as mais freqüentes as de que:

- sexo deve ser algo natural, espontâneo, não precisa ser aprendido;
- aos homems cabe a principal responsabilidade quanto a sexo: são eles que devem estimulá-las e ensiná-las sexualmente;
- o orgasmo "normal" é aquele que advém da relação de penetração *pênis versus vagina*;
- o melhor orgasmo é aquele desfrutado simultaneamente;
- sexo é muito mais importante para os homens que para as mulheres.

Além disso, está também presente:

- a percepção negativa quanto a seus genitais;

- a percepção negativa quanto a suas práticas sexuais;
- o medo de perder o controle durante o orgasmo;
- o medo de que os parceiros as rejeitem por não serem "quentes" na cama.

Barbach (1975), assim como Kaplan (1974), acredita que um importante fator de impedimento à realização orgásmica da mulher é o medo da "perda do controle". Estando o controle pessoal, em nível intrapsíquico, intimamente ligado às fronteiras do ego, quando isto está bem definido, a pessoa tem a segurança de se auto-administrar e sente-se com mais autonomia. No entanto, quando não bem estruturado, danifica a segurança nos próprios limites. Assim, para uma mulher com medo de "perda de controle consciente" durante o orgasmo, pode-se levantar a questão da autonomia e da segurança pessoal.

Em alguns casos, essa necessidade absoluta de controle abrangerá outras fronteiras emocionais femininas, fazendo com que tais pessoas sintam-se com dificuldades de expressar emoção no sentido amplo, abrangendo raiva, agressão e afeto, podendo-se perceber que essas emoções ocorrem de forma dosada, enrijecida e sempre sob controle imediato do racional. Elas sentem medo das emoções, pois em alguns momentos vivenciaram sansações extremadas e encontram dificuldades em fixar limites.

Para a autora,

> o sentimento de controle insuficiente leva a outros problemas: falta de diferenciação do ego, incapacidade para expressarem sentimentos e ausência de orgasmo. Por conseguinte, se as moças forem treinadas para serem mais afirmativas e independentes, menos passivas e dependentes, seria de se esperar que a incidência de anorgasmia fosse grandemente reduzida. (Barbach, 1975, p. 165)

Também as influências psicossociais negativas interferem especialmente na capacidade da mulher de responder aos estímulos sexuais, negando a si mesma a permissão para vivenciar a sexualidade integralmente.

O tratamento proposto por Barbach (1975) encontra-se baseado em uma abordagem de grupo, em média com seis mulheres, e que se desenvolve em torno de dez sessões de uma hora e meia. O processo inclui abordagens de terapia de grupo, técnicas comportamentais, abordagens de corpo, discussão e reflexão sobre papéis sociossexuais, medos, ansiedades e repressões, desenvolvimento de assertividade e autoconceito, liberdade de expressão de emoções e sentimentos pessoais.

Nas sessões, discutem-se os sentimentos que as mulheres perceberam ao realizar suas tarefas de exploração e sensibilização do corpo. Reflete-se sobre o que foi conseguido e o que ainda está muito difícil de ser realizado, possibilitando e incentivando o desenvolvimento do apoio mútuo entre as mulheres do grupo.

Nos grupos acontecem períodos de esclarecimentos e desmistificações de conteúdos sexuais, e, para tal, lança-se mão de:

- recursos audiovisuais, como o uso de fitas educativas de curta duração para mobilização, esclarecimento e discussões;
- amparo às resistências e ambivalência;
- dramatizações;
- relaxamentos;
- impressão paradoxal de situações específicas individuais;
- incentivos às fantasias e leitura de matérial erótico;
- apoio constante ao desenvolvimento de autoconceito.

A autora relata excelente grau de sucesso em seus grupos, considerando satisfatório, durante o *follow-up*, o relato de qualquer tipo de orgasmo, isto é, pela própria masturbação, pela manipulação do parceiro, coito oral ou penetração vaginal.

Bernie Zilbergeld

Psicólogo clínico, que trabalha especialmente com os aspectos biopsicossociais da sexualidade masculina. Em seu livro *Male sexuality* (1978), dedicou-se à reflexão sobre uma série de mitos, esclarecimentos e processos clínicos, para o trabalho com homens com problemas sexuais.

O autor propõe metodologias terapêuticas, conjugando diversas técnicas, advindas principalmente dos trabalhos de Masters e Johnson, das terapias comportamentais, das terapias de grupo, de propostas reflexivas sobre estereótipos de papéis sociais, sensibilização de conflitos e percepção de sensações corporais. O processo pode se desenvolver com a pessoa sozinha ou com o casal.

Para Zilbergeld (1978), um dos mitos centrais que ronda a sexualidade masculina justapõe-se à crença quanto à complexificação da sexualidade feminina. E se estabelece pela simplicidade, a instintividade e a facilidade com que a sexualidade dos homens se manifesta. A partir daí, outras ramificações falseadas se estruturam, como:

- *a sexualidade masculina não precisa ser aprendida;* ela existe independemente da aprendizagem. Um homem não tem dúvidas sobre sexo; ele apenas faz sexo;
- *homens não devem ter ou expressar certos sentimentos,* como medo, confusão, vulnerabilidade, ternura, pois são tipicamente femininos. Devem mostrar-se mais agressivos, competitivos, fortes, autocontrolados e sexuais;
- *em sexo, como em tudo mais, a performance é o que vale.* Assim, a tríade ereção, penetração e orgasmo será a meta a ser atingida, independentemente do "sacrifício" que se tenha para realizá-las;
- *do homem é exigido ser o "professor", o "responsável" pelo desenvolvimento da atividade sexual.* Deve ser ele quem inicia e conduz. Terá a responsabilidade de propiciar orgasmo à sua parceira. Portanto, deve excitá-la adequadamente, enquanto sua própria excitação já deverá estar presente desde o início da atividade sexual;
- *o homem sempre deseja e deve estar disposto a sexo,* independentemente do momento, de quem seja a parceira e dos seus próprios sentimentos;
- *todo contato físico leva a sexo.* Essa idéia é tão enraizada nos homens, que, para muitos, qualquer carinho impulsiona para a obrigação de finalização sexual;

- *sexo é sinônimo de coito.* A maioria dos homens não sente que está tendo relações sexuais se estas se desenvolverem por meio de estimulações manuais, orais ou roçamentos genitais. Isso se resume a "jogos sexuais" ou simples "preliminares";
- *sexo requer ereção.* Para a maioria dos homens, e das mulheres também, desejo sexual é sinônimo de ereção. Assim, se não encontram algum sinal de ereção, já se sentem cobrados em tê-la;
- *sexo só é bom quando se encontra atrelado a um progressivo aumento de excitação, terminando necessariamente no orgasmo.* Conviver com as sensações de excitação, sem conclusão orgásmica, é considerado não-prazeroso;
- *sexo deve ser natural e espontâneo.* Para os complexos seres humanos, a interferência sociopsicológica se dá de forma implícita. Sexo deixou de ser natural ou mesmo espontâneo em função das restrições e regras sociais que determinam os comportamentos possíveis ou desejáveis em cada estrutura social;
- *atualmente, a liberalidade sexual fez com que os mitos antigos em relação à sexualidade não tenham mais representação significativa.* Crenças, atitudes e valores não são condições facilmente atreláveis a modismos variáveis. São padrões internalizados desde o início do processo de desenvolvimento psicológico e que, quanto mais profundos ou primitivos, mais enraizados e, portanto, mais difíceis de serem modificados.

Essas e outras crenças irreais em relação ao desejo, excitação, ereção, tamanho de pênis e ejaculação constituem-se, muitas vezes, em fantasias de superpotências sexuais, que transformam o homem em máquina sexual, independentemente de seus sentimentos ou motivações. Desumanizados, ficam em segundo plano diante das exigências e fantasias relativas ao desempenho sexual, levando-os a sentimentos de frustração, incompetência, inferiorização, ansiedade e conseqüentes falhas na atividade sexual.

A predisposição para que tais crenças interfiram no desenvolvimento de uma somatização, e que esta se transforme em disfunção sexual, tem relação direta com a estrutura física e psíquica de cada um, que trabalha diferenciando a maior ou menor susceptibilidade em se tornar ou não presa fácil de um mundo repleto de exigências.

Uma análise inicial da força de tais preconceitos em cada cliente se faz necessária. Porém, o exame do arcabouço fisiológico e psicológico do cliente será também peça fundamental na anamnese para o processo de diagnóstico diferencial.

Para Zilbergeld (1978), o trabalho clínico com homens que se queixam de disfunção sexual psicológica inicia-se por meio de uma série de questionamentos específicos, que compõem uma espécie de anamnese reflexiva, pois, além da coleta de dados daí advindos, tais momentos já fazem parte do próprio processo terapêutico.

Esse processo é feito com recursos técnicos mobilizadores e englobam perguntas específicas sobre a situação presente e, posteriormente, como o cliente imagina, num sentido ideal, uma vida sexual classificada como excelente.

A terapia tem continuidade por meio de exercícios de reflexão sobre condições consideradas facilitadoras de processos sexuais, e, dentre estes, por exemplo, o desenvolvimento de uma carta para seu próprio pênis, que possibilitará uma série de rediscussões terapêuticas.

São realizadas também sessões de esclarecimento quanto a conteúdos sociopsicológicos e funcionamento anatomofisiológico da atividade sexual, masculina e feminina.

O processo também se propõe ao desenvolvimento de autoconhecimento, à percepção de autoconceito e ao apoio à assertividade. Deverá viabilizar o desenvolvimento de conhecimento do próprio corpo por meio da percepção de sentimentos e sensações. A pessoa deve conhecer cada parte de seu próprio genital, perceber contrações por meio de exercício de Kegels e sensações daí advindas, além de observar o ritmo respiratório e sua relação com sensações de relaxamento e tensão.

Desta etapa em diante, o processo passa a tomar diretrizes mais específicas, dependendo da queixa apresentada, de quem é o cliente, qual a etiologia do problema.

Exemplificaremos resumidamente o trabalho de Zilbergeld (1978) com pessoas que se queixam de ejaculação precoce.

Exemplo: Ejaculação precoce

Zilbergeld (1978) trabalha pautando-se no que foi o início das vivências sexuais para a maioria dos homens, a masturbação. E esta, para a grande maioria, se desenvolveu de forma específica e com objetivo definido — a ejaculação e o orgasmo. Partindo dessa prática, inicialmente o autor pretende uma reeducação sexual, fazendo com que estes homens se redescubram, se percebam e possam fazer uma boa interação cabeça/pênis, para desfrutar de uma sexualidade menos angustiante e mais prazerosa.

O processo terapêutico que propõe subdivide-se em dez fases. As primeiras cinco etapas se desenvolvem com o homem sozinho, pois, para o autor, o fundamental nessas fases será a discriminação e controle das próprias sensações, e isso exigirá do homem atenção muito especial com suas próprias sensações. Neste ponto, a presença da parceira, além de pouco útil, pode até mesmo ser motivo para dispersão e/ou cobrança.

Inicialmente, solicita-se que o cliente se masturbe normalmente em casa e registre quanto tempo isso durou. Posteriormente solicita-se que ele se masturbe da forma mais rápida possível e também anote quanto tempo transcorreu do início ao fim. Este processo tem a finalidade de conhecer o ritmo do cliente, além de apontar formas de comportamentos, fantasias e hábitos típicos que aceleram sua excitação.

Os cinco passos seguintes são semelhantes aos iniciais, só que agora incluirão a parceira. A forma de participação da parceira também é essencial neste momento, pois alguém disposto a colaborar só terá a acrescentar. Porém, em alguns casos, o casal já convive com tal dificuldade há muito tempo e a disponibilidade da parceira não é tão boa quanto necessária.

Neste caso, um trabalho de esclarecimento de que algumas críticas ou cobranças serão entraves ao desenvolvimento do process deve ser realizado sempre que possível, pois até mesmo o uso de exercícios determinados traz a percepção de uma mecanização da atividade sexual, e a sexualidade perde durante este período muito de sua espontaneidade — o que, para algumas pessoas, é muito desagradável. Porém precisa ser tomado como um meio para que se chegue realmente a algo mais livre e prazeroso.

O próprio processo psicoterápico deverá cuidar para que as tarefas sejam mecanizadas o mínimo possível, procurando-se sempre desenvolver um clima de encontro marcado com metas, para que essas tarefas possam ocorrer de forma agradável e gratificante para ambos, que brinquem de sexo e procurem encaixar suas "tarefas" em seus jogos sensuais e eróticos. Embora o controle seja necessário, o "clima" em que a relação sexual se desenvolve é sempre o mais significativo.

Joseph LoPiccolo

Joseph LoPiccolo é um psicólogo clínico que trabalha com pesquisa em sexualidade humana desde 1969, nos EUA. Seus trabalhos iniciais basearam-se em princípios propostos principalmente por Lazarus, Hasting, Masters e Johnson e Lobitz.

Seus estudos incluíram a sexualidade feminina e a masculina, a terapia individual ou de casal, além de organizar, em conjunto com Julia Heiman e Leslie LoPiccolo, um manual de auto-ajuda especialmente para problemas de anorgasmia feminina. Produziu livros e uma série de vídeos, voltados para os diferentes problemas de disfunção sexual. Tais recursos audiovisuais participam, como auxiliares terapêuticos, em momentos específicos do processo clínico.

Descreveremos resumidamente, a seguir, o processo proposto por LoPiccolo (1976) no que se refere ao tratamento específico para a anorgasmia.

Exemplo: Tratamento da anorgasmia

Em relação a esta disfunção, percebe-se grande importância para a reflexão sobre algumas crenças e valores da sexualidade feminina. Independentemente de a mulher ter ou não parceiro, o trabalho tem início com um desenvolvimento pessoal da cliente, e somente em determinado momento a participação mais direta do parceiro se faz necessária.

Uma avaliação ginecológica e o esclarecimento quanto à necessidade de realização dos exercícios solicitados são colocados como pontos básicos. Porém a percepção em relação aos sentimentos que tais tarefas despertam também será extremamente significativa para o desenvolvimento psicoterápico.

Para Heiman e LoPiccolo:

> Afinal a sexualidade envolve seus pensamentos e sentimentos, bem como seu corpo; a mudança surge da descoberta de novas formas de pensar e sentir, bem como de novas atividades, isto é, exercícios que você vai fazer com seu corpo. (1976, p. 17)

Para os autores, o crescimento sexual feminino dar-se-á por meio de pequenos passos irregulares, que não devem ser desvalorizados, mas, ao contrário, apreciados e vividos plenamente.

O trabalho terapêutico encontra-se didaticamente subdividido em nove passos ou etapas a serem alcançadas:

1.a. Conhecendo a si mesma

Inicia-se esta fase com a reflexão sobre a própria história pessoal, na qual são abordadas infância, adolescência e idade adulta, observando-se em cada uma dessas etapas de desenvolvimento as internalizações mais significativas, especialmente quanto a:

- influências religiosas;
- relações afetivas familiares e sociais;
- desenvolvimento sexual (jogos infantis);

- namoro(s) (tipo de jogos sexuais, sentimentos percebidos);
- experiências sexuais genitais (sentimentos, como, quando, com quem e onde);
- problemas vivenciados;
- fantasias;
- primeiras experiências sexuais completas;
- outros comportamentos sexuais antes do casamento;
- com seu futuro marido (jogos sexuais, sentimentos, experiências e fantasias);
- atitudes, crenças e comportamentos atuais em relação à sexualidade e ao afeto.

Estas reflexões são auxiliadas por questionamentos direcionados, detalhes que podem ser observados em consulta à obra do autor *Descobrindo o prazer* (1976).

1.b. Olhando para si mesma

Nesse ponto, é sugerido que a mulher escolha um momento e um ambiente adequados para que encontre e preserve um espaço de tempo para si mesma. Diz-se a ela: entre em contato consigo mesma e observe-se atentamente, em um espelho de corpo inteiro. Perceba como se sente ao fazer isso, que partes agradam mais, quais as que desagradam. Quais seus sentimentos em relação a esta atividade e às diferentes partes de seu corpo.

Mais adiante, com um espelho de mão, a pessoa deve observar atentamente seu aparelho genital e perceber como se sente, o que observa e se reconhece cada parte de sua vulva. Se a mulher conseguir ultrapassar essa etapa, passa-se para a seguinte. Caso não consiga, deve-se trabalhar as possíveis resistências.

2. Descobrindo-se pelo toque

Nesse momento, exercícios de relaxamento são utilizados como facilitadores, sendo desenvolvidos para que a mulher consiga entrar em contato consigo mesma. Exercícios de Kegel também fazem parte das recomendações a serem seguidas nessa fase (ver página 293).

3. Tocar por prazer

Descobrir-se é a nova proposta. Com o uso de uma loção lubrificante, a cliente passará a acariciar todo o seu corpo, de diversas formas, sentindo e percebendo as sensações dos diferentes toques. Primeiro, focará a atenção em sua mão — como a mão percebe tal parte do corpo. Depois, o que o corpo sente ao ser tocado pela mão. São dois tipos de sensações, e deve-se observar a diferença entre elas, além de se buscar a percepção a que estes toques remetem, isto é, associações anteriormente vivenciadas.

Posteriormente, inclui-se as partes genitais e se incentiva o toque. Estes devem ser feitos de várias formas, ritmos, pressões e movimentos, e a mulher deve registrar as percepções despertadas.

A partir da experiência anterior, os sentimentos, dificuldades e/ou repulsas percebidos durante os exercícios precisam ser pensados e discutidos, para que se redimensione o ritmo do processo e se trabalhe resistências, sentimentos de desagrado e culpas que daí possam estar advindo.

4. Tocar por prazer: focalizando a atenção

Como muitas mulheres tornam-se espectadoras de si mesmas e cobram-se já no item anterior sensações de excitação, neste ponto uma atenção especial deve ser dada ao processo de focalizar a atenção nas sensações. Esse momento pode ser facilitado com exercícios advindos de terapias corporais, nas quais determinados movimentos do corpo podem ser bastante úteis como facilitadores de foco de atenção e sensação.

Sexo é produto de sensação e simbolismo. Assim, para muitas pessoas, o tocar-se remete à imediata necessidade de fantasiar que estão sendo tocadas por alguém. No entanto, algumas pessoas têm tais fantasias eróticas bloqueadas, e leituras eróticas foram observadas, pelos autores, como auxiliares para realizações de fantasias e imagens.

5. *Indo adiante*

Técnicas de *role-playing* são utilizadas neste ponto, como mais uma forma de auxílio no processo de desinibição e liberdade de expressão.

O *role-playing orgasm*, ou orgasmo encenado, é mais um passo em direção à vivência de uma sexualidade mais livre, pois as fantasias quanto ao orgasmo são muitas, e o receio crítico de como irá comportar-se, mais um dos limitadores usuais.

6. *Uso de vibrador*

Massagear o corpo com o auxílio de um vibrador de massagem também tem se mostrado útil. Os autores lançam mão deste recurso como mais uma possibilidade de perceber sensações.

7. *Compartilhar suas descobertas com o companheiro*

Neste ponto, a cliente irá aos poucos ensinando a seu companheiro, quando o tiver, os tipos de toques e carícias que perceba mais estimulantes para si mesma.

A forma como esta passagem se dará depende das pessoas envolvidas e da interação dos diferentes casais. Uma série de situações de orientação e possibilidades são oferecidas, porém será básica a liberdade de expressão e de partilha com o companheiro.

8. *Dando prazer um ao outro*

O processo de comunicação entre o casal é essencial neste ponto. A forma de se comunicar pode ser verbal e não-verbal, e os momentos de reflexão sobre o que foi sentido e percebido posteriormente ao encontro sexual, uma necessidade da nova interação.

O acariciamento orientado do corpo do outro deve ter como objetivo propiciar prazer, sem exigência de orgasmo ou penetração. O importante é a excitação e o prazer. A variação de formas de tocar e posições de interação devem ser incentivadas por meio de filmes, livros e reflexões com o terapeuta.

9. O ato sexual com penetração

Somente quando o casal já consegue prazer com recursos variados nos diversos jogos sexuais é que a penetração é liberada.

Para cada etapa do processo, os terapeutas dispõem de vídeos específicos, e tais recursos têm se mostrado muito úteis como auxiliares no processo terapêutico, principalmente no que se refere às questões de identificação, descobertas e permissão.

Sexualidade hoje

Nos tempos atuais, as significativas alterações de papéis sociosexuais, a maior flexibilidade em relação às distintas orientações sexuais, o desenvolvimento de pesquisas no que se refere aos gêneros, o surgimento das novas técnicas de reprodução assistida, o desenvolvimento das drogas orais vasoativas e o surgimento da aids constituíram-se em acontecimentos que influenciaram e influenciarão o surgimento de novos problemas sociais, conjugais e sexuais, apontando para a necessidade de estudos para o desenvolvimento de novos processos terapêuticos.

As significativas alterações de papéis sócio-sexuais, ou papéis de gênero, baseadas especialmente no controle conceptivo mais eficaz, no trabalho feminino fora dos limites do lar e nos novos códigos de valores daí constituídos, geraram e têm gerado a contestação de regras anteriormente estabelecidas, que já não se adequam ao mundo atual. Originam-se novos comportamentos, atitudes e reformulações de valores sem que se tenham reais indícios ou possíveis previsões de onde irão encontrar âncoras. Tais alterações geram uma série de discussões e reflexões de terapeutas e casais, no que se refere às reformulações de necessidades afetivas e sexuais de cada um dentre os pares.

Os estudos e pesquisas em relação ao gênero e às diferentes orientações sexuais também ganharam impulso a partir de 1960. Os trabalhos têm sido desenvolvidos pelas diversas áreas da ciência (estudos genéticos, hormonais, psicológicos, neurológicos, históricos, psiquiátricos, etológicos e sociais, que de alguma forma interferem na constituição de gênero e na orientação sexual). Porém, até hoje não existe verdade única em relação a este aspecto, e todos os estudos parecem apontar para partes da constituição dessa verdade.

As pessoas que sofrem com problemas de gênero — sejam eles de origem física, psíquica ou social — são indivíduos que, antes de tudo, precisam de apoio clínico para seus conflitos e ansiedades. As tensões vivenciadas incidem sobre suas identidades, papéis e/ou orientações sexuais (heterossexuais, homossexuais, bissexuais, travestis, transexuais ou portadoras de malformações genitais ou mau funcionamento endócrino).

Para o atendimento destes indivíduos, equipes muldisciplinares têm sido constituídas e, como exemplo típico, apontamos a equipe de gênero da John Hopkins University, que, desde a década de 1970, já atende a tais necessidades, sendo que entre os trabalhos de lá oriundos encontram-se os de J. Money.

Outro fato significativo que veio no rastro das novidades advindas da reprodução assistida, da inseminação artificial e/ou inseminação *in vitro* refere-se aos novos focos de angústia e conflitos pessoais, conjugais e sexuais, que se desenvolveram a partir da utilização desses novos recursos. No que se refere especificamente à atividade sexual — a necessidade de ter sexo em datas marcadas e com cobranças específicas de funcionamento —, tem-se produzido uma nova etiologia disfuncional, carregada de sentimentos de culpa, sublinhados por acusações de responsabilidade, originando uma série de novos conflitos conjugais.

Pode-se afirmar que se a simples cobrança de desempenho sexual já é um conhecido fator complicador para o desfrute de uma sexualidade plena, o problema se avoluma mais ainda quando somado a questionamentos e acusações quanto às ambivalências referentes ao desejo de parentalização.

Mais um fato recente e importante de ser focalizado neste final de século foi o surgimento das drogas orais vasoativas, medicamento que chegou confundido pela população em geral com comprimidos milagrosos que resolveriam os problemas sexuais masculinos.

Sem dúvida, estas drogas têm auxiliado bastante no atendimento aos homens com falhas de ereção. Como antes só dispúnhamos com maior segurança das drogas injetáveis, que se constituíam em processos bem mais desconfortáveis e complicados, os comprimidos possibilitaram uma terapêutica bem mais facilitada para o auxílio a homens com disfunção eretiva psicogênica ou com determinadas patologias fisiológicas. Os remédios, no entanto, têm indicações específicas, e os medicamentos vasoativos, assim como os demais, também têm indicação específica. Esta é relativa à falha de ereção, sem indicação específica para desejo sexual diminuído ou ejaculação precoce.

Sem dúvida, existem casos clínicos de homens que desenvolvem um problema de desejo sexual hipoativo, em função de constantes comprometimentos eretivos. Para estes, as drogas vasoativas poderão ser úteis no restabelecimento de desejo sexual. O mesmo vale para aqueles ejaculadores precoces que ejaculam descontroladamente — por medo de perda da ereção. É preciso, entretanto, que fique claro, que são casos nos quais a falha eretiva constitui problema primário, ao passo que os outros (diminuição de desejo e/ou ejaculação rápida) são processos secundários ou conseqüentes do primeiro.

Também em relação aos processos psicoterápicos, a administração conjunta e hierarquizada das drogas orais vasoativas em consonância com a psicoterapia pode ser utilizada da mesma forma que Wagner e Kaplan (1983) fizeram com as drogas injetáveis. Os resultados, provavelmente, poderão ser semelhantes. Para alguns homens, no entanto, e para algumas mulheres, a ingestão da droga remete à sensação de mecanicismo, produzindo sentimentos de inferioridade e menos-valia nas duas ou em uma das pessoas do par, que se sente pouco capaz, como homem, ou pouco sensual, como mulher, para exercer um ato sexual naturalmente, sem auxílio de qualquer droga.

Acrescente-se a isso que a utilização de tal medicação reinstalou atividade sexual freqüente, em casais mais velhos, para os quais tal comportamento já era raro ou até mesmo inexistente. Não se atentou para as inter-relações diádicas próprias de cada casal e/ou mesmo para as necessidades e sentimentos da outra pessoa que compõe o par.

Tais problemas apontam para a necessidade de uma avaliação médica mais precisa, também em função dos possíveis efeitos colaterais da própria droga e/ou da droga em determinado homem mais idoso, que já tenha aposentado sua vivência sexual há algum tempo e reiniciou-a de forma acentuada.

Além das inovações consideradas positivas, anteriormente descritas, mas que, como tudo, de forma geral, também trazem em seu bojo valências negativas, surgiu realmente algo negativo, uma nova doença, a aids — Síndrome da Imunodeficiência Adquirida — chamada até mesmo de praga do fim do século. Esta síndrome, apesar de todo o sofrimento que tem acarretado, suscitou também uma série de discussões e reflexões acerca dos fortes preconceitos em relação à sexualidade. No que se refere aos preconceitos sexuais, trouxe à tona de forma concreta a existência da penetração anal, a freqüência da bissexualidade, a constância da infidelidade, da variação de parcerias sexuais e, por conseguinte, a clara necessidade de se educar para a prática sexual, como para tudo o mais que compõe a vida humana.

Quanto à clínica da atividade sexual propriamente dita, o uso de preservativos tem sido para alguns fonte constante de temor de desempenho. Problema esse que tem incidido de forma mais significativa nos homens da geração dos anos 60, indivíduos nada habituados ao uso de tal apetrecho e para os quais a atividade sexual foi um pouco mais solta, em função do próprio movimento libertário da época. Inseguros com o uso de uma barreira, que em sua fantasia possa comprometer suas sensações e, conseqüentemente, sua ereção, tornam-se angustiados entre o não-uso e/ou o medo de falhar, o que os leva a conflitos e disfunções sexuais.

Finalizando, é preciso que se destaque a própria conceituação de casal. Tal união tem sofrido constantes pressões e alterações nas últimas décadas, e a dinâmica dessa díade aponta cada vez mais para a necessidade de estudos mais aprofundados. Dentre a variabilidade de conceitos e necessidades específicas de cada um do par, muitas vezes o sonho ou o desejo do "outro" é bastante distinto das necessidades e/ou expectativas do "um", no que se refere à vivência da relação de casal, como unidade sexual e/ou conjugal. Os significados pessoais dos vínculos, as expectativas, as preferências e as necessidades de realização e de prazer conjugais e sexuais têm se apresentado de formas cada vez mais variadas. A disponibilidade de aceitar o não-satisfatório ou não-prazeroso gera uma série de conflitos, e aquilo que até algumas décadas atrás era considerado privilégio masculino, hoje também faz parte da realidade feminina. Como conseqüência, tornou-se menos freqüente o casal tradicional, no qual o desejo dele é o processo diretor das normas que regem o casamento. Agora, mais constantemente, encontram-se dois desejos, com forças e frustrações equivalentes e que nem sempre caminham na mesma direção.

Paralelamente às constantes insatisfações no cotidiano profissional e econômico que hoje não mais exclui a mulher, geram-se estressores para ambos, aumentando ainda mais a ocorrência de conflitos conjugais.

Não esqueçamos também que este casal encontra-se inserido em uma realidade sociocultural que prioriza o desenvolvimento, a realização e o prazer do sujeito como indivíduo, e não dentro de uma relação diádica.

Os trabalhos com problemas sexuais e/ou problemas de casal apresentam uma interdependência dinâmica, influenciando e sendo influenciados por ambas as relações. Porém algo muito próprio de cada casal ou de cada par tem de ser levado em conta, pois a história de vida de cada um constitui dimensão e valoração específica em relação a cada pessoa que compõe o atual casal, e trabalhará ditando cada uma das várias partes das dinâmicas relacionais.

Referências bibliográficas

ANDRADE-SILVA, M. C. "Principais sistemas para uso em terapia sexual". *In*: ANDRADE-SILVA, M. C, SERAPIÃO, J. J. & JURBERG, P. (orgs.). *Sexologia: Interdisciplinaridade nos modelos clínicos, educacionais e na pesquisa*. Rio de Janeiro, Editoria Central da Universidade Gama Filho, 1997.

BARBACH, L. G. *For yourself fulfillment of female sexuality*. Nova York, Doubleday, 1975.

__________. "Tratamento de grupo de mulheres anorgásmicas". *In*: LEIBLUN, S. R. & PERVIN, L. A. (orgs.). *Princípios e práticas de terapia sexual*. Trad. de Álvaro Cabral. Rio de Janeiro, Zahar, 1980. 536 pp.

BRESCHER, E. M. *The sex researchers*. Londres, Granada Publishing, 1972.

CHALAR-SILVA, A. "Os limites da sexologia". *Femina*, Revista da Federação das Sociedades Brasileiras de Ginecologia e Obstetrícia, Rio de Janeiro, v. 16, n. 11, pp. 1037-43, nov. 1988.

ELLIS, A. & ABARBANEL. *Sexual behavior*. Nova York, Hawthorn Books/INC, 1967.

FISHER, S. *Orgasmo da mulher*. Trad. Urias C. Arantes. São Paulo, Manole, 1978.

FOUCAULT, M. *História da sexualidade* I. Trad. M. T. da C. Albuquerque e J. A. G. de Albuquerque. Rio de Janeiro, Graal, 1977. 152 pp.

FREUD, S. "O futuro de uma ilusão" (1927). *In*: Edição Standard Brasileira das *Obras Psicológicas Completas de Sigmund Freud*. Trad. José Octávio de A. Abreu. Rio de Janeiro, Imago, 1969.

__________. "Sexualidade Feminina" (1931). *In*: Edição Standard Brasileira das *Obras Psicológicas Completas de Sigmund Freud*. Trad. José Octávio de A. Abreu. Rio de Janeiro, Imago, 1969.

HEIMAN, J.; LOPICCOLO, L. & LOPICCOLO, J. *Descobrindo o prazer*. Trad. George Schlesinger. São Paulo, Summus, 1976. 190 pp.

HAIRE, N. (ed.) "*Sexual* anomalies and perversions". *A summary of the works of the late professor Dr. Magnus Hirschfeld*. Londres, S. Sdders & Lon, 1961.

HAEBERLE, E. J. *The sex atlas*. Nova York, Continuum, 1982.

KAPLAN, H. S. *A nova terapia do sexo*. Trad. Oswaldo B. e Silva. Rio de Janeiro, Nova Fronteira, 1977. 494 pp.

________. *How to overcome premature ejaculation*. Nova York, Brunner/Mazel, 1989.

KAPLAN, H. S. *The evaluation of sexual disorders*. Nova York, Brunner/Mazel, 1983.

________. *O desejo sexual*. Trad. Aurea Weissenberg. Rio de Janeiro, Nova Fronteira, 1982, 231 pp.

________. *Transtorno do desejo sexual*. Porto Alegre, Artmed, 1999.

KATCHADOURIAN, Herant. "The terminology of sex and gender". *In*: KATCHADOURIAN, H. A. (ed.). *Human sexuality*. Berkeley, University of California Press, 1979.

KINSEY, A. *et al*. *Conducta sexual de la mujer*. Trad. Juan P. Echagüe (hijo). Buenos Aires, Médico Quirúrgica, 1954. 820 pp.

________. *Sexual behavior in human male*. Filadélfia, W. B Sanders, 1948.

KOLODNY, R. C.; MASTERS, W. H. & JOHNSON, V. E. *Manual de medicina sexual*. Trad. Nelson G. de Oliveira. São Paulo, Manole, 1982, 640 pp.

KRAFFT, E. & RICHARD, V. *Psychopathia sexualis*. Nova York, Stein and Day, 1965.

MALINOWSKI, B. *La vida sexual de los selvagens*. Madri, Ediciones Marata S/A, 1971.

MASTERS, W. H. & JOHNSON, V. E. *A conduta sexual humana*. Trad. Dante Costa. Rio de Janeiro, Civilização Brasileira, 1976, 400 pp.

________. *A incompetência sexual*. Trad. Edmond Jorge. Rio de Janeiro, Civilização Brasileira, 1970, 452 pp.

MASTERS, W. H.; JOHNSON, V. E. & KOLODNY, R. C. *O relacionamento amoroso*. Trad. Heloisa G. Barbosa *et al*. Rio de Janeiro, Nova Fronteira, 1988, 591 pp.

MEAD, M. *Sexo y temperamento*. Buenos Aires, Editorial Paidós, 1961.

REICH, W. *Psicopatologia e sociologia da vida sexual*. São Paulo, Global, 1975, 269 pp.

SILVA, M. C. A. *Desenvolvimento da identidade sócio-sexual humana*. Rio de Janeiro, 1983. Dissertação (Mestrado em Psicologia) — CEPAC — Universidade Gama Filho.

WAGNER, J. & KAPLAN, H. S. *The new injection treatment for impotence*. Nova York, Brunner/Mazel, 1983.

ZILBERGELD, B. *Male sexuality*. Nova York, Bantam Books, 1978.

Técnicas comportamentais: breve histórico

*Elaine Cristina Catão**

Pode-se definir as técnicas comportamentais como um conjunto de atuações, derivadas de uma série de pesquisas experimentais, que visam mudanças no ambiente imediato do cliente. Busca-se alterar o comportamento em tratamento ou a sua conseqüência por meio da manipulação direta de seus eventos antecedentes e/ou conseqüentes (Meyer, 1990).

As bases empíricas das técnicas comportamentais remontam ao início do século XX, com o nascimento da psicologia experimental de Watson. Influenciado pelos trabalhos de Pavlov sobre o condicionamento clássico e insatisfeito com o discurso introspectivo e filosófico da época, Watson empenhou-se em transformar a psicologia em ciência, a partir da concepção positivista que vigorava até então. Baseando-se no modelo biológico, voltou seus estudos para as interações do organismo com o ambiente, utilizando o modelo experimental com método de verificação dos fatos (Rangé, 1999).

Contemporâneo a Watson, Thorndike dedicou-se a estudar, objetiva e sistematicamente, a forma como os animais aprendiam respostas diferentes daquelas presentes em seus repertórios.

---

* Psicóloga clínica, mestre em Psicologia Escolar pela PUC/CAMP, doutoranda em Psicologia Escolar e do Desenvolvimento Humano pela USP; docente da Faculdade de Psicologia da Universidade de Santo Amaro/Unisa e da Universidade São Francisco/USF, câmpus São Paulo.

Por meio de vários experimentos formulou algumas "leis de aprendizagem", sendo que a principal ficou conhecida como "lei do efeito", que descrevia a freqüência de um comportamento de acordo com sua conseqüência imediata. Partindo desses estudos, Skinner definiu o princípio do condicionamento operante, caracterizando os reforçadores de acordo com seu efeito sobre o comportamento do sujeito. Surgiriam então os conceitos de reforçamento positivo, reforçamento negativo, punição, extinção, modelagem de comportamento, encadeamento de resposta, entre outros (Kazdin, 1996; Hawton e cols., 1997).

De acordo com Wolpe (1976), à medida que os estudos de laboratório revelavam mais dados sobre os fatores determinantes do comportamento humano, três princípios de aprendizagem se tornaram básicos para a psicologia comportamental: contracondicionamento, reforço e extinção.

Tais princípios foram essenciais no desenvolvimento das técnicas comportamentais por descreverem o processo de inibição recíproca de resposta, o condicionamento de novos hábitos motores e o enfraquecimento de determinado hábito indesejado.

As primeiras aplicações clínicas dos princípios de aprendizagem, mais especificamente do condicionamento respondente, datam de 1920, com o clássico experimento realizado por Watson e Rayner com o pequeno Albert (Wolpe, 1976; Hawton e cols., 1997). O foco central das pesquisas era o problema da ansiedade clínica, do medo e formas de produzir respostas antagônicas e mais adaptadas para essas situações.

A partir desses experimentos, Wolpe passou a concentrar sua atenção em três tipos de respostas que chamou de inibidores recíprocos: respostas sexuais, respostas assertivas e o relaxamento muscular progressivo, este último baseado nos trabalhos de Jacobson (Kazdin, 1996; Hawton e cols., 1997).

Entre os anos 1950 e 1960, Wolpe desenvolveu talvez o procedimento mais significativo para a modificação do comportamento, a dessensibilização sistemática. Emparelhando o relaxamento a uma série gradual de situações aversivas, que deveriam ser imaginadas pelo indivíduo, criou-se a mais significativa técnica comportamental baseada na inibição recíproca (Kazdin, 1996; Hawton e cols., 1997).

Paralelamente, ao final da década de 1950, Skinner e Lindsley desenvolviam a análise do comportamento aplicado, por meio da aplicação das técnicas operantes aos problemas clínicos dentro do laboratório, buscando mensurar e modificar o comportamento de deficientes mentais e crianças pequenas. Tais estudos demonstraram a importância do reforço sobre a manutenção do comportamento e, posteriormente, culminaram na técnica de economias de fichas descrita por Ayllon e Azrin (Kazdin, 1996).

I. Técnicas baseadas no condicionamento clássico

Técnicas de relaxamento

Tais técnicas datam dos séculos XVIII e XIX, quando se buscava tratar as doenças mentais por meio de procedimentos de hipnose. Contudo, as primeiras publicações são creditadas a Jacobson, com a descrição do relaxamento muscular progressivo no ano de 1929 e a Schultz, em 1932, com o relaxamento autógeno. Recentemente, as técnicas de relaxamento estão sendo associadas aos conceitos de *biofeedback* ou retroalimentação (Vera e Vila, 1996).

Dessensibilização sistemática

Descrita por Wolpe (1976) como um dos métodos destinados a combater hábitos neuróticos, esta técnica teve origem no laboratório experimental dele, por volta de 1920.

Baseado nas descobertas de Pavlov, Wolpe partiu da suposição de que uma resposta de ansiedade eliciada por um estímulo aversivo pode ser eliminada por meio do condicionamento de uma outra resposta contrária ao estado ansioso.

O primeiro trabalho clínico foi elaborado por Mary Cover Jones, em 1924, pelo uso da alimentação para superar fobias em crianças. De acordo com Turner (1996), esta é a técnica comportamental que concentra a maioria dos estudos sobre eficácia da atualidade.

Inundação emocional

Trata-se do emprego de fortes respostas eliciadas pela exposição real ou imaginária do sujeito ao estímulo perturbador, com o objetivo de combater a ansiedade gerada por tal estímulo.

De acordo com Wolpe (1976), o primeiro pesquisador a relatar um caso bem-sucedido pelo uso da inundação foi Guthrie, sendo que, durante a década de 1960, outros pesquisadores, como Malleson, Frankl e Stampfl, também se dedicaram a tal prática terapêutica para o tratamento da ansiedade diante de situações adversas.

Pode-se encontrar na literatura outros relatos sobre tal técnica com nomes distintos, como terapia implosiva.

Segundo Levis e Rourke (1996), em estudos recentes tem se utilizado este procedimento no tratamento da depressão, da ansiedade penetrante, do comportamento fóbico, do comportamento obsessivo-compulsivo, entre outros, com resultados significativos.

Intenção paradoxal

Técnica pela qual o terapeuta instrui o paciente a manter o comportamento disfuncional em alta freqüência, ou seja, o terapeuta trabalha no sentido contrário, de forma a surpreender o paciente.

Segundo Ascher e Hatch (1996), apesar de Dunlap ter sido o pioneiro no emprego clínico de tal procedimento para o tratamento de respostas motoras indesejadas, em meados de 1928 foi Frankl o primeiro a dedicar-se ao estudo da intenção paradoxal junto aos transtornos comportamentais, ainda em 1925.

Atualmente, sugere-se o uso de técnicas paradoxais na abordagem de questões gerais da terapia, ou ainda, como estratégia para aumentar os índices de adesão do paciente à terapia (Ascher e Hatch, 1996).

Técnicas aversivas

Aquelas que se utilizam da punição como método de combate a respostas disfuncionais e/ou indesejadas.

Seu emprego teve início com o experimento do russo Kantorovich, em 1929, no tratamento de pacientes alcoólatras (Carrasco, 1996). Já em 1935, o mesmo procedimento foi utilizado por Max para superar um comportamento homossexual (Wolpe, 1976).

Recentemente, o emprego de tal técnica tornou-se discutível, visto que é fato comprovado que a punição tem efeito imediato na diminuição do comportamento. Contudo, sua utilização a longo prazo não demonstra altos índices de eficácia, uma vez que, ao se suspender o estímulo aversivo, o comportamento tende a aumentar sua freqüência.

II. Técnicas baseadas no condicionamento operante

Métodos operantes

Também denominado terapia do reforçamento, busca demonstrar como as técnicas de condicionamento operante, pelo uso do reforçamento positivo, podem ser aplicadas para estabelecer, manter ou modificar o comportamento (Lundin, 1977).

Seu início remonta aos experimentos de Thorndike, passa pela análise experimental do comportamento de Skinner e tem como uma das primeiras aplicações clínicas descritas na literatura o estudo de Fuller, ainda em 1949, sobre a utilização do reforçamento operante no tratamento de um paciente com deficiências motoras (Pear, 1996).

O ápice dos estudos sobre tais técnicas se deu entre os anos 1950 e 1960, sendo que, atualmente os periódicos *Journal of the Experimental Analisys of Behavior* e *Journal of Applied Behavior Analysis* são as publicações responsáveis pela divulgação de pesquisas nesta área.

Economia de fichas

Baseada no conceito de reforço secundário, a economia de fichas é a técnica pela qual o comportamento é reforçado por um meio de intercâmbio (ficha) que é trocado, posteriormente, por um reforçador primário.

Técnica criada por Ayllon e Azrin, por volta da década de 1960, destina-se ao tratamento de psicóticos crônicos em hospital psiquiátrico. O comprovado sucesso de tal procedimento junto à população psiquiátrica motivou outros pesquisadores a desenvolver trabalhos similares, como o estudo realizado, em 1977, por Paul e Lentz (Patterson, 1996). Recentemente, sua aplicação tem sido estendida para outros grupos distintos dos psiquiátricos, como nas prisões.

Condicionamento encoberto

Segundo Tourinho (1999), Skinner definiu comportamento encoberto como aquele que ocorre em caráter privado, ou seja, o pensar, o atentar, o ver, o imaginar, entre outros. As técnicas de condicionamento encoberto são aquelas que se utilizam do comportamento encoberto de imaginação objetivando alterar a freqüência de determinada resposta.

De acordo com Raich (1996), tais técnicas derivam diretamente da dessensibilização sistemática de Wolpe, sendo que, em 1967, Cautela descreveu a sensibilização encoberta.

Atualmente, vários estudos concentram seu foco de atenção nos procedimentos encobertos, como modelação encoberta, parada de pensamento, autocontrole, entre outros.

Biofeedback

Biofeedback é o termo usado para determinar o controle voluntário de respostas fisiológicas a partir das informações sobre a forma como ocorre a variação da resposta em questão (Simón, 1996).

Simón (1996) afirma que os primeiros estudos sobre este conceito partiram da Biofeedback Research Society (atual Biofeedback Society of America), em meados de 1969. Entretanto, já em 1885, Tarchanoff publicou um estudo sobre a aceleração voluntária da freqüência cardíaca, e em 1901, Bair pesquisou o controle do músculo auricular posterior.

O desenvolvimento das técnicas de *biofeedback* se deu graças ao avanço proeminente da tecnologia na campo da medicina e aos estudos provenientes da psicofisiologia (Simón, 1996).

Recentemente, programas de computador destinados a ensinar o controle da ansiedade têm utilizado o princípio do *biofeedback* como base para o tratamento.

III. Considerações finais

A descrição destes estudos demonstra que as técnicas comportamentais foram sendo criadas sobre uma forte base experimental, por meio de estudos controlados objetivamente por seus pesquisadores, tendo como conceituação fundamental os princípios de aprendizagem do condicionamento clássico e do condicionamento operante.

Tal proposta gerou uma série de críticas em relação ao uso do método experimental para tratar do fenômeno humano, críticas estas que vigoram, mais ou menos rigorosas, até os nossos dias. Mas, em contrapartida, trouxe à psicologia um caráter científico incontestável.

Cabe ainda salientar que, como ressalta Meyer (1990), a simples utilização de técnicas comportamentais não é critério suficiente para caracterizar uma terapia como comportamental.

Referências bibliográficas

ASCHER, L. M. & HATCH, M. "O emprego da intenção paradoxal na terapia comportamental". *In*: CABALLO, V. E. (org.). *Manual de técnicas de terapia e modificação do comportamento.* São Paulo, Santos Livraria Editora, 1996.

CARRASCO, J. C. "Procedimentos aversivos". *In*: CABALLO, V. E. (org.). *Manual de Técnicas de Terapia e Modificação do Comportamento.* São Paulo, Santos Livraria Editora, 1996.

HAWTON, K.; SALKOVSKIS, P. M.; KIRK, J. & CLARK, D. M. "Desenvolvimentos e princípios das abordagens cogntivo-comportamentais. *In*: HAWTON, K; SALKOVSKIS, P. M.; KIRK, J. & CLARK, D. M. *Terapia cognitivo-comportamental para problemas psiquiátricos*. São Paulo, Martins Fontes, 1997.

KAZDIN, A. E. "Aspectos conceituais e empíricos da terapia comportamental". *In*: CABALLO, V. E. (org.). *Manual de técnicas de terapia e modificação do comportamento*. São Paulo, Santos Livraria Editora, 1996.

LEVIS, D. J. e ROURKE, P. A. "A terapia implosiva (inundação): uma técnica comportamental para a extinção da reativação da memória". *In*: CABALLO, V. E. (org.). *Manual de técnicas de terapia e modificação do comportamento*. São Paulo, Santos Livraria Editora, 1996.

LUNDIN, R. W. *Personalidade: uma análise experimental do comportamento*. São Paulo, EPU, 1977.

MEYER, S. B. "Quais os requisitos para que uma terapia seja considerada comportamental?" IV Encontro Paranaense de Psicologia, Curitiba, 1990.

PATTERSON, R. L. "A economia de fichas". *In*: CABALLO, V. E. (org.). *Manual de técnicas de terapia e modificação do comportamento*. São Paulo, Santos Livraria Editora, 1996.

PEAR, J. J. "Métodos operantes". *In*: CABALLO, V. E. (org.). *Manual de técnicas de terapia e modificação do comportamento*. São Paulo, Santos Livraria Editora, 1996.

RAICH, R. M. "O condicionamento encoberto". *In*: CABALLO, V. E. (org.). *Manual de técnicas de terapia e modificação do comportamento*. São Paulo, Santos Livraria Editora, 1996.

RANGÉ, B. P. "Por que sou terapeuta cognitivo-comportamental?" *In*: Banaco, R. A. (org.) *Sobre comportamento e cognição: aspectos teóricos, metodológicos e de formação em análise do comportamento e terapia cognitiva*. Santo André, ARBytes Editora, 1999.

SIMÓN, M. A. "Biofeedback". *In*: CABALLO, V. E. (org.). *Manual de técnicas de terapia e modificação do comportamento*. São Paulo, Santos Livraria Editora, 1996.

TOURINHO, E. Z. "O conceito de comportamento encoberto no behaviorismo radical de B. F. Skinner". *In*: BANACO, R. A. (org.). *Sobre comportamento e cognição: aspectos teóricos, metodológicos e de formação em análise do comportamento e terapia cognitiva*. Santo André, ARBytes Editora, 1999.

TURNER, R. M. "A dessensibilização sistemática". *In*: CABALLO, V. E. (org.). *Manual de técnicas de terapia e modificação do comportamento*. São Paulo, Santos Livraria Editora, 1996.

VERA, M. N. & VILA, J. "Técnicas de relaxamento". *In*: CABALLO, V. E. (org.). *Manual de técnicas de terapia e modificação do comportamento*. São Paulo, Santos Livraria Editora, 1996.

WOLPE, J. *Prática da terapia comportamental*. São Paulo, Brasiliense, 1976.

O processo terapêutico em sexologia

*Oswaldo M. Rodrigues Jr.**

Para aplicarmos os princípios da psicoterapia na sexologia, comecemos com uma incursão sobre a psicoterapia, o processo psicoterapêutico inserido num contexto específico: a psicologia comportamental cognitiva. Então discutiremos as especificidades da psicoterapia aplicada às questões sexuais.

PSICOTERAPIA consiste na aplicação metódica de técnicas psicológicas determinadas para restabelecer o equilíbrio emocional perturbado de um indivíduo.

A psicoterapia comportamental cognitiva e sua aplicação na terapia sexual

O tratamento de problemas sexuais iniciou-se na década de 1950, com a aplicação da dessensibilização sistemática elabora-

* Psicólogo clínico, terapeuta sexual do Instituto Paulista de Sexualidade (SP — Brasil); membro do Conselho Consultivo da Sociedade Brasileira de Sexualidade Humana (SBRASH); membro do Conselho de Orientação e Administração da Associação Brasileira para o Estudo da Impotência (ABEI); autor dos livros *Objetos do desejo e sexo: tire suas dúvidas*, (Iglu Editora), e co-autor dos livros *Educação sexual: novas idéias, novos conceitos* (Editora Rosa dos Tempos), *Cem dúvidas sobre sexo* (Editora Gente) e *Impotência sexual: um guia para médicos e psicólogos em abordagem multidisciplinar* (Instituto H. Ellis); secretário-geral da Federação Latino-Americana de Sociedades de Sexologia e Educação Sexual — FLASSES.

da por Joseph Wolpe. No Brasil, a partir da década de 1970, profissionais da área médica e da psicologia comportamental iniciaram essa atuação específica.

Com o desenvolvimento de aspectos cognitivos associados aos comportamentais, a terapia sexual torna-se uma terapia do "aqui-e-agora" relacionada às questões sexuais. Não se trata de apenas lidar com questões que ocorrem no presente sem conseqüências ou ligações com o passado. A denominada psicoterapia cognitivo-comportamental estabelece o presente num contexto do passado (Williams e Moorey, 1994).

O processo de compreensão da fundamentação do presente no passado não consta em estabelecer uma série de fatos da história da pessoa envolvida de forma simplista. É necessário considerar as opiniões e avaliações expressas pelo paciente enquanto descreve os fatos pelos quais passou. A distinção entre sentimento e pensamento precisa ser efetuada. A compreensão dos processos mentais que afetam a realidade do paciente é outro aspecto a ser considerado, além das reações de pensamento sobre as possíveis alternativas do que ocorreria e do que ocorrerá de acordo com cada fato. Assim, colhe-se o material cognitivo por meio dos materiais fatuais e consideram-se as interpretações e sentimentos para os eventos e comportamentos.

Ainda que se localize a questão de identidade sexual na psicoterapia, definindo uma linha que considere um problema sexual numa abordagem de identidade, mesmo que a especificidade seja trabalhar com este aspecto, deve-se considerar o indivíduo como um todo. Assim se obtém a justificativa de como se tratar um aspecto e se obter um resultado global. Tratar o todo por meio de um aspecto. Ao se considerar que os aspectos são interdependentes, podemos modificar as outras coisas, os outros aspectos do indivíduo. Ao se considerar o todo, não necessitamos mexer com todos os aspectos. Não se trata de aplicação de técnicas, mas de considerar o indivíduo, além de interdependências e inter-relações entre os vários aspectos de sua identidade pessoal.

Cabe pronunciarmos a idéia e um processo com objetivos específicos, mas inseridos num contexto de vida do paciente, de modo que ele desenvolva processos e mecanismos que o auxiliem a vencer o sintoma e preparar-se para que novos episódios de problemas não se tornem séries de problemas. O processo deverá incluir o relacionamento a dois e um projeto de vida facilitador para o paciente não voltar a ter problemas.

Faz-se necessário perceber que a chamada terapia sexual apenas tem valor de tratamento quando inserida num real processo psicoterapêutico.

É inconcebível denominar psicoterapêutico o simples ensinar técnicas, processo mais assemelhado ao ensino–aprendizagem, que ocorre sem a participação ativa do sujeito, posto que este apenas assimilaria, sem críticas, as instruções. Esta forma de alienação pode tornar-se muito comum, fazendo com que o paciente mantenha-se dependente do "terapeuta".

Ao psicoterapeuta cabe dirigir o processo psicoterapêutico, inserindo de forma adequada e útil cada uma das possíveis técnicas da terapia sexual em momentos oportunos e seguindo objetivos e métodos científicos.

Condições gerais do processo terapêutico – exemplos

Uma terapia com o casal

A forma mais adequada de terapia sexual é com o casal. Pelo menos assim prescrevem Masters e Johnson (1968) e Kaplan (1977). Não se trata propriamente de terapia conjugal. A terapia conjugal deve ser indicada a todo paciente com dificuldades sexuais que já apresentasse dificuldades de ordem marital anterior à dificuldade sexual ou àquele para quem as desordens diádicas viessem a se desenvolver a partir do problema sexual. No primeiro caso, é imprescindível a terapia conjugal, posto que é o tratamento para o problema primordial, para a possível causa dos distúrbios sexuais. No segundo caso, se não houver uma pausa nas desavenças conjugais, não haverá condições de restabelecimento da função sexual, a qual dependerá de um trabalho conjunto de pessoas que pretendem obter um entendimento sexual satisfatório. A terapia de casal (diferenciada da conjugal neste momento) constitui-se da abordagem psicoterapêutica na presença do casal interessado em solucionar sua problemática sexual. Naturalmente, o paciente deve aceitar e desejar a presença de sua parceira sexual no contexto de tratamento da disfunção sexual. Nem sempre o homem com problemas sexuais comunica à esposa ou parceira sexual que está à procura de tratamento para eles. Isso é fato principalmente em consultório particular (Rodrigues Jr., Andrade e Costa, 1990). Casaravilla (1989) refere que, no Uruguai, também é comum o homem procurar tratamento para disfunção sexual sem comunicar a parceira. Relata o psicólogo que as causas apresentadas incluem não desejar a participação da parceira sexual (ou esta não deseja participar), ou outras, como não desejar que a parceira saiba que iniciarão tratamento e até mesmo usar nomes falsos para se tratar.

Muitas vezes é difícil para o paciente assumir perante a sua parceira sexual sua impotência, que para ele se associa à falta de masculinidade e à perda de sua própria identidade, reforçando seus mecanismos inconscientes de defesa de ego, visivelmente, neste caso, inadequados e imaturos, impedindo-o de solucionar problemas. Em abordagem multidisciplinar, o paciente tende a aceitar, mais facilmente, a necessidade de trazer à terapia a parceira sexual, pois já vem com a informação, quando encaminhado por um médico, de que será necessária a participação dela.

Silva (1986) também aponta que a terapia sexual somente será indicada quando houver um clima de espontaneidade de respostas eróticas e de permissividade para toques e carícias que culminem na relação sexual. Acrescentamos que o processo de terapia da sexualidade pode ser o caminho para o desenvolvimento dessa permissividade e clima de espontaneidade, além de facilitar enormemente a comunicação do casal. Araguari C. Silva (1986) refere a importância da comunicação do casal na terapia do sexo e apresenta dados da dinâmica que necessitam ser trabalhados em terapia sexual.

Ambiente psicoterapêutico

Devemos pesar o ambiente terapêutico para discutir o processo psicoterapêutico.

Embora seja um fator extremamente individual e em geral influenciado pelas questões técnicas, é fundamental o isolamento do terapeuta e paciente(s) com a finalidade de manter sigilo e possibilidades de sentimentos de bem-estar e confiança em expressar sentimentos e emoções difíceis de ocorrerem em outra circunstância, a exemplo do chorar.

Dificilmente ambientes hospitalares se prestam a estas condições. Neles, a privacidade é dificultada com salas de consultas médicas sem chaves, com possibilidades de serem invadidas por outros profissionais que tenham acesso àquele local ou necessitem de algo naquele local. Outra questão relaciona-se a salas de consulta sem isolamento acústico mínimo, impedindo que se mantenha sigilo pela possibilidade de que a conversa terapeuta–cliente seja escutada fora da sala por passantes ou mesmo pelo cônjuge na sala ao lado.

O contrato psicoterapêutico

Deve haver uma forma explícita para o contrato de psicoterapia com cada cliente. Nele devem constar tanto as regras gerais, para que o processo se desenvolva, quanto as específicas, relacionadas a cada cliente.

As cláusulas específicas dizem respeito a valores de pagamento de honorários, formas de reajustes, freqüência de atendimentos na semana e os objetivos firmados entre o terapeuta e o cliente, de acordo com a queixa; devem ficar explícitas quais formulações teóricas e técnicas serão utilizadas para este cliente. A presença e participação da parceria sexual deve ser estabelecida nesse momento; a utilização conjunta de técnicas médicas, a exemplo de auto-injeção, deve ser estabelecida como possibilidade ou realidade.

As cláusulas genéricas implicam as informações sobre o modo de trabalhar do psicoterapeuta:

- duração da sessão;
- responsabilidade do terapeuta de aguardar o cliente dentro do horário previamente combinado, dando-lhe o direito de se atrasar, mas sem que o atraso seja compensado com o horário de outro cliente;

- combinações sobre férias de cada um dos envolvidos e honorários sobre as férias do cliente;
- reafirmação explícita de não haver um tempo prévio a ser estabelecido para o final do tratamento;
- remarcação de horários e cobrança monetária de faltas, com ou sem aviso, e prazo de antecedência para que avisos sejam considerados para mudança de horários de atendimento.

Uma cópia escrita deve ser entregue ao cliente para que ele a possa ler mais tarde, em especial devido ao momento do contrato ser ansiógeno e permitir distorções cognitivas sobre as cláusulas contratadas. Esta cópia por escrito permite não haver discussões sobre cancelamentos e faltas abonadas futuras. (Ver Anexo 1.)

Critérios de cura

Por meio da terapia sexual o paciente tem condições de se manter dono do processo que o conduz à cura dos sintomas que o afligem, pois, além de vivenciar cada passo da cura, ele, conhecendo o caminho efetuado, pode, se necessitar, percorrê-lo novamente, sem a ajuda de um terapeuta sexual. Por meio da terapia sexual e suas variações, mesmo que o paciente não tenha tido a chance de encontrar o conhecimento das causas intrapsíquicas (se é que existiram), ou não tenha desejado fazê-lo ou consentido em fazê-lo, ele se assenhorará do processo, o que permitirá a satisfação sexual numa realidade concreta, relacional, social, histórica.

Muito importante é fazer notar que o modelo psicoterapêutico somente será eficaz caso o paciente em questão tiver descartadas as possibilidades de comprometimentos orgânicos relevantes para a disfunção eretiva. Assim, o trabalho em equipe multidisciplinar é o mais adequado e satisfatório em seus resultados. A aliança do psicoterapeuta com o médico, seja urologista, seja cirurgião vascular, não é uma questão de requinte, e sim necessidade real e ética em função do atual estágio de conhecimento sobre a impotência e em prol do paciente que nos procura para solucionar tão amargurante problema para o homem em nosso atual estágio sociocultural.

Dois pontos de vista

O psicoterapeuta sempre representará o ponto de vista "objetivo" para saber se o paciente chegou ao término do processo terapêutico. Mas este reconhecimento, além de exigir padronização e objetivação para o que se chama de "cura", necessita que o cliente/paciente alcance este reconhecimento de modo objetivo. Uma forma é utilizar questionários especiais, a exemplo das Escalas de Auto-eficácia Sexual. Questionários ou inventários podem ser encontrados em Rodrigues Jr. (1999). Mesmo assim, é necessário que o paciente também reconheça que os objetivos foram atingidos.

Outro ponto de vista que podemos apontar pode estar equivocado pelos processos cognitivos distorcidos associados aos problemas sexuais. O cliente pode interpretar erroneamente fatos e percepções que o levem a sentir-se "adequado" sexualmente quando ainda não está. Este aspecto subjetivo da "cura" é, no entanto, o mais importante no processo. Mas devemos reconhecer que o cliente pode estar muito satisfeito com os resultados do processo psicoterapêutico e considerar o ponto onde se encontra como adequado, e mesmo assim não ter atingido os resultados que buscava. Torna-se importante que o terapeuta possa isentar-se do sentimento de ter terminado o trabalho e sentir-se orgulhoso a ponto de receber elogios que sugeririam que receberia encaminhamentos futuros.

O caminho de confrontar as hipóteses de ambos os lados torna-se o melhor em termos de evitarmos considerações apressadas, seja do terapeuta, seja do cliente.

Um problema a considerar é que aquilo que o cliente disser que está obtendo em termos de sucesso é o que lhe interessa, e muitas vezes precisa vivenciar a situação de errar para poder ouvir e seguir orientações do profissional. Muitas vezes, o cliente tem de vivenciar um fracasso de auto-avaliação como maneira de confiar na avaliação profissional, até que desenvolva a própria avaliação crítica e possa responsabilizar-se pelo caminho desejado.

O uso das Escalas de Auto-Eficácia Sexual (Libman e cols., 1985; Rodrigues Jr. e cols., 1991; Rodrigues Jr., 1999) é um meio de proporcionar o reconhecimento de ambos ao longo do processo terapêutico. O uso esporádico, a exemplo de uma vez a cada duas ou três semanas com a devida comparação com os questionários anteriores, auxilia a produzir o desenvolvimento da confiança sexual por meio de um conhecimento subjetivo objetivado pelo próprio cliente. O processo de objetivação produzido é uma forma de confronto sem uma preocupação sobre o "quando" estamos próximos do final do processo. A objetivação reafirmada a cada resposta vai mostrando quando se está chegando ao final da psicoterapia. Uma forma de sabermos quando chegaremos à "cura".

Prefixação dos objetivos – esclarecimento sobre a cura

Outra questão importante sobre a cura é a fixação de objetivos para o processo psicoterapêutico, de modo que ambos, psicoterapeuta e cliente, tenham como reconhecê-los quando chegarem a eles.

O contrato de psicoterapia deve ser reafirmado sobre estes objetivos. No caso das questões sexuais, todos os pontos devem ser fielmente anotados de modo claro.

Psicoterapeuta e cliente estarão de comum acordo sobre quando a "cura" se dará.

Necessidade de continuar a psicoterapia

Muitos clientes sentirão a necessidade de prosseguir a psicoterapia por várias razões. Assim, mesmo considerando e afirmando que chegaram aos resultados sexuais que buscavam, alguns apreciarão o relacionamento psicoterapêutico desejando reobjetivar e redirecionar o processo. Nesses casos, torna-se necessário recontratar claramente a psicoterapia, ou soará como a aceitação de uma sedução clara. Este ponto deverá ser considerado carinhosamente, pois podemos estar num processo destrutivo e inadequado para o cliente com a reprodução de comportamentos dos quais necessita se ver livre.

Outros problemas secundários

Não basta chegarmos aos resultados esperados apenas com a queixa sexual principal. Um homem que, devido à disfunção eretiva, desenvolveu a ejaculação mais rápida e involuntária, precisa receber atenção para este outro problema de modo claro.

Associações de inibição de desejo também merecem consideração, incluindo alterações de desejo e objetos sexuais diferenciados.

Os problemas sexuais da parceira sexual também precisam ser considerados neste contrato inicial nos objetivos de tratamento. Caso contrário, a queixa poderá não ser resolvida a médio e longo prazos e retornar, o que demonstra que o processo foi apenas um placebo, e não de superação da queixa inicial.

Exemplos

Numa queixa de disfunção eretiva, as ereções podem chegar a ser satisfatórias, mas se a ejaculação estiver involuntariamente rápida e isso for de importância no relacionamento interpessoal, ou for parte da etiologia da queixa erétil, logo teremos o retorno do problema erétil. A cura deve incluir a modificação do comportamento ejaculatório. O mesmo se aplica a outras disfunções, a exemplo de inibições do desejo sexual ou parafilias associadas à disfunção eretiva.

Num casal em que a mulher tem uma disfunção sexual, a qual depende de modificações do comportamento sexual do marido, se estas não forem alcançadas (incluídas anteriormente no plano de tratamento em terapia sexual), o problema manter-se-á ou retornará.

A satisfação que um paciente obtém com o alívio de ansiedades e tensões ocasionadas pelo início das consultas merece uma atenção especial do terapeuta. Muitos pacientes trarão a idéia de que atingiram o final do tratamento, a cura de seus sintomas, com o alívio de poder estar falando do problema. O comportamento sexual poderá ter se modificado ou sua percepção aliviada distorcerá a queixa, fazendo-a desaparecer por algum tempo. Este fator placebo da terapia sexual precisa ser alertado ao paciente junto do contrato inicial. O alívio de ansiedades e sintomas com o início do processo psicoterapêutico ocorre entre a terceira e a sexta semanas. Muitos se mostrarão agradecidos, afirmando terem chegado ao final do tratamento iniciado. Em geral retornarão alguns meses mais tarde, com a mesma queixa "outra vez", para serem "novamente" tratados. Muitos pacientes não se enquadrarão num processo psicoterapêutico, nunca compreendendo as cláusulas do contrato proposto pelo psicoterapeuta.

Referencias bibliográficas

BECK, A.; FREEMAN, A. *Terapia cognitiva dos transtornos de personalidade.* Porto Alegre, Artes Médicas, 1993.

EYSENCK, M. W.; KEANE, M. T. *Psicologia cognitiva: um manual introdutório.* Porto Alegre, Artes Médicas, 1994.

GONZÁLEZ-MOSCATO, L. "Terapia cognitiva em terapia sexual". *In*: RODRIGUES Jr., O. M. *Psicologia e sexualidade.* Rio de Janeiro, Medsi, 1995.

KAPLAN, H. S. *A nova terapia do sexo.* Rio de Janeiro, Nova Fronteira, 1977.

LIBMAN, E; ROTHEMBERG, I; FICHTEN, C.S.; AMSE, R. The SSES-E-a measure of sexual self-efficacy in erectiffe functioning. *Journal of Sex and Marital Therapy*, 11(4): 233-47; 1985.

LOEW, C. A.; GRAYSON, H.; LOEW, G. H. *Três abordagens em psicoterapia.* São Paulo, Summus, 1984.

MASTERS, W. H.; JOHNSON, V. E. *A conduta sexual humana.* Rio de Janeiro, Civilização Brasileira, 1968.

RODRIGUES Jr., O. M. Inventários de sexualidade — uma forma de obtenção de conhecimento complementar da vida sexual. *Terapia Sexual*, 1(2): 61-120; 1999.

RODRIGUES Jr., O. M. ANDRADE U.L; COSTA, M. Prevalência de dificuldades sexuais em parceiras de homens sexualmente disfuncionais. *Revista Brasileira de Sexualidade Humana*, 1(1): 75-83; 1990.

RODRIGUES Jr., O. M.; LIMA, MZ; CECARELLO, C. V. Autoconfiança Sexual em estudantes universitários: um estudo-piloto descritivo de prevalência. *Revista Brasileira de Sexualidade Humana*, 3(1): 95-102; 1992.

SCOTT, J; WILLIAMS, J. M. G; BECK, A. T. *Terapia cognitiva na prática clínica.* Porto Alegre, Artes Médicas, 1994.

SILVA, A. C. Terapia conjugal com queixas sexuais. In: VITIELLO, N. (org.). *Sexologia II.* São Paulo, Livraria Roca, 1986.

WILLIAMS, J. M. G.; MOOREY, S. "Uma aplicação mais ampla da terapia cognitiva: a conclusão do princípio". *In*: SCOTT, J.; WILLIAMS, J. M. G.; BECK, A. T. e cols. *Terapia cognitiva na prática clínica — um manual prático.* Porto Alegre, Artes Médicas, 1994.

Anexo I

Contrato de psicoterapia

Objetivando delinear as bases principais que devem margear os trabalhos de psicoterapia ora contratados, este instrumento visa fixar entre o(a) psicoterapeuta e o(a) cliente estas mesmas bases em comum acordo.

Caso uma das partes venha a descumprir alguma das cláusulas, o processo psicoterapêutico fica rescindido, sem ônus para o terapeuta.

Nome do cliente:
Tipo de psicoterapia: focalizada na sexualidade
Principais objetivos:
Freqüência das sessões: semanal
Valor mensal de honorários:
Datas para pagamento:.
Forma e prazo de reajuste dos valores de honorários:
Data de início dos atendimentos: (dia)/(mês)/(ano)
Obs.: Não há previsão para o final do tratamento.

São contratados os seguintes itens, a saber, por ambas as partes:

- as sessões serão de 45 minutos de duração; apenas o horário contratado estará à disposição, tendo seu término previsto, mesmo que a sessão comece atrasada em conseqüência do atraso do cliente;
- em caso de falta, mesmo justificada, o cliente pagará o valor contratado da sessão de psicoterapia;
- nos casos justificáveis, se houver condições e horários disponíveis na agenda do terapeuta, o horário poderá ser reposto na mesma semana em que houver a falta do cliente;
- as férias tiradas pelo cliente devem ser pagas normalmente. Reposições somente serão feitas de acordo com a disponibilidade de agenda do terapeuta, no prazo de um mês na

seqüência às férias. Nas férias do terapeuta, as sessões deverão ser pagas, e as reposições serão feitas da mesma forma, conforme a disponibilidade de agenda do terapeuta.

- as sessões da semana (em caso de contrato de sessões semanais) que não vierem a ocorrer devido a viagens, férias ou quaisquer outros motivos de falta pelo cliente, deverão ser pagas, pois estão ocupando horários do terapeuta, fazendo parte integrante do contrato de psicoterapia;
- uma sessão poderá ser reposta, na mesma semana, caso o cliente não possa comparecer e a desmarque com uma antecedência de no mínimo 48 horas antes do horário marcado; neste caso, a reposição apenas poderá ser marcada no mesmo ato em que a outra estiver sendo desmarcada, não podendo ser remarcada em prazos posteriores ou para semanas posteriores;
- o atraso e/ou não-pagamento será recebido como rescisão de contrato, sendo o horário contratado com o cliente colocado à disposição de outros clientes em potencial;
- em casos excepcionais, atrasos de pagamento poderão ser contratados com o terapeuta, ocorrendo de comum acordo;
- o presente contrato não implica promessas de cura, mas a aplicação de métodos científicos que tendem a resolver a maioria dos casos e de problemas psicológicos; a remissão de sintomas estará na dependência dos esforços do cliente no seguimento das orientações do terapeuta e de características individuais passíveis de serem constatadas em psicodiagnóstico no início da psicoterapia;
- o tratamento somente será considerado terminado quando, em comum acordo, cliente e terapeuta concordarem em sua finalização; nos casos de desistência da terapia, o terapeuta não pode se responsabilizar pela não-remissão de sintomas buscada pelo cliente.

De acordo e sem mais a acrescentar

____________________ ____________________

Cliente Psicólogo(a)

TÉCNICAS GERAIS UTILIZADAS NA TERAPIA SEXUAL

Relaxamento

*Aparecida Favorêto**

Sempre que pensamos no corpo, vamos logo lembrando daqueles quilinhos a mais que gostaríamos de perder, ou daquela plástica que nos deixaria mais jovens ou, ainda, dos silicones para ficarmos de acordo com a moda das revistas, cinema e televisão.

Geralmente, todos os esforços têm sido com o objetivo de melhorar esteticamente o corpo. Só quando apresentamos algum problema de saúde é que promovemos o exercício físico como forma de melhorar nossa qualidade de vida.

Os orientais já há muito tempo se relacionam com o corpo de outra forma. Eles valorizam o exercício e o relaxamento como formas de recuperar o equilíbrio psicofísico dos indivíduos.

Segundo Wilhelm Reich (1987), todo organismo vivo pulsa, isto é, possui o movimento de contração e relaxamento, de carga e descarga (Lowen, 1982). No ser humano, esse processo ocorre tanto na esfera física quanto na psíquica. Aliás, não existe essa divisão entre mente e corpo, pois tudo que é aprendido e elaborado pela mente é sentido e expresso pelo corpo.

---

* Psicóloga, supervisora clínica e educadora, especializada em terapia reichiana e em terapia sexual. Membro da diretoria do Instituto Paulista de Sexualidade.

O corpo tem a função vital da percepção e expressão dos sentimentos, da descarga das tensões emocionais.

Ainda segundo Reich (citado por Lowen, 1977), todas as repressões emocionais vão se materializando no corpo em forma de tensões musculares, que acabam prejudicando o funcionamento de alguns órgãos. Por exemplo, o aperto no peito que diminui a respiração; a tensão no maxilar que muitas vezes leva a dano nos dentes e a muita dor na região; a tensão pélvica que pode ocasionar prejuízo para o funcionamento sexual; a famosa e mais sentida pelas pessoas em geral, que é a dor nos ombros e pescoço, região, segundo Reich, responsável pela expressão da nossa agressividade.

Além desses fatores emocionais, não podemos nos esquecer de que o nosso corpo foi preparado para se movimentar, andar, correr, fazer trabalhos físicos. Os seres humanos eram nômades e por isso andavam muito, viviam da caça, pesca, enfim, dependiam muito do movimento corporal para a sobrevivência.

O exercício físico, muscular, descarrega a adrenalina, o famoso hormônio gerado pela tensão emocional que nos impulsiona para a ação, e produz também endorfina, calmante natural do corpo (Rossi, 1991).

O homem primitivo produzia adrenalina quando se defrontava com o perigo e tinha de reagir lutando ou fugindo. Ele utilizava a tensão física, desencadeada pelo emocional (medo) na ação de brigar ou correr.

E atualmente, o que fazemos? O perigo continua existindo, seja pelo medo de ser assaltado, ou de perder o emprego, ou de não conseguir um desempenho sexual nota dez (Lawson, 1998).

Essas e muitas outras situações são percebidas como causadoras de temor e, portanto, desencadeadoras do processo adrenérgico de luta ou fuga. Mas como seres civilizados que somos, não saímos por aí gritando, correndo ou batendo nas pessoas, até porque existem leis que nos penalizariam por isso.

Costumo dizer que implodimos, isto é, detonamos no nosso próprio corpo, tudo o que não conseguimos colocar para fora. É claro que possuímos outras formas de expressão, como a verbal, que nos ajuda a descarregar o que estamos sentindo sem termos de engolir tantos sapos. Mas sempre vamos ter uma tensão física de acordo com a emocional e nem sempre conseguimos descarregar a tensão que foi gerada no corpo por aquela situação, mesmo que tenhamos conseguido ser assertivos e nos expressado adequadamente.

Além disso, a adrenalina também está presente nos momentos bons, na força para atingirmos nossos objetivos, nas nossas conquistas diárias, em tudo o que envolve a ação.

Tudo estaria bem se a nossa descarga das tensões diárias fosse compatível com a nossa carga, mas não é.

A vida sedentária que levamos e a escassez de momentos de relaxamento nos levam a perpetuar nossas tensões físicas, a ponto de termos sérios prejuízos em decorrência delas. Já citei alguns, mas gostaria de acrescentar os distúrbios do sono.

Para conseguirmos dormir e ter uma boa noite de sono, é necessário um relaxamento muscular profundo; caso contrário, nos momentos de sonho realizaríamos tudo o que estivéssemos sonhando. E quando nosso relaxamento muscular está comprometido pelas tensões emocionais, não conseguimos pegar no sono ou temos um sono agitado e por vezes interrompido.

Na área sexual, o relaxamento também é imprescindível para que ocorra o processo de excitação sexual. Se a mente está dispersa devido a um turbilhão de pensamentos ou preocupações, ou, ainda, pelo medo de não ter um bom desempenho sexual, o corpo não responderá adequadamente aos estímulos sexuais, comprometendo o processo de desejo, excitação ou orgasmo.

Às vezes, fico pensando se no futuro ocorrerá o que os filmes de ficção trazem, seres com cabeças enormes e corpos minúsculos, nos quais o sexo ocorre de forma virtual, e o prazer, o relaxamento, o sono e a felicidade são alcançados na ingestão de pílulas coloridas e brilhantes.

Será realmente isso que desejamos ou será que podemos resgatar o nosso movimento de pulsação, de trazermos novamente a vida para dentro de nós mesmos por meio do resgate do nosso delicado equilíbrio psicofísico? Não precisamos de reguladores neuroquímicos artificiais, mas de nossos próprios recursos naturais reguladores de todas as funções corporais e psíquicas.

É claro que esse processo não é tão simples; faz-se necessário um trabalho de autoconhecimento e percepção para podermos resgatar a expressão emocional adequada. Neste capítulo vou me dedicar a explorar os recursos provenientes dos exercícios físicos e mentais para a promoção do relaxamento, na busca pela melhoria da qualidade de vida.

O primeiro passo é abrir um canal de descarga. Para isso, devemos pesquisar junto com o paciente as possibilidades de ele iniciar ou tornar freqüente algum tipo de exercício físico. Os mais adequados são os que utilizam movimentos musculares, como andar, nadar, jogar futebol, tênis etc. A freqüência ideal, segundo os especialistas, é de três a quatro vezes por semana, intercalando com um dia de descanso.

Mas é importante ressaltar que esse tipo de trabalho não deve ser proposto logo na primeira sessão; deve-se primeiro conhecer a história do paciente e, principalmente, ter certeza de que ele compreendeu a relação entre suas emoções e sentimentos com seus sintomas corporais. Caso contrário, não se empenhará em realizar os exercícios propostos; é necessário que a orientação faça sentido para ele/ela.

No consultório, podemos começar pela consciência corporal. A melhor forma de aquietar o pensamento é trazer a atenção para o corpo.

A consciência corporal é muito importante não só para a percepção das sensações físicas, mas também para o contato com os sentimentos aprisionados pela tensão, geralmente inconscientes. No processo psicoterapêutico, essa conscientização será de muita valia na elaboração e recuperação da expressão emocional.

Muitas tensões musculares tornam-se crônicas e deixam de ser percebidas, ficando apenas sensações de irritação ou fadiga. Só podemos trabalhar uma tensão se tivermos consciência dela, daí a importância dos exercícios de consciência corporal.

O paciente deve estar sentado confortavelmente e com os dois pés apoiados no chão. Pedimos que ele feche os olhos e volte sua atenção para o próprio corpo, começando por perceber o contato do corpo com a poltrona. Depois, pedimos que, ainda com os olhos fechados, ele faça um passeio mental pelo corpo, desde os pés até a cabeça. Nesse passeio, vamos conduzindo verbalmente o paciente a perceber parte a parte do seu corpo. Começando pelos pés, vamos pausadamente nomeando os tornozelos, as panturrilhas, os joelhos, as coxas, os genitais, o ânus, as nádegas, a barriga, o tórax, os braços, as mãos, as costas, a coluna, os ombros, a nuca, o couro cabeludo, a testa, os olhos, o nariz, a boca, o maxilar, a língua, a garganta e, por fim, as sensações internas. O paciente é orientado a não verbalizar nada, apenas a perceber; somente ao final é que deverá relatar o que percebeu e se percebeu alguma tensão muscular ou sensações de frio, calor, dor ou formigamento.

O segundo passo é a respiração (Lowen e Lowen, 1985). Geralmente, as tensões emocionais interferem na respiração e, portanto, essa função com freqüência está prejudicada devido à ansiedade e ao estresse. É importante lembrar que o oxigênio é a nossa grande fonte de energia.

Da nossa qualidade e capacidade pulmonar depende nossa energia para a vida. Se respiramos pouco, seguramos nossas emoções e sentimos menos a dor, a mágoa, a raiva ou a tristeza, mas também deixamos de vibrar intensamente com as alegrias, com o amor e com o orgasmo.

Volto a lembrar que a vida depende do nosso pulsar, e a respiração é o mais nobre representante da nossa força e ritmo de contração e relaxamento.

É interessante que muitas vezes as pessoas até param de respirar por alguns segundos, talvez até você que está lendo estas palavras agora também esteja segurando sua respiração. Vamos lá, puxe a vida para dentro de você, respire fundo como num grande suspiro.

Voltando ao consultório, pedimos ao paciente que ainda sentado coloque uma das mãos no próprio peito e a outra na barriga e, com os olhos fechados, perceba, sem interfeir, o movimento da própria respiração. Geralmente, respiramos ou mais com a parte de cima, no peito, ou com a parte de baixo, na barriga; isso vai depender da dinâmica emocional do indivíduo. Tenho observado que diminuindo a respiração abdominal, a pessoa tenta evitar o medo e a ansiedade; restringindo a respiração peitoral, ela tenta entrar em contato com os sentimentos relacionados ao afeto.

É claro que também encontramos um misto de tudo isso, principalmente quando a respiração é pouco expressiva, quase imperceptível.

A respiração profunda traz o relaxamento invertendo o processo respiratório adrenérgico, que geralmente é rápido e superficial.

Um ponto importante é ir com muita calma nesta fase dos exercícios respiratórios, porque modificar rapidamente o ritmo respiratório de uma pessoa pode levá-la a uma hiperventilação (Nakamura, 1981), estado de respiração rápida que gera vertigem, mal-estar e muitas vezes alta ansiedade.

Bem depois que o paciente percebeu e verbalizou o movimento da sua respiração, é interessante verificar com ele se percebe os sentimentos que estão presentes naquele momento. Quando percebidos e verbalizados, os sentimentos deixam de interferir no processo de relaxamento.

O próximo passo é pedir para que o paciente inspire lenta e profundamente pelo nariz e solte o ar de forma vagarosa pela boca, como se assoprasse uma vela, até que todo o ar seja expelido. E que também perceba o movimento respiratório agora de forma profunda.

Nessa primeira experiência basta umas duas ou três inspirações profundas para avaliar as possibilidades do paciente. A pessoa também deve ser alertada a não ir além dos seus limites e sobre a possibilidade da hiperventilação, caso se exceda.

Após esse exercício, é importante que a pessoa perceba novamente seu corpo, com os olhos fechados, e verifique se algo mudou ou surgiu, em termos de sensações ou sentimentos.

Realizar os exercícios de autopercepção com os olhos fechados auxilia a concentração da atenção no corpo. Nos comentários, o paciente não precisa manter os olhos fechados. Sempre devemos dar a possibilidade de, caso a pessoa queira ou fique ansiosa, poder abrir os olhos. É claro que podemos aproveitar essa dificuldade e investigarmos sentimentos de desconfiança e necessidade de controle do paciente.

Uma tarefa para casa que sempre recomendo aos meus pacientes é a de que suspirem sempre que se lembrarem de sua respiração. Dessa forma, vamos permitindo que o paciente aprenda a ampliar sua respiração e com isso vá se condicionando a um novo padrão respiratório.

O exercício de consciência corporal e respiração pode ser realizado a cada sessão, de preferência no início dela. E o número de respirações profundas pode ir se elevando paulatinamente, de acordo com as reações do paciente. Sempre que o paciente apresentar tontura, o exercício deve ser interrompido, e ele deve ser orientado a respirar normalmente.

A respiração, nessa fase, não deve ser orientada a ir mais para o abdominal ou para o peitoral; o importante é que o paciente aprenda a ampliar sua respiração, isto é, a preencher o máximo os pulmões e esvaziá-los na mesma proporção.

Depois que a pessoa já consegue realizar a respiração profunda, pedimos para que, ao expirar, perceba o relaxamento natural que ocorre nas costas. A partir dessa sensação, o paciente, com os olhos fechados, tentará incluir nessa soltura primeiramente os braços e depois as pernas e, finalmente, o corpo todo.

Como se fosse uma onda, ao soltar o ar a pessoa irá soltando o corpo, da cabeça aos pés. É interessante que ela faça essa analogia com uma onda do mar que passa pelo corpo e descarrega pelos pés.

Conforme os exercícios vão sendo aprendidos, é importante que a pessoa os realize fora do consultório. Uma sugestão interessante é de que no meio do seu dia ela dê uma paradinha para relaxar e quebrar o ritmo estressante do cotidiano. É como a siesta, que em alguns se países realiza após o almoço. É recarregar as baterias para não chegar exausto ao fim do dia. São apenas uns dez minutos, mas que com certeza trarão muitas horas de bem-estar e inclusive melhor produtividade.

O paciente também precisa ter claro que essa nova relação dele com o corpo não está circunscrita ao tratamento, mas a um novo estilo de vida, e que os benefícios atingirão não só a esfera sexual, mas todas as outras áreas da sua vida.

Outro exercício que pode ser realizado no consultório, mas que vai necessitar de um colchonete, é um modelo parecido com o já descrito anteriormente, só que inclui alongamentos (Anderson, 1983) e é realizado com o paciente deitado.

Essa é uma boa forma de relaxamento para depois do trabalho ou antes de dormir, que o indivíduo realiza na própria cama.

O relaxamento com a pessoa deitada só deverá ser orientado depois que a primeira fase, sentada, já tiver sido experimentada.

A pessoa deverá deitar-se, vestida, mas bem à vontade, sem nada apertando, como cinto ou cós. De preferência, também sem travesseiro ou com um bem baixo.

A luz do ambiente não deve ser forte, e o paciente também neste caso ficará com os olhos fechados.

O primeiro passo é perceber o contato do corpo com o colchão e depois, assim como no outro exercício, fazer um passeio pelo corpo e perceber as tensões, os sentimentos e os movimentos da respiração. Após a verbalização da percepção, a pessoa deverá dobrar as pernas e deixar os pés bem apoiados. Isso deixará a coluna numa posição mais adequada, além de deixar, segundo a bioenergética, o paciente com os pés no chão, isto é, na realidade.

A partir dessa posição, será realizada uma ampliação da respiração por meio de alongamentos musculares.

O paciente primeiro irá alongar a lateral do tórax. Para isso, o braço direito deverá ser levantado esticado, até ficar paralelo à cabeça, como se a pessoa quisesse pegar algo atrás, alongando o braço e a mão o máximo possível. Enquanto isso, respirações profundas deverão ser realizadas, mais ou menos três vezes. A pessoa deve imaginar que está levando mais ar para aquela região que está sendo alongada. Na terceira expiração, o braço deverá voltar novamente para a posição ao longo do corpo. E a pessoa deverá descansar por alguns segundos, respirando normalmente.

Depois de voltar à posição, é importante a pessoa perceber a diferença entre o braço que foi alongado e o outro. Em geral, as sensações são de calor, de estar maior ou mais leve ou formigando.

Trazer a atenção do paciente para o corpo é a forma mais importante de trabalhar a concentração e aquietar a mente.

Em seguida, o mesmo exercício deverá ser repetido com o braço esquerdo.

A inspiração agora deverá ser dirigida para a parte superior do tórax, na região do peito. Para isso, a pessoa deverá cruzar os dedos das mãos e colocá-los embaixo da cabeça, como um travesseiro. Os cotovelos devem ficar bem abertos em direção ao colchão, de forma a alongar os músculos peitorais, o que facilitará a inspiração nessa área.

Da mesma forma que no exercício respiratório anterior, a pessoa deve ser orientada a tentar dirigir a inspiração para a região superior do tórax, como se estivesse inflando o peito.

A respiração deverá ocorrer como uma onda, entrando e saindo sem parar e sem dar solavancos ou contrações com os músculos abdominais.

Se a pessoa tiver dificuldade em dirigir a respiração, não há problema. Não se deve insistir para isso. O fato de estar alongando os músculos já trará benefícios para a respiração.

Nessa posição, pode-se intercalar as respirações, que devem ser realizadas cerca de três vezes, de acordo com as possibilidades do paciente, com alongamento dos músculos da nuca.

Os cotovelos deverão ser fechados em direção ao rosto, e sem fazer nenhum esforço com a cabeça e o pescoço, as mãos deverão puxar a cabeça em direção ao peito, alongando os músculos da nuca, mas sem chegar a levantar as costas.

Nesse momento, a respiração deve ser normal. Após cinco ou seis segundos nessa posição, o paciente deverá voltar a cabeça lentamente à posição anterior e inspirar profundamente, procurando, como já disse, ampliar a respiração superior. Cerca de três vezes já são suficientes para relaxar essa região.

Depois de terminada esta fase, os braços deverão retornar ao longo do corpo e a atenção deve ser voltada para as sensações provenientes da região que foi trabalhada. É importante a verbalização do que foi percebido, para que a pessoa se habitue a expressar suas sensações e sentimentos, o que estreita cada vez mais esse contato e o fluxo entre sentir → perceber → verbalizar.

Na última fase, será valorizada a respiração abdominal. Para isso, o paciente levantará ligeiramente as nádegas do colchão e apenas com a força das pernas e dos pés se manterá nessa posição. É importante que nenhum esforço seja feito pela parte acima da cintura e os pés estejam bem apoiados no colchão.

A inspiração nesssa posição deverá ser direcionada para o baixo-ventre, como se estivesse inflando o abdome. Após umas três ou quatro inspirações e expirações, a pessoa deverá baixar lentamente a pelve, acomodando de forma confortável a coluna no colchão.

Esse exercício respiratório abdominal pode ser repetido mais uma ou duas vezes, de acordo com os limites do paciente.

Além da respiração abdominal, o movimento pélvico auxilia na percepção dos órgãos genitais, principalmente pelo aumento da circulação sangüínea na região, fato este importante para o tratamento sexual.

Como nas outras fases, este momento também deverá ser comentado; o psicoterapeuta poderá ir fazendo associações e interpretações, caso o material inconsciente emerja nesses e nos outros momentos do relaxamento.

Segundo Reich, as defesas emocionais também estão representadas pelas contrações musculares, e ao relaxarmos as tensões também relaxamos as defesas e permitimos o afloramento do material inconsciente.

Acredito que o próprio Freud já utilizava esse recurso. Trabalhando com seus pacientes deitados, permitia algum grau de relaxamento que facilitaria o processo de psicanálise.

Como finalização do exercício, o paciente poderá esticar as pernas e movimentar o corpo de acordo com sua vontade, como espreguiçar-se. Deverá ainda fazer uma comparação entre as sensações corporais do início do relaxamento e agora.

O paciente deve ser orientado a nunca se levantar rapidamente, para não contrair, principalmente, os músculos das costas e da nuca. Deve sentar-se de forma lenta e só levantar depois de alguns segundos, andando um pouco com os pés descalços.

Depois que o exercício estiver sendo executado de maneira adequada, a pessoa poderá realizá-lo em casa, principalmente antes de dormir.

Os exercícios descritos utilizaram principalmente o alongamento, a ampliação da respiração lateral, superior e abdominal e a consciência corporal como forma de relaxamento.

Existem muitas outras formas de relaxamento, como a banhoterapia e a massagem, que podem ser utilizadas tanto dentro quanto fora do espaço terapêutico. O importante é auxiliar o paciente a desenvolver uma maior percepção de si mesmo, a encontrar a sintonia entre mente e corpo, e aprender a utilizar seus próprios recursos na manutenção de seu equilíbrio psicofísico.

Referências bibliográficas

ANDERSON, B. *Alongue-se*. São Paulo, Summus, 1983.

LAWSON, J. *Endorfinas, a droga da felicidade*. Blumenau, Eko, 1998.

LOWEN, A. *O corpo em terapia — a abordagem bioenergética*. 5ª ed. São Paulo, Summus, 1977.

__________. *Bioenergética*. 6ª ed. São Paulo, Summus, 1982.

LOWEN, Alexander e LOWEN, Leslie. *Exercícios de bioenergética — o caminho para uma saúde vibrante*. 3ª ed. São Paulo, Ágora, 1985.

NAKAMURA, Takashi. *Respiração oriental — técnica e terapia*. São Paulo, Pensamento, 1981.

REICH, Wilhelm. *A função do orgasmo*. 13ª ed. São Paulo, Brasiliense, 1987.

ROSSI, Ana Maria. *Autocontrole: nova maneira de controlar o estresse*. Rio de Janeiro, Rosa dos Tempos, 1991.

Hora do banho: uma forma de recuperação das sensações corporais na psicoterapia

*Vera Lucia Vaccari**

Na nossa cultura, o corpo é valorizado muitas vezes como uma máquina de trabalho ou como forma perfeita, moldada em incontáveis sessões de ginástica. Não admira que muitas das maneiras de lidar com ele sejam bastante automatizadas: realizamos os atos básicos de higiene quase sem perceber, na pressa e atribulação da vida cotidiana. Tornam-se hábitos nos quais não prestamos atenção, mas que nos fazem falta se deixarmos de realizá-los.

Nesse contexto, chegamos a não nos dar conta das informações transmitidas pela pele, nosso órgão de contato tátil com o mundo externo, a não ser que excedam o limiar estabelecido. Isto é, só focalizamos a atenção nelas quando muito agradáveis ou muito desagradáveis (ou doloridas). Esse limiar varia de pessoa para pessoa, e há quem tenha dificuldade especiais no reconhecimento das sensações táteis. Lowen (1982) menciona

---

* Psicoterapeuta e terapeuta sexual filiada ao Instituto Paulista de Sexualidade e pós graduada pela Associação Latino-Americana de Psicólogos Sexólogos — ALAPS/SEX; pós-graduada em Psicoterapia Psicodinâmica, em Educação Sexual e em Terapia Sexual; integrante do CEPCoS; docente do curso de formação em terapia sexual do Instituto Paulista de Sexualidade; mestranda em Saúde Pública pela Universidade de São Paulo. Especializando-se em terapia corporal.

o caso de uma cliente que, em pleno inverno nova-iorquino, chegou ao consultório usando tênis sem meias e com os pés azulados de frio, embora não estivesse consciente disso.

Mesmo que não cheguem a esse ponto, as pessoas que procuram terapia em geral precisam reaprender a valorizar e a melhorar esse contato com as próprias sensações, estabelecendo novos patamares de percepção (e, é claro, novas formas ou intensidades de auto-expressão). Segundo Lowen, "a auto-expressão ou manifestação explícita da individualidade corresponde à autoconsciência e à autopercepção, que representam os mais íntimos aspectos psíquicos da existência individual" (1984).

A pessoa é um ser unitário e o que acontece na mente deve também estar acontecendo no corpo; por isso, recuperar funções corporais, como a respiração, a movimentação, a percepção sensorial e a auto-expressão têm efeito imediato e duradouro sobre a atitude mental da pessoa, pois ninguém existe fora do corpo vivo, por meio do qual se expressa e se relaciona com o mundo à sua volta (Lowen, 1982).

O uso do banho na psicoterapia conta com muitos fatores a seu favor. A água tem diferentes significados para o ser humano, alguns muito profundos. Além da sua importância biológica, para um ser formado de 99% de água, parte da qual estruturada (Lowen, 1982), há os significados lúdicos, religiosos, emocionais. Afinal, é num balão cheio de líquido que flutuamos durante os meses de gestação. No decorrer da História, os banhos têm feito parte das culturas ocidentais e orientais de diferentes formas, seja para purificação, tratamento, relaxamento... Nossas avós sempre recomendavam algum tipo de escalda-pés, de banho de assento ou de banho local para relaxamento, tratamentos locais ou mesmo para cura de gripes e infecções. As famosas termas, datadas de séculos antes de Cristo, atestam a importância do banho em Roma. Cidades de tratamento pela água são famosas no mundo inteiro, algumas desde tempos remotos. No Brasil, há uma infinidade delas, como Poços de Caldas, Caldas Novas, Águas de Lindóia, entre outras.

O tratamento nesses locais costuma envolver algo mais além do banho puro e simples. Massagens manuais ou por meio de leves golpes com ramos de diferentes plantas, uso de óleos e essências fazem parte do processo. Mas, talvez mais importante do que tudo, esteja a disposição da pessoa em voltar a atenção para si.

No processo de psicoterapia, as técnicas de banho também contribuem para o resgate e o desenvolvimento da percepção sensorial em diferentes níveis: a escolha e uso de sabonetes e essências contribui para o desenvolvimento do olfato; a busca e reconhecimento de diferentes ruídos que se pode fazer com a água em contato com o corpo (pequenos tapas têm sons diferentes no corpo seco e no molhado) possibilitam melhor desenvolvimento do ritmo; a harmonização das cores de sabonetes, essências, toalha, e o jogo de sombras devido a mudanças na iluminação permitem o desenvolvimento da sensibilidade para cores. Tudo isso pode ser resumido numa expressão "desenvolvimento da criatividade", pois a pessoa viva, em contato consigo mesma e com o mundo, é sensível e criativa (Lowen, 1984). Além disso, o comprometimento total com o que se está fazendo é uma das condições básicas para o prazer, e o envolvimento de corpo e alma com a atividade permite que se alcance prazer na auto-expressão.

O objetivo deste texto é levantar algumas formas de utilização do banho no processo terapêutico. Além destas, existem inúmeras outras, que cada terapeuta, com sua experiência e tendo como norteadores sua própria linha teórica e a pessoa concreta em atendimento, com suas necessidades e disponibilidades, pode criar ou adaptar. Os livros de Alexander Lowen e seus seguidores trazem descrições de muitos exercícios adaptáveis para a hora do banho. Outro livro interessante é *Banhoterapia*, de Bowman, da Summus.

Preparando o banho

Até ligar o chuveiro ou abrir a torneira da banheira, há um longo caminho a ser percorrido pela pessoa em atendimento, tanto no consultório, com o terapeuta, quanto fora dele (só ou com sua parceira ou seu parceiro, se houver).

Tudo o que possa contribuir para melhorar o contato da pessoa com as próprias sensações pode fazer parte da preparação para o banho, como a técnica do espelho ou a do contorno do corpo (ou outras, dependendo da abordagem profissional e das necessidades da pessoa em atendimento). Relaxamento e respiração também são importantes no processo, principalmente se a pessoa for resistente à idéia de utilizar o banho. Aliás, as resistências vão se manifestar ao longo do caminho, considerando-se que a atividade está inserida num processo de psicoterapia.

No caso do espelho, a pessoa é instruída a, em casa, num momento de tranqüilidade, colocar-se nua diante do espelho e observar devagar e com cuidado cada pedacinho do corpo, tomando nota mentalmente do que gosta e do que não gosta, começando pelos pés e subindo com vagar até os cabelos. Repete a observação de frente, de lado, de costas. Senta-se no chão e com um espelho pequeno observa de perto seus genitais. No caso das mulheres, abrindo com cuidado os grandes lábios.

No consultório, ao conversarem sobre a atividade, muitas pessoas surpreendem-se ao perceber que nunca tinham parado para observar com tanto cuidado o próprio corpo e nem imaginavam os sentimentos que seriam despertados nessa atividade. A observação dos genitais também costuma despertar sentimentos contraditórios, principalmente nas mulheres. Muitas nunca tiveram oportunidade de fazê-la, e os tabus relacionados aos genitais femininos em geral são bastante arraigados. Por isso, é importante que esses sentimentos recebam atenção na terapia, ajudando a pessoa a superar a ansiedade, o medo, o desconcerto no processo de autodescoberta. A observação dos genitais, caso proposta, em geral requer um tempo maior de preparação e só ocorre depois que a observação de outras áreas do corpo tiver sido realizada e discutida em terapia, de forma que a pessoa supere dificuldades específicas.

Os exercícios de respiração também fazem parte tanto da preparação quanto da realização dos banhos. Aumentar a capacidade respiratória é um dos aspectos mais relevantes da terapia corporal, tendo-se em mente que oxigênio é energia, e energia é vida. Começa-se com exercícios simples, como inspirar, segurar, expirar. Aos poucos modifica-se o exercício, passando-se para: inspirar contando até dez, segurar contando até dez e expirar no mesmo tempo. Com a prática, os tempos podem ser aumentados. A pessoa deve ser orientada a prestar especial cuidado na expiração e não só na inspiração, como costumamos fazer no cotidiano.

Outras questões que se apresentam são relacionadas ao espaço que a pessoa dá a si mesma na vida cotidiana e a disposição que manifesta para realizar as atividades propostas. Os banhos, assim como outras técnicas, são introduzidos depois que a pessoa estiver convencida de que pode — e deve — desligar alguns instrumentos de comunicação com o mundo externo e voltar-se para si mesma. Há quem demore a se convencer de que consegue sobreviver durante uma hora sem telefone, computador, rádio e televisão. Da mesma forma, quem tem filhos deve aprender que tirar alguns momentos para si (colocando as crianças mais cedo na cama, por exemplo) não significa falhar no seu papel de mãe ou pai. Quem tem parceria deve criar formas de lidar com o outro, que pode sentir-se excluído nos momentos de atividade individual.

Assim como numa estação de águas, de tratamento, na psicoterapia também não se trata de um só banho, mas de toda uma série deles, que pode ser inventada e reinventada pela pessoa de acordo com o desenrolar do processo. Embora a imersão numa banheira proponha inúmeras e variadas possibilidades de exercícios, a maioria das residências no Brasil dispõe de chuveiro, cujas possibilidades devem ser exploradas por cliente e terapeuta na prescrição dos exercícios.

Cada elemento do banho é considerado durante a sessão preparatória e o(a) terapeuta avalia, levando em conta a situação específica de cada cliente, se os genitais serão acariciados ou não. Caso os genitais sejam envolvidos aos poucos no processo, é preciso lembrar isso nas instruções, de forma a possibilitar um caminhar lento e seguro. Em outras palavras, a masturbação pode ser livre, dependendo da intuição da pessoa, ou introduzida passo a passo, se a pessoa tiver dificuldade em tocar-se.

Sugere-se que alguns dos elementos da preparação sejam esclarecidos:

Água: de preferência tépida, e não fria ou quente. No início, o/a cliente deve imaginar-se como uma criança, que gosta de brincar com a água durante o banho. Além do chuveiro, deve ter à mão o chuveirinho que, pela proximidade do jato e pela possibilidade de dirigi-lo para pequenas áreas, dá sensações totalmente diferentes daquelas do banho com chuveiro.

Perfume: o olfato é o menos valorizado dos sentidos, mas os diferentes cheiros despertam sensações e sentimentos que nem sempre são reconhecidos. Por exemplo, muitos dos produtos considerados afrodisíacos têm odor que se acredita semelhante ao dos genitais. Existem no mercado sabonetes em barra e líquidos, óleos de banho, pétalas de flores, que a pessoa pode utilizar de forma alternada, criando seus próprios perfumes. As misturas podem ser feitas num balde ou outro recipiente e usadas aos poucos ou despejadas de vez sobre o corpo (na banheira, podem ser colocadas diretamente na água).

Bucha: há buchas naturais e artificiais de diferentes texturas e cores. Esta diversidade é útil para estimular diferentes sensações. As plumas para talco também variam em cor e textura.

Iluminação: luz indireta, lâmpadas ou velas coloridas permitem formar jogos de luz e sombra que alteram o ambiente do banho e o estado de espírito da pessoa.

Horário: há quem prefira tomar os banhos à noite, antes de se deitar, aproveitando o efeito relaxante para dormir melhor. Mas depende do cotidiano de cada pessoa decidir qual o melhor horário, que lhe garanta privacidade e tranqüilidade.

Bacias para os banhos de assento e escalda-pés: fáceis de carregar e de lavar (de preferência com água fervendo).

Tomando banho

Os primeiros banhos podem ser individuais e, mais tarde, a dois, caso se julgue que a participação da parceria pode ser benéfica. Os toques e os exercícios são basicamente os mesmos nos dois casos, embora, é claro, as sensações e sentimentos variem.

O escalda-pé, que faz a atenção voltar-se para a base, pode ser feito com algum tipo de sal ou de óleo essencial e alternado com outros tipos de banhos. A massagem posterior dos pés pode ser feita com as mãos ou com o uso de dispositivos, como uma bolinha de tênis ou jogo de bolinhas de madeira. A planta dos pés deve ser totalmente envolvida na massagem. Não é raro que depois desse tipo de banho e massagem nos pés as pessoas até mesmo mudem o tipo de calçado que estavam acostumadas a usar, pois percebem tensões e dores às quais nunca antes tinham prestado atenção.

Outro tipo importante de banho é o de assento, principalmente no caso de pessoas que nunca tocaram os genitais, a não ser rapidamente, para lavá-los, ou têm dificuldade em fazê-lo. Para essas pessoas, fica mais fácil mapear os genitais com as mãos e depois reconhecê-los com espelho, começando com banho de assento. No caso de algumas pessoas, especialmente pudicas, o uso de pétalas de rosas na água da bacia pode ajudar a quebrar a idéia de que vão tocar algo proibido ou sujo.

Nem sempre o banho terá a duração suficiente para contemplar todos os passos propostos. O ideal é que a pessoa aprenda a parar quando perceber que realiza as ações de modo automático, isto é, quando deixar de prestar atenção no que está sentindo.

Esse é o aspecto mais importante da atividade — e também o mais difícil: manter a atenção focalizada, trazendo de volta para as sensações corporais os pensamentos que se dispersem.

Só, somente só

Os diferentes tipos de toques são apresentados aos poucos, conforme a pessoa aprofunda-se no processo de autoconhecimento e tenha maior disposição para realizar as atividades propostas.

Em geral, depois de certo tempo, a própria pessoa começa a variar os elementos do banho, introduzindo sons, respiração, iluminação, perfumes etc.

Nos primeiros banhos, sugere-se que o/a cliente massageie o corpo todo, com as mãos bastante ensaboadas, como se tomasse posse de tudo. Para massagear pernas e pés, é adequado e seguro o uso de um banquinho.

A atenção centra-se em cada pequena área sendo massageada. Qual a sensação despertada por esse determinado tipo de toque? Por exemplo, a pessoa pode massagear todo um braço e a seguir comparar com o braço não massageado — como sente os dois? Quais a diferenças no modo de senti-los?

O toque a seguir pode ser o de "massa do bolo": apertar as diferentes áreas, como se estivesse fazendo bolo ou pão. Da mesma forma, é importante comparar as sensações entre as partes massageadas e as não-massageadas.

Há também os movimentos seguintes, que são leves, muito leves. A pessoa vai estar com a atenção voltada para eles e as sensações que despertam. Aos poucos, começa variar a intensidade, do toque mais leve ao mais forte, reconhecendo as diferentes sensações despertadas.

A massagem com o jato do chuveirinho, contemplando pequenas áreas de cada vez, também produz as mais variadas sensações. A variação da intensidade do jato é também parte da atividade.

Nesse processo, a pessoa descobrirá sensações em áreas do corpo que até então desconhecia e poderá até mesmo traçar seu "mapa erótico", destacando pontos mais sensíveis ao toque.

Dentre os outros exercícios possíveis, são citados como especialmente agradáveis o curvar-se para receber massagem da água morna ao longo da coluna, movendo-se lentamente de um lado para o outro.

Sentar-se no chão, com as pernas cruzadas, fazendo exercício de respiração e deixando a água tamborilar na cabeça também tem grande efeito relaxante. Esticar as pernas e batê-las no chão, erguendo-as pelos calcanhares, ajuda a reconhecer tensões na parte posterior da coxa e nas panturrilhas. Virar-se para receber a água nessas áreas também ajuda a relaxar.

Com o tempo, outras formas vão sendo descobertas, como trabalhar com o chuveirinho todo um lado do corpo, com cuidado. Parar para perceber se aquele lado trabalhado está diferente do outro e, se sim, como. Só depois de reconhecer isso, trabalhar o outro lado.

A dois

Nos casos aplicáveis, terapeuta e cliente decidem o melhor momento para o início da participação da parceria.

O banho a dois decorre da mesma forma que o banho solitário. A grande diferença é que receber e dar toques mobilizam sentimentos e sensações diferentes daquelas do banho individual. Esses sentimentos e sensações também serão discutidos em terapia.

Por isso, no decorrer do processo, talvez a pessoa até mesmo descubra um "mapa erótico" bem diferente daquele do banho individual. Além disso, ela deve aprender a informar o outro, utilizando formas verbais e não-verbais, o que lhe é agradável e o que não lhe é agradável (tipo de toque, pressão, local), além de aprender a reconhecer e seguir as informações passadas pelo outro, sejam ou não verbais. Isso contribui para a melhoria da comunicação no casal.

Outros toques possíveis são os dos quatro elementos:[1] fogo (tamborilar levemente com os dedos por todo o corpo, primeiro de forma bem suave e depois com maior intensidade); ar (soprar a pele seca e depois úmida); água (correr os dedos com suavidade pelo corpo, como se fosse a água escorrendo); terra (amassar com firmeza, mas sem apertar, cada pedaço do corpo, como se fosse massa)... Outro toque é o do tambor (dar leves tapas no corpo seco e depois no corpo úmido e debaixo do chuveiro).

---

1. Estes toques foram usados em *workshop* de terapia corporal do dr. Edson Galrão de França, psicoterapeuta corporal de São Paulo.

Em todos esses casos, a pessoa que recebe a massagem fica de olhos fechados, braços estirados ao longo do corpo, joelhos levemente flexionados, dedicando-se a sentir.

Saindo da água

A saída da água é a hora da toalha e do creme ou talco, que também fazem parte da atividade. A maneira de secar-se varia, dos movimentos circulares envolvendo grandes áreas aos pequenos contatos da toalha com a pele, imprimindo diferentes intensidades e velocidades aos movimentos. Outras vezes, a pessoa pode esperar a pele secar sozinha, observando suas sensações enquanto isso acontece.

Há cremes dos mais variados tipos, dos mais oleosos aos mais fluidos, com odores também variáveis. Cada um deles oferece a possibilidade de uma sensação diferente na pele, que pode ser explorada no decorrer da terapia.

Cada pessoa encontrará seu próprio jeito de dar seguimento ao banho, seja preparando-se para dormir, seja aproveitando esses momentos de relaxamento para ler, para namorar, seja reassumindo suas atividades do cotidiano.

Se a pessoa estiver disposta a fazer uma espécie de diário, no qual anota suas sensações e pensamentos, esse material ser-lhe-á útil ao longo do tempo para reconhecer dificuldades e como elas foram superadas.

Para finalizar

Assim como qualquer outra atividade de psicoterapia (e da própria vida), o banho não decorre de forma linear e ascendente. O caminho tem altos e baixos. Cansaço e renovação. Desistência e retomada. Rejeição e aceitação. Cabe ao(à) terapeuta conduzir o processo, seguindo sua própria intuição, embasada em sua formação, e, assim, introduzir novas técnicas, desvendar resistências, estar sempre presente.

Referências bibliográficas

LOWEN, A. *Bioenergética.* São Paulo, Summus, 1982.

_________. *Prazer.* São Paulo, Summus, 1984.

_________. *Medo da vida — Caminhos da realização pessoal pela vitória sobre o medo.* São Paulo, Summus, 1986.

_________. *Alegria — A entrega ao corpo e à vida.* São Paulo, Summus, 1997.

Técnicas que estimulam a fantasia sexual

*Angelo A. Monesi**
*Oswaldo M. Rodrigues Jr.***

No respirar duas graças podem se encontrar:
respirar o ar e dele se livrar.
Respirar constrange, expirar refresca,
tão lindo! É feita da vida uma mescla.
Agradece a Deus quando Ele te aperta,
E agradece quando, de novo, te liberta.

Johann Wolfgang von Goethe

A fantasia está para a sexualidade assim como a respiração está para a vida. A sexualidade só se manifesta quando a fantasia já está presente.

A fantasia é justamente o que diferencia o humano dos outros seres que habitam o nosso planeta. Os animais, de maneira geral, possuem somente o instinto. Isso significa que nenhum animal, exceto o humano, tem fantasias e por isso não desenvolve sexualidade.

Segundo Neira (1981), existem as condutas instintivas e as aprendidas. Esta diferenciação refere-se ao fato de os animais

* Psicólogo, psicoterapeuta sexual e diretor do Instituto Paulista de Sexualidade.

** Psicólogo, psicoterapeuta sexual e diretor do Instituto Paulista de Sexualidade; secretário-geral da Federação Latino-americana de Sociedades de Sexologia e Educação Sexual — FLASSES.

se orientarem por comportamentos advindos do instinto, que se contrapõem às atitudes humanas, estas, sim, provenientes da aprendizagem e do processo de interação com o mundo.

Sempre que falamos em sensualidade, sedução e encantamento amoroso, estamos restringindo estes sentimentos ao universo humano. Ou seja, falar em sexualidade humana é mera redundância.

As pessoas, muitas vezes, têm o hábito de atribuir aos animais alguns sentimentos. Esta é uma forma de humanizar as relações dos humanos com os animais. Também fazemos isso quando atribuímos características humanas aos objetos, por exemplo, ao nos referimos ao "pé da mesa". Talvez os animais possam realmente perceber sentimentos e, assim, integrar-se ao mundo junto conosco. Vale ressaltar, porém, que eles não desenvolvem fantasias de nenhuma espécie. Quando se trata de ser humano, aí sim estamos sempre nos reportando à fantasia, e esta é a base para a nossa sexualidade.

A fantasia sexual e suas origens

A capacidade humana de fantasiar não tem limites. Podemos, por meio da fantasia, fazer simplesmente tudo o que quisermos. Este fato pode nos lançar num mundo totalmente emocionante e inusitado.

Segundo o desenvolvimento do ser humano na Terra, a possibilidade de fantasiar com objetos, coisas e pessoas é oriunda da escala evolutiva datando de 50 mil anos atrás. Segundo as descrições de historiadores e antropólogos, pode-se deduzir que naquela época o ser humano já conseguia pensar de forma abstrata, e assim ir além das chamadas condutas simplesmente instintivas, passando a atuar no mundo de modo mais elaborado, complexo e intelectual. Provavelmente por isso conseguimos sobreviver aos ataques dos animais maiores, que dividiam conosco este planeta no período, e, posteriormente, fomos nos organizando em grupos para caçá-los.

A construção da fantasia ocorre num universo sempre individual, da mesma forma que os sonhos. Não existem fantasias idênticas porque os seres humanos são únicos.

Podemos observar, no entanto, que, em relação aos nossos desejos ou fantasias amorosas, todos procuramos parceiros com características que valorizamos. Sendo assim, temos o que podemos chamar de semelhanças entre as nossas fantasias.

Sonhamos com seres perfeitos. Queremos ao nosso lado uma pessoa que seja fiel, meiga, sincera, honesta, carinhosa, sensível, entre outras características. Estas criações das nossas fantasias podem nortear nossas buscas afetivas, e usamos assim estas referências para escolher nossos(as) parceiros(as).

Tanto homens quanto mulheres mantêm ideais de fantasia.

Formações de ideais na fantasia

As nossas fantasias geralmente são estruturadas pelas nossas experiências físicas ou psíquicas. Quando homem e mulher começam a fantasiar sobre as pessoas que desejam ter a seu lado, procuram basear-se nas suas histórias de vida.

Estas construções se dão de forma a corresponder às nossas expectativas e necessidades individuais. Se, por exemplo, uma pessoa deseja alguém primordialmente fiel a seu lado, é provável que ocorra porque essa pessoa já tomou ciência de alguma experiência sobre este aspecto. Isso faz com que ela queira resolver suas carências ou até evitar decepções, baseando-se nas suas próprias experiências de vida ou, mesmo, nas vivências de outras pessoas que chegaram ao seu conhecimento.

Nossas escolhas em termos de fantasia sempre são precipitadas em função dos nossos medos e desejos, tenham eles bases racionais ou não. Nossos medos e desejos mais íntimos são o que podemos chamar de caminhos para a alma, e é justamente por meio do conhecimento desses conteúdos que podemos avançar na descoberta do mundo interno e propor saídas nos nossos relacionamentos que permitam que nos aproximemos dos nossos anseios e projetos de vida.

Medos e desejos: caminhos para a fantasia

Esses medos e desejos mais íntimos também se referem à nossa vida sexual. Para caminhar em direção à nossa felicidade sexual temos esperanças de encontrar parcerias ideais, ao lado das quais nos sentiremos completos e importantes, tanto para os demais quanto para nós mesmos.

Segundo Costa, Monesi e Rodrigues Jr. (1993), diante de um erro ou problema na prática sexual, as pessoas se sentem geralmente envergonhadas ou inibidas para reclamar ou denunciar. Sabem que terão de expor uma questão particular que as afeta numa área tão delicada e cheia de preconceitos quanto a da sexualidade.

É neste contexto que sentimos a necessidade da atuação do profissional de saúde mental, com formação para trabalhar em terapia sexual. A elaboração de fantasias negativas e catastróficas faz com que homens e mulheres não consigam envolver-se e entregar-se ao contexto afetivo amoroso. Isso impede que as pessoas se deixem levar por fantasias positivas, ocasionam a inibição do desejo sexual, além de provocar a quebra da fantasia, pois essas pessoas não estão mantendo contato com seus ideais de satisfação e desempenho sexual.

A fantasia e a terapia sexual

Nesse contexto, o papel da fantasia está intimamente ligado ao desenvolvimento de uma vida sexual saudável e satisfatória. Por esta razão, o(a) terapeuta sexual, para realizar seu trabalho, necessita de dados sobre as expectativas de homens e mulheres, no que se refere à vida sexual que têm, além de informações sobre necessidades e anseios mais secretos.

O levantamento destas e de outras informações pode ser feito de diferentes formas, seja por meio de anamnese específica da queixa sexual, seja por meio de questionários específicos. Rodrigues Jr. e Costa (1993) e Rodrigues Jr. (1999a) sugerem a coleta de dados objetivos de pacientes sobre sexualidade e circunstâncias disfuncionais por intermédio de questionários especiais. (A esse respeito ver Rodrigues Jr., 1999b).

A fantasia sexual e a inibição do desejo

Os fatores de prognóstico no tratamento de inadequações sexuais são definidos de acordo com a realidade do paciente. Estes fatores podem referir-se à escolaridade, à idade, à procedência, ao tipo de formação religiosa etc.

Observamos que a liberdade de fantasiar varia de pessoa para pessoa, de acordo com o seu histórico de vida.

Na inibição do desejo sexual, o elemento fantasia mostra-se, em geral, inibido, diminuído ou ausente. O estímulo à fantasia possibilita à pessoa uma via de recuperação do desejo sexual. O exercício da fantasia sexual permite ao desejo sexual ser novamente reconhecido e expresso de modo a conduzir ao relacionamento a dois.

Causas orgânicas diversas da inibição do desejo

Monesi (1997) refere que talvez um dia os pesquisadores possam elucidar melhor os fatores que compõem de forma mais ampla a ereção, dentre eles o desejo sexual. Para tanto, precisarão entender melhor como as fantasias sexuais ocorrem em termos fisiológicos, o que parece ser a origem de toda a sexualidade, e não só da ereção peniana. Este desafio parece ser, sem dúvida, mais amplo.

Fantasia, desejo e substâncias químicas

Nas últimas décadas, fala-se da testosterona como o hormônio decisivo para o desejo sexual. Felizmente, a diminuição ou falta desse hormônio não parece afetar o desejo sexual de muitas pessoas. Exemplos extremos têm sido as castrações cirúrgicas ou químicas ministradas a pedófilos por ordem judicial para que "se evitem" novos abusos sexuais ao manter livres esses parafílicos. Nesses casos, o desejo continua, pois foi desenvolvido na interação social, aprendido, e não apenas definido por questões hormonais e instintivas.

Fantasia sexual e gravidez

Muitos homens podem apresentar desejos especiais quando a mulher engravida. Mais do que isso, alguns apresentam desejos especiais durante a gravidez da esposa, devido às modificações temporárias do corpo da parceira. Alguns parafílicos terão aí oportunidade de expressar seus desejos escondidos e que em outras condições poderiam significar invasão de intimidade de outras pessoas. O desejo por mulheres grávidas pode ser uma preferência para alguns homens, mas uma parcela menor tem desejo sexual compulsivo por mulheres em estado de gravidez (Rodrigues Jr., 2000).

É raro uma mulher grávida acreditar que seu homem a deseja estando "deformada", mas esse pode ser um momento especial para as fantasias sexuais do casal.

Embora para algumas mulheres o desejo esteja diminuído durante a gravidez, para aquelas que mantêm o desejo, o casal poderá exercitar posições sexuais diferenciadas, e mesmo necessárias para este período, quanto mais se aproxima a hora do parto. A gravidez também permite ao casal perceber como o desejo sexual ocorre nas condições de mudança corporal, fantasiando sobre as condições futuras dos corpos na maturidade.

A fantasia e as fases do desenvolvimento

Segundo Burkhard (2000), uma entrada muito precoce na escola exige demais dos sentidos e das forças intelectuais, o que altera o desenvolvimento saudável da fantasia e pode até interferir nos padrões cognitivos observados ao longo do desenvolvimento quando se chega à terceira idade.

Segundo Monesi (1993), é durante a adolescência que surge a curiosidade sexual. É ela que impulsiona as primeiras descobertas sobre sexo, gerando dúvidas que, se não forem esclarecidas, provocam conflitos.

Namoro e paixão: fantasia ou realidade?

Segundo Puhlmann (2000), o amor depende da simbologia geral da união dos opostos e é a pulsação fundamental do ser, a libido que impele toda a existência a se realizar na ação.

Burkhard (1999) refere que quando duas pessoas se apaixonam, o primeiro fenômeno que acontece é o espelhamento da individualidade de cada um na alma do outro.

Sedução, fantasia e poder

Segundo Howard (1993), nossas fantasias ocultas, não menos que nossas mais íntimas e privadas atividades, são exibidas nos atos fictícios ou reais de outros, numa tensão tal que se pode ter a impressão de que o homem e a mulher existem para o propósito de atrair e serem atraídos para fins sexuais.

O uso das fantasias sexuais e sua imposição à mulher permite o exercício do poder, até mesmo de modo sádico, num relacionamento sadomasoquista. Mesmo num jogo sadomasoquista, fantasiado e atuado entre quatro paredes, sem que dali saia o exercício deste poder, a fantasia revela estas necessidades de subjugar. Embora revele a necessidade de subjugar, por meio da fantasia, este exercício sádico se mantém sob controle, sem invasão do espaço social ou mesmo psicológico do outro participante.

Realidade conjugal e manutenção da fantasia

Rodrigues Jr., Monesi e Favorêto (1998) afirmam que a sexualidade humana sempre representou uma preocupação importante na vida das pessoas no século XX, e o sexo, que antes era apenas um meio de reprodução, hoje é "o" meio de comunicação do casal.

A fantasia passa a ser um elemento de manutenção do vínculo conjugal. Permite que cada um pense no outro em seu futuro e o relacionamento continue.

Relações conjugais e fantasias sexuais

Para muitos casais o uso de fantasias sexuais passa a ser uma necessidade para que o relacionamento sexual se mantenha ao longo dos anos.

Quando o casal tem dificuldades de comunicação, a fantasia sexual pode ser percebida como um problema. Isso afasta a possibilidade de um expor suas fantasias sexuais para o outro.

Na psicoterapia, o primeiro passo vem com o reconhecimento individual de fantasias sexuais. Em sessões individuais podemos conduzir de maneira direta a busca e percepção das fantasias sexuais. Explorar os domínios das fantasias, desde as mais singelas às mais proibidas. O momento seguinte passa por uma *re*-censura crítica, objetivando reconhecer as fantasias que se encontram fora dos limites da realidade ou que sejam destrutivas em si. Então estamos prontos para reunir o casal, para que um apresente suas fantasias ao outro. Esta é a fase de treino de comunicação da fantasia. O casal sairá destas conversas tendo em mãos as possibilidades reconhecidas para exercer as fantasias que elegeu e considera adequadas para ambos. Esta fase permite o recontrato das necessidades e compromisso de atuação para validação das necessidades sexuais em conjunto à parceira sexual.

Este é um momento de cuidados, no qual as fantasias precisam ser assimiladas de modo a não serem ou se tornarem destrutivas para a existência do casal e do vínculo conjugal.

Problemas conjugais e inadequações sexuais

Segundo Kaplan (1977), os sintomas sexuais, como todas as formas de psicopatologia, são produto da interação entre o indivíduo e o seu ambiente.

As fantasias sexuais pertencem ao mundo subjetivo até que sejam expostas. No mundo objetivo elas ganham poder e podem causar danos quando o ambiente não está preparado para recebê-las.

Muitas e muitas vezes escutamos como a expressão das fantasias sexuais tornou-se causa de ansiedades para o casal ou um dos cônjuges.

Passar das ansiedades para as inadequações sexuais é um processo no qual é fácil perceber a responsabilidade da exposição das fantasias sexuais e a criação de inadequações do casal.

A sabotagem da fantasia sexual

Se o casal não for considerado na discussão das fantasias sexuais, o membro oposto ao que está contando a fantasia pode sentir-se na necessidade de se defender da fantasia ou da sua concretização.

O terreno para a sabotagem é claro e inviabilizará o crescimento sexual do casal.

Em muitos casais existe o medo de que a fantasia sexual do outro seja uma imposição. O cônjuge que ouvir a fantasia teme que ela apenas sirva ao desejo do outro. É o medo de despersonalização, de não se encontrar na realização daquela fantasia. Assim, muitos fugirão: sabotarão a concretização da fantasia que já havia sido combinada. Mesmo que aparentemente concordante, a outra pessoa fará de tudo para impedir este acontecimento.

Em nossa cultura é muito comum homens fantasiarem o sexo a três ou a troca de casais ou a exibição da esposa e ela a princípio concordar, mas aos poucos perceber que isso vai além dos limites e criar pequenos empecilhos para que o evento não ocorra. Ela não se veste de forma a poder exibir-se quando saem para um barzinho, ou no carro não usa aquela minissaia que estava "praticamente combinado" que ela usaria.

Técnicas individuais de incentivo à fantasia sexual

O método comportamental de focalização sensorial precisa ser comedido, e muitas vezes promove e estimula as fantasias sexuais.

Rodrigues Jr. (1999) refere que, na psicoterapia, semanalmente, as necessidades de inserção de passos intermediários nos exercícios de focalização sensorial podem surgir, e que podemos acrescentar passos quando as ansiedades são mantidas.

A cada sessão de orientação das técnicas de focalização sensorial o psicoterapeuta sexual deve estar atento às fantasias eliciadas durante os exercícios. E, em cada oportunidade individual ou com o casal, questionar sobre as possíveis fantasias e sobre a possível utilidade delas no tratamento desse indivíduo ou desse casal específico.

Com o relaxamento e o clima sensual acontecendo com a massagem carinhosa da focalização sensorial, e a inércia do corpo de quem recebe a massagem, temos um campo fértil para a mente trabalhar e produzir fantasias sexuais.

O uso de técnicas de relaxamento durante a sessão para eliciar o reconhecimento das fantasias sexuais é outro elemento que pode tornar-se útil ou necessário em determinados atendimentos psicoterápicos.

O uso de vídeos e "leitura" de revistas eróticas vendidas em bancas para a exposição a temas e imagens comuns numa determinada cultura servirão para alguns clientes reconhecerem suas fantasias e perceberem seus limites de modo adequado, sem se obrigarem a fazer algo que não desejem.

A leitura de contos pornográficos publicados, além de incentivar as fantasias, permite o reconhecimento de limites e necessidades.

Técnicas cognitivas para idéias de insucesso

Para Beck e colaboradores (1982), a terapia cognitiva é uma abordagem ativa, diretiva, estruturada e de prazo limitado, usada no tratamento de uma variedade de distúrbios psiquiátricos. Tem uma fundamentação teórica subjacente, segundo a qual o afeto e o comportamento de um indivíduo são largamente determinados pelo modo como ele estrutura o mundo. As suas cognições baseiam-se em suposições ou atitudes desenvolvidas a partir de experiências anteriores.

Técnicas de casal e a rotina entediante

Munjack e Oziel (1984) relatam que a avaliação criteriosa da extensão de discórdia conjugal determina o êxito ou insucesso do trabalho terapêutico.

O uso das fantasias sexuais permite modificar as condições de rotina que o casal estabeleceu no cotidiano.

Buscar o elemento surpresa e que conduz a um futuro imediato prazeroso tira o casal da rotina e estabelece uma nova inércia positiva que se mostra em constante movimento e modificação. Nesta nova inércia o casal pode decidir de modo construtivo os próprios rumos e caminhos, sem ficar à mercê da rotina entediante.

Usar técnicas para a compreensão e a modificação das formas de relacionamento permitirá a introdução das fantasias sexuais como nova forma de relacionamento dos membros do casal.

A discussão dos processos cognitivos e do relacionamento do casal facilitará a compreensão destes processos em si e no outro. Para uma completa discussão dos processos cognitivos, leia-se *Para além do amor*, de Aaron T. Beck (Editora Rosa dos Tempos). Embora o livro tenha sido escrito para auto-observação pelos casais e indivíduos, é um texto útil para o psicoterapeuta compreender mecanismos relacionados às fantasias sexuais a partir dos processos cognitivos distorcidos.

Tratamentos avançados e contrato terapêutico

Se o objetivo da psicoterapia sexual é a promoção do bem-estar, ajudando o outro a adquirir autocompreensão, as fantasias sexuais precisam receber uma atenção especial no processo psicoterápico focalizado na sexualidade.

Orientamos os psicoterapeutas a dar atenção a estes aspectos e perceber em cada caso se a discussão das fantasias sexuais de modo específico deve ser incluída como objetivo do processo psicoterápico. Se este for o caso, o tema deve constar do contrato psicoterápico estabelecido no início dos atendimentos.

Referências bibliográficas

BECK, A. T.; RUSH, A. J.; SHAW, B. F. & EMERY, G. *Terapia cognitiva da depressão*. Rio de Janeiro, Zahar, 1982.

BURKHARD, G. K. *Homem — mulher: a integração como caminho de desenvolvimento*. São Paulo, Antroposófica, 1999.

__________. *A vida não termina aos sessenta: podemos, enfim, ser livres na terceira idade*. São Paulo, Antroposófica, 2000.

COSTA, M.; MONESI, A. A. & RODRIGUES Jr., O. M. *Cem dúvidas sobre sexo que você gostaria de resolver*. São Paulo, Gente, 1993.

DI SESSA, S. R. & RODRIGUES Jr., O. M. "A abordagem psicodinâmica no tratamento da sexualidade". *Revista Brasileira de Sexualidade Humana*, vol. III, nº 2, 1992.

GOETHE, J. W. *Orações, poemas e pensamentos*. São Paulo, Artemísia Centro de Desenvolvimento Humano, 2000.

HOWARD, A. *Sexo, carma e liberdade*. São Paulo, Antroposófica, 1993.

KAPLAN, H . S. *A nova terapia do sexo: tratamento dinâmico das disfunções sexuais*. Rio de Janeiro, Nova Fronteira, 1977.

MONESI, A. A. "Adolescência e vivência da sexualidade". *In*: RIBEIRO, M. (org.). *Educação sexual: novas idéias, novas conquistas*. Rio de Janeiro, Rosa dos Tempos, 1993.

MONESI, A. A. "Aspectos históricos e visão atual dos mecanismos da ereção". *In*: VITIELLO, N. & RODRIGUES JR., O. M. (orgs.). *As bases anatômicas e funcionais do exercício da sexualidade*. São Paulo, Iglu, 1997.

MUNJACK, D. J. & OZIEL, L. J. *Sexologia: diagnóstico e tratamento*. Rio de Janeiro, Livraria Atheneu, 1984.

NEIRA, O. G. *Explorando las sexualidades humanas: aspectos psicosociales*. México, Editorial Trillas de México, 1981.

PUHLMANN, F. *A revolução sexual sobre rodas: conquistando o afeto e a autonomia.* São Paulo, O Nome da Rosa Editora, 2000.

RODRIGUES, Jr. O. M. & COSTA, M. "Disfunção erétil: avaliação através do Inventário I. H. E. de sexualidade masculina, forma D. E. III". *Revista Brasileira de Sexualidade Humana,* vol. IV, nº 2, 1993.

RODRIGUES Jr., O. M. "Focalização sensorial — modificada". *Revista Terapia Sexual: clínica, pesquisa e aspectos psicossociais*, vol. I, nº 2, 1999a.

RODRIGUES Jr., O. M. "Inventários de sexualidade". *Revista Terapia Sexual: clínica, pesquisa e aspectos psicossociais,* vol. II(2):61-120; 1999b.

__________. O. M. *Objetos do desejo.* São Paulo, Iglu, 2000.

RODRIGUES Jr., O. M.; MONESI, A. A. & FAVORÊTO, A. V. "Um manifesto à qualidade de vida e à busca da felicidade sexual". *Revista Terapia Sexual: clínica, pesquisa e aspectos psicossociais*, vol. I, nº 1, 1998.

Focalização sensorial*

*Oswaldo M. Rodrigues Jr.**

A chamada focalização sensorial ou foco sensório é um dos pilares técnicos da terapia sexual. Pode ser usada para lidar com todas as disfunções e queixas sexuais e traz vantagens para treinos de comunicação e para o desenvolvimento de intimidade do casal.

A técnica é básica para a disfunção eretiva e a inibição ejaculatória nos homens e para a disfunção orgásmica feminina.

A técnica

A técnica deve ser apresentada ao casal em conjunto, para evitar problemas de comunicação na transmissão das informações oferecidas pelo(a) psicoterapeuta.

A necessidade de espaço e tempo especiais para o exercício deve ser discutida pelo(a) terapeuta. Um mínimo de uma hora e espaço possibilitador de intimidades serão necessários. Costumeiramente, situações familiares consideradas "normais", corriqueiras, dificultam encontrar condições adequadas de tempo e espaço. Exemplos são as crianças usadas como pretexto de falta de intimidade, quando o casal dorme com a porta do quarto

---

* Técnica utilizada pelo autor e pelos psicoterapeutas sexuais do Instituto Paulista de Sexualidade.

aberta, ou as crianças que dormem na cama dos pais, situações já comprometidas no cotidiano.

Apresenta-se a técnica em dois níveis. O primeiro nível é o do exercício físico, necessitando de vivência e repetição. Nesse caso, apresentamos a focalização sensorial como exercício de massagem. O segundo aspecto refere-se a transformar a idéia de exercício em ato de comunicação e carinho pelo casal, o que deve ser apontado na explicação.

A apresentação da técnica pode permitir a construção de outros objetivos, em conjunto com o casal:

- obter prazer (diferenciando-o de orgasmo, dificuldade maior para o homem do que para a mulher);
- conseguir algum estado de relaxamento.

A focalização sensorial deve ser fracionada. O exercício a ser proposto será divido em duas partes (FS1 e FS2) e a primeira subdividida em duas outras (FS1A e FS1B). Devemos iniciar o mais distante possível do coito. Em se tratando de um método de aproximações sucessivas, a primeira parte deve ser a mais restrita, de acordo com as necessidades do casal.

A primeira parte (FS1) concentra o acariciamento, a massagem pelo corpo todo, sem que se toquem os genitais (o que inclui, na mulher, evitação das mamas). Esta primeira parte é subdividida em: parte das costas (FS1A) e parte da frente (FS1B). A segunda parte (FS2) inclui a primeira (FS1) e termina com acariciamento dos genitais, com as mesmas instruções e objetivos da primeira.

Solicita-se a um dos membros do casal que se proponha a iniciar a "massagem". Se apenas tivermos o paciente-foco à nossa frente, sem sua parceira costumeira, propomos que ele inicie a massagem para que possa demonstrar à parceira como proceder, pois ambos devem receber o acariciamento, um de cada vez.

- FS1A. Instrui-se que a pessoa que vai ser massageada deite-se de bruços, confortavelmente e de olhos fechados. Os dois devem estar nus, exceto se houver ansiedade associada à nudez, caso em que devem retroceder um passo na escala do relacionamento sexual, mantendo as roupas de baixo. Não devem ficar como que montados a cavalo para fazer as massagens, pois esta seria uma posição muito genitalizada. O massageador deve ajoelhar-se ao lado do massageado, ambos sobre a cama, por exemplo. Instrui-se o massageador a acariciar o corpo da outra pessoa de maneira sistemática, sem pular parte alguma, exceção à interdição aos genitais e partes próximas. Inicia-se o trabalho pela cabeça (couro cabeludo) e chega-se às plantas dos pés, passando por toda a extensão do corpo em sua porção posterior.

Experiências anteriores de massagens profissionais, para eliminação de dores e incômodos físicos, podem servir de base e ilustração para compreensão técnica da proposta. Livros sobre técnicas de massagem e até vídeos podem ser úteis.[1]

O terapeuta deve proceder a algumas indicações de possibilidade de massageamento:

- movimentos circulares;
- movimentos de vaivém;
- pressões de toque diferentes a serem experimentadas;
- toques leves com as pontas dos dedos;
- leve roçar das unhas;
- tamborilar com as pontas dos dedos;
- amassar o músculo com os nós dos dedos;
- amassar o músculo todo.

Insiste-se sobre as variações nas vivências sensoriais e propõe-se, para isso, o tempo de vinte a trinta minutos para cada um receber a massagem.

O ideal a ser apresentado para o casal é de quatro exercícios do tipo, pois permite a vivência e a diminuição de ansiedades, de acordo com o objetivo.

---

1. PERRY, M. *Massagens para amantes.* São Paulo, Playhouse Sexy Guide — Maximus Home Video, 1994; PERRY, M. *Massagens eróticas.* São Paulo, Playhouse Sexy Guide — Maximus Home Video, 1994.

Para possibilitar vivências de sensações diferentes, propõem-se as seguintes variações nas próximas vezes:

2ª oportunidade — usar alguma loção ou creme hidratante;
3ª oportunidade — usar algum óleo perfumado;
4ª oportunidade — usar talco perfumado ou, por exemplo, mentolado;

• FS1B. Nesta fase repetimos as instruções, iniciando-se as massagens pelas costas, acariciando-as mais rapidamente do que na primeira vez. Vira-se então o corpo e passa-se a acariciar a parte frontal, começando pelo rosto e seguindo até os artelhos, evitando-se as áreas genitais.

Fazemos as quatro variações descritas acima com loções hidratantes, óleos perfumados e especiais para massagens e talcos, incluindo talco mentolado. As variações são orientadas para que o casal experimente diferentes possibilidades de erotização. Obviamente, também, as variações trazem a situação de estimulações táteis e olfativas diferentes, objetivos a serem obtidos com o exercício de sensorialização. Normalmente, as variações aguçam a curiosidade dos participantes, motivando-os para o exercício.

• FS2. Procede-se da mesma forma que em FS1B, acrescentando-se os genitais, que se tornam os focos desta fase de acariciamentos.

Devemos reforçar que se deve evitar o coito, que cada um tem a sua vez de usar tanto tempo quanto julgar necessário para o exercício, que não é necessário que ocorra ereção, embora possa acontecer (frise-se muito bem este ponto).

Observe-se que o exercício não visa, imediatamente, produzir ereção; portanto, o terapeuta deve desvalorizar, nas sessões, a insistência do paciente de que deveria ter ereção. É muito comum o paciente voltar na sessão seguinte e afirmar ter gostado e relaxado e, "mesmo assim", não ter tido ereção, "não ter funcionado" o exercício. Após a FS2, é provável que ocorra a ereção que permita a penetração, sem a exigência de penetração. Essa falta de exigência traz diminuição da ansiedade. Assim temos a possibilidade da penetração com essa ereção. Caso não haja ereção, orientamos que haja a introdução, feita pelas mãos da parceira, sem que o pênis esteja ereto. Com a penetração, é possível o pênis entrar em ereção com a estimulação interna da vagina, sem que o paciente o perceba, visto que as terminações nervosas do pênis, em termos de propriocepção, não permitem o reconhecimento da ereção. Sem a demanda sobre a ereção, o pênis poderá responder à estimulação que recebe e entrar em ereção.

Passos intermediários podem e devem ser criados de acordo com as necessidades de cada paciente ou casal. A cada sessão, as necessidades de inserção de passos intermediários podem surgir. Podemos acrescentar novos passos quando as ansiedades são mantidas. A observação da ansiedade deve ser feita não apenas por meio da subjetividade do paciente-alvo, mas também pela observação da parceira sexual, a qual poderá descrever sinais e sintomas de ansiedade em seu parceiro.

Complementos podem ser sugeridos, como a utilização dos banhos cotidianos tanto individualmente quanto em conjunto pelo casal.

Assertividade, expressividade emocional e solução de problemas: o uso de técnicas específicas

*Elaine C. Catão**
*Daniela A. Genari***
*Luciane Secco****

Dentre as habilidades desenvolvidas ao longo da vida, pode-se destacar a social como sendo de primordial importância. Tal habilidade consiste em saber lidar satisfatoriamente com as mais variadas situações, como o contato com o sexo oposto, o ambiente de trabalho, a sala de aula, situações embaraçosas em família, entre outras. Nesse contexto, controlar a ansiedade, saber reconhecer os próprios sentimentos e poder expressá-los de forma adequada constituem parte essencial da habilidade social.

Em algumas formas de terapia, o objetivo principal é conscientizar as pessoas de seus estados afetivos. No entanto, isso não parece ser suficiente, uma vez que, para se obter mudanças significantes parece necessário, além de ser capaz de reconhe-

* Psicóloga clínica, mestre em Psicologia Escolar pela PUC/CAMP; doutoranda em Psicologia Escolar e do Desenvolvimento Humano pelo Instituto de Psicologia da USP; docente da Faculdade de Psicologia da Universidade de Santo Amaro — Unisa e da Universidade São Francisco — USF, câmpus São Paulo.

** Psicóloga e psicoterapeuta sexual associada ao Instituto Paulista de Sexualidade; diretora de Eventos Internos do Centro de Estudos e Pesquisas em Comportamento e Sexualidade. — CEPCoS.

*** Psicóloga e psicoterapeuta sexual associada ao Instituto Paulista de Sexualidade; diretora de Eventos Internos do Centro de Estudos e Pesquisas em Comportamento e Sexualidade. — CEPCoS.

cer as próprias emoções, saber expressá-las de forma adequada, sendo, portanto, assertivo.

Ser assertivo significa saber expressar espontaneamente os pensamentos e sentimentos de forma tranqüila, franca e aberta, sem hostilidade, ironia, falsidade ou hipocrisia.

Para Skinner (1981), um dos objetivos da terapia "consiste não em levar o cliente a descobrir a solução para seu problema, mas em mudá-lo de tal modo que seja capaz de descobri-la" (p. 417). No que se refere à habilidade social, o terapeuta poderá instrumentalizar o cliente para ser assertivo, em situações sociais potencialmente percebidas por este como ansiógenas, por meio de algumas técnicas como: *treinamento em expressividade emocional*, *treinamento afirmativo, treinamento em solução de problemas e dessensibilização sistemática.*

Treinamento em expressividade emocional

Lazarus (1980) define o treinamento em expressividade emocional como a tarefa do terapeuta de estimular habilidades no cliente, levando-o a reconhecer e expressar estados afetivos como amor, afeição, empatia, compaixão, raiva, dor, remorso, medo, tristeza, entre outros.

A principal forma de treinamento consiste na utilização da técnica de *role playing* ou desempenho de papéis, na qual o cliente, em sessão terapêutica, dramatiza com o terapeuta situações que considera ameaçadoras e difíceis de enfrentar.

Dessa forma, o cliente relata ao terapeuta seus pensamentos e sentimentos relacionados a tal situação, de forma a, juntos, buscar modificá-los e/ou substituí-los por respostas adequadas e satisfatórias. Neste contexto, uma pessoa que se sinta temerosa em expressar suas opiniões em reuniões de trabalho poderá treinar durante as sessões de terapia como controlar as reações de ansiedade e expressar-se com segurança diante dos colegas.

Quando utilizada no treinamento em expressividade emocional, a técnica do *role playing* baseia-se na escolha de um papel de acordo com as necessidades do cliente, que será desempenhado pelo terapeuta durante a sessão, propiciando uma situação na qual possam ser manifestados pelo cliente seus sentimentos acerca da pessoa do papel escolhido, tornando possível extravasar a raiva ou qualquer outro sentimento que possa vir a ocorrer.

Esses sentimentos são trabalhados durante a sessão, objetivando mais assertividade no momento do confronto entre o cliente e a pessoa que provoca tais sentimentos. Dessa forma, as atitudes do cliente são revistas, o que lhe proporciona mais tranqüilidade ao se expressar, escolhendo e experimentando sempre a melhor forma de dizer o que está sentindo. Tal experiência é apontada e usada como referência diante do que acontece quando as coisas são ditas de forma impulsiva e explosiva, situação na qual a emoção fica cega à racionalidade e se dizem palavras agressivas e muitas vezes sem sentido, dificultando assim o diálogo e a própria relação.

Para melhor ilustrar a técnica segue-se um caso clínico.

Caso clínico

"Um homem casado, com queixa de dificuldade de ereção, relata que anteriormente não controlava a ejaculação, o que sempre incomodou sua esposa. Durante o relacionamento, a esposa teve um caso extraconjugal, o qual justificava pela dificuldade sexual do marido, fazendo com que ele se sentisse culpado e compreendesse a traição. Diante do medo de arriscar a relação e sentindo-se inseguro, ele omitia fatos que imaginava magoar a esposa e, portanto, causar brigas entre os dois. Esses fatos acabavam sendo descobertos pela esposa, gerando desconfiança, pois ela considerava que ele estava mentindo, tendo algo para esconder. As mentiras, que na verdade eram para evitar uma discussão, diante das cobranças e desconfianças da esposa, acabavam sendo consideradas por ambos como algo mais grave que a própria traição cometida pela mulher. A culpa fazia com que ele estivesse sempre no papel de quem devia se desculpar ou tomar qualquer atitude para que fizessem as pazes, toda vez que a esposa se sentia insegura. Este comportamento impedia-o de enxergar suas próprias inseguranças ou expressar sua raiva.

Durante as sessões de terapia, foi preciso fazer com que ele pudesse expressar sua raiva de forma adequada, percebendo o que lhe cabia fazer pela relação e o que era de responsabilidade de sua esposa. A cada atitude sua revia-se, em terapia, de que forma ele poderia agir, não se responsabilizando pela insegurança de sua parceira, mas sim pela sua própria. Assim, ele podia falar sobre suas mágoas e medos e também sobre o que era preciso que a esposa fizesse pela relação."

Treino afirmativo

O treino afirmativo é uma técnica de descondicionamento de respostas de ansiedade relacionadas a situações sociais vividas pelo cliente. Para Wolpe (1976), comportar-se afirmativamente consiste em expressar outra emoção que não a ansiedade, em situações sociais percebidas como ameaçadoras pelo cliente.

Para a utilização do treino assertivo é preciso despertar racionalidade no cliente. A própria cultura faz com que as pessoas acreditem ser mais correto colocar o interesse dos outros à frente dos seus, dificultando a adequada expressão das próprias necessidades e a comunicação direta sobre comportamentos do outro que possam causar desconforto nas mais diversas situações.

O treino afirmativo é utilizado para adequar a expressão de emoções sem a manifestação da ansiedade. O cliente deve adquirir consciência de que seus direitos são tão importantes quanto os das outras pessoas. Ele perde, assim, a inibição ao desempenhar um comportamento "normal", o qual acreditava ser uma manifestação inadequada, como dizer "não" a algo que o desagrade, sem sentir-se ansioso e/ou culpado, e tornar-se capaz de dizer a qualquer pessoa quando o comportamento dela o desagrada, sem medo de ferir seus sentimentos e esclarecendo o porquê de tal atitude.

Para Wolpe (*op. cit.*), o treinamento assertivo pode ser empregado em inúmeros contextos, desde que a dificuldade apresentada pelo cliente esteja relacionada a suas relações com o outro, e não em relação a seus comportamentos. Ao terapeuta cabe identificar quais as necessidades do cliente a partir do relato de situações nas quais o comportamento emitido não tenha sido assertivo e como conseqüência tenha ocasionado desconforto a ponto de o assunto ser discutido na sessão terapêutica.

Como principal técnica utilizada no treino afirmativo, Wolpe descreve o ensaio comportamental ou psicodrama comportamental. Tal técnica assemelha-se ao *role playing* descrito anteriormente, pois é usada diante de situações ansiógenas, de forma que o cliente representa a si mesmo, e o terapeuta faz o papel de pessoas consideradas ameaçadoras pelo primeiro. Durante a dramatização, o terapeuta procura modelar o comportamento do cliente até obter o descondicionamento das respostas de ansiedade e o condicionamento da resposta operante adequada para a situação em questão.

Treinamento em solução de problemas

De acordo com Skinner (1981, p. 271), "a solução de problemas pode ser definida como qualquer comportamento que, através da manipulação de variáveis, torne mais provável o aparecimento de uma solução", sendo que o simples aparecimento da solução não garante que o problema seja resolvido.

No contexto social, aprender a solucionar problemas pode ser descrito como uma habilidade essencial na vida de qualquer pessoa. Dessa forma, conforme afirma Baum (1999), desde a tenra infância aprendemos a ser solucionadores de problemas dentro de um contexto social e interpessoal.

Segundo D'Zurilla e Nezu (1982, *apud* Nezu e Nezu, 1996), há uma série de habilidades específicas envolvidas na solução de problemas: 1. orientação para o problema; 2. definição e formulação do problema; 3. levantamento de alternativas; 4. tomada de decisões; e 5. prática da solução e verificação.

De acordo com Nezu e Nezu (1996), no treinamento em soluções de problemas os cinco componentes descritos anteriormente são contemplados e tratados durante o processo terapêutico:

a) orientação para o problema: consiste em identificar e reconhecer corretamente a ocorrência do problema, encarando-o como algo normal na vida de qualquer sujeito. É também necessário que a pessoa perceba-se como eficaz no desempenho desta tarefa e evite respostas ineficazes já utilizadas em situações similares;
b) definição e formulação do problema: consiste em buscar o maior número de informações possíveis sobre o problema; a partir de então, descrevê-lo de forma clara e precisa, diferenciando o relevante do irrelevante, identificando fatores centrais da situação-problema, para poder estabelecer objetivos realistas na sua solução;
c) levantamento de alternativas: consiste em utilizar a estratégia do pensamento divergente na busca do maior número de soluções realistas possíveis para a solução do problema;
d) tomada de decisões: consiste em selecionar, dentre as alternativas levantadas, aquelas que têm maior possibilidade de sucesso, considerando-se as possíveis conseqüências e seus efeitos sobre o cliente;
e) prática da solução de problemas e verificação: consiste na aplicação propriamente dita da alternativa escolhida para solucionar o problema e a observação criteriosa das conseqüências ocorridas de imediato e ao longo do tempo.

Ao utilizar esta técnica, o terapeuta precisa ser cauteloso para não transmiti-la de forma fria, racional ou simplista, explicando-a de modo que o cliente possa compreender sua complexidade e suposições subjacentes. Proporcionar uma análise detalhada dos problemas e da reação de perturbações psicológicas, associada a determinado cliente, conceitualizar essas perturbações dentro do processo de orientação para o problema e ilustrar como essas reações podem inibir as tentativas de enfrentamento eficazes também ajudam a minimizar as rejeições impulsivas desse modelo (Nezu e Nezu, *op. cit.*).

Dessensibilização sistemática

De acordo com Wolpe (1976), a dessensibilização sistemática é uma técnica desenvolvida para o alívio da ansiedade mal adaptada, que obedece ao princípio do contracondicionamento. Ela teve suas origens formais no estudo de gatos no laboratório experimental, embora um dos primeiros empregos de tal técnica na remoção da resposta de ansiedade remeta ao trabalho relatado por Mary Cover Jones ao eliminar respostas fóbicas em crianças.

A dessensibilização sistemática é uma intervenção terapêutica que visa eliminar os comportamentos de medo, as síndromes de evitação e a ansiedade que ocorrem nessas situações, facilitando que o cliente entre em contato com o objeto ou cena temida de forma gradativa.

Segundo Turner (1996), tal técnica é aplicada com considerável eficácia no tratamento de fobias e medos; no entanto, outras aplicações podem e devem ser experimentadas, principalmente em casos em que a ansiedade seja uma variável relevante, como dificuldades no contato social, ansiedade relacionada ao desempenho sexual, entre outros.

Conforme descreve Silva e Silva (2001), antes da aplicação da técnica de dessensibilização sistemática é necessário que o cliente possa aprender a manter-se relaxado pela utilização de uma técnica de relaxamento, selecionada pelo terapeuta de acordo com a necessidade do cliente. Posteriormente a esse procedimento, passa-se à dessensibilização sistemática por meio da construção de uma hierarquia de estímulos relacionados à situação ansiógena e o conseqüente emparelhamento com o relaxamento.

Construída a hierarquia, o cliente é exposto à situação que causa menos ansiedade e sucessivamente a outras, até chegar à de maior grau fóbico.

É necessário que o cliente não manifeste ansiedade diante de uma situação para passar para a próxima. E estar confiante e seguro em cada situação é o fator primordial para o bom funcionamento da técnica.

A dessensibilização "ao vivo" propicia ao cliente a vivência gradativa e real da situação temida. Diferencia-se da dessensibilização na imaginação pelo emprego de técnicas específicas de relaxamento, que propiciam a redução da atenção no terreno físico e, posteriormente, no terreno cognitivo. Neste caso, qualquer técnica de relaxamento pode ser empregada, ficando a critério do terapeuta. O relaxamento é primordial para que o cliente entre em contato com a situação temida por meio da imaginação. As técnicas de relaxamento são introduzidas em paralelo com a construção das hierarquias, embora a construção não deva ocorrer sob relaxamento.

Referências bibliográficas

BAUM, W. M. *Compreender o behaviorismo: ciência, comportamento e cultura.* Porto Alegre, Artes Médicas Sul, 1999.

LAZARUS, A. A. *Psicoterapia personalista: uma visão além dos princípios de condicionamento.* Belo Horizonte, Interlivros, 1980.

NEZU, A. M. e NEZU, C. M. "Treinamento em solução de problemas". *In*: CABALLO, V. E. (org.). *Manual de técnicas de terapia e modificação do comportamento.* São Paulo, Santos Livraria e Editora, 1996.

SILVA, V. e SILVA, B. *Dessensibilização sistemática.* http::// www.geocities.com/CapitolHill/Lobby/8468/ds.htm, 2001

SKINNER, B. F. *Ciência e comportamento humano.* 2ª ed. São Paulo, Martins Fontes, 1981.

TURNER, R. M. "A dessensibilização sistemática". *In*: CABALLO, V. E. (org.). *Manual de técnicas de terapia e modificação do comportamento.* São Paulo, Santos Livraria e Editora, 1996.

WOLPE, J. *Prática da terapia comportamental.* São Paulo, Brasiliense, 1976.

Posições para o coito — idéias e orientações*

*Oswaldo M. Rodrigues Jr.***
*Meiry Kamia Martins****

Uma das orientações mais difíceis em terapia sexual é aquela sobre posições sexuais.

Sempre procuramos livros com gravuras ou desenhos que não sejam tão explícitos ou firam os valores morais dos clientes e ao mesmo tempo permitam o adequado e imediato entendimento sobre o posicionamento sexual para utilização em certa técnica de terapia sexual ou para orientação de casais quanto a novas alternativas em relações coitais.

De vez em quando, revistas com "posições para amar" ou "posições sexuais" aparecem nas bancas de jornais e também podem ser usadas, mas optamos por incluir aqui uma série de ilustrações que facilitem a apresentação de diferentes posições e sua discussão com os clientes de modo geral.

---

* As gravuras e desenhos são de autoria de Meiry Kamia Martins.

** Psicólogo e psicoterapeuta sexual do Instituto Paulista de Sexualidade.

*** Acadêmica de Psicologia da Universidade Mackenzie e membro pesquisador do Centro de Estudos e Pesquisas em Comportamento e Sexualidade — CEPCoS.

Posição 1: Colher

A posição da colher é típica do domingo de manhã. É altamente romântica, pois permite uma lenta, gostosa e luxuriosa montaria, na qual o casal tem a possibilidade de permanecer por um longo tempo, além de ser ideal para cair no sono após o sexo. Esta posição também é indicada no caso de a mulher estar grávida, ou se o homem estiver acima do peso.

Para entrar na posição da colher, os dois devem estar deitados de lado, com as faces voltadas para a mesma direção. A mulher deve dobrar os joelhos levemente e o homem encaixa-se atrás de sua pelve, entrando por trás dela. Após ajustar a inclinação de seus corpos, o casal poderá controlar a entrada e a latitude da penetração.

Ao começar a penetração, num treinamento para controle de ejaculação precoce, esta posição é muito útil e deve ser uma das orientadas para o casal.

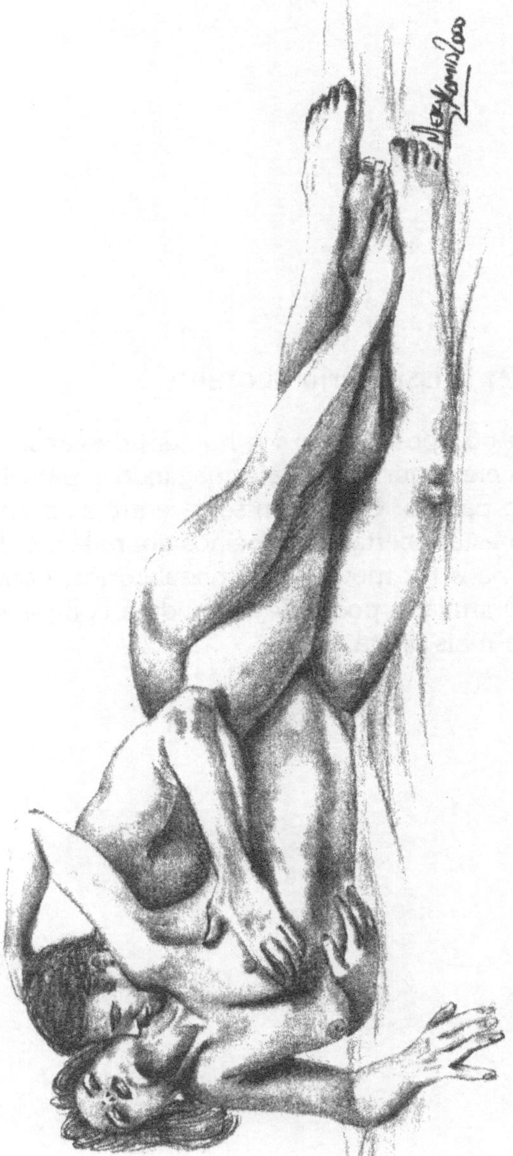

Posição 2: Missionário sentado

É uma boa posição para o homem descansar os cotovelos, ou quando ele sentir que está esmagando a parceira na posição missionário padrão. O homem senta entre as pernas da mulher, que devem estar abertas e os joelhos dobrados. O homem penetra na vagina e faz movimentos ondulatórios, dobrando-se para a frente. O limitado poder de investida é compensado por uma penetração mais direta.

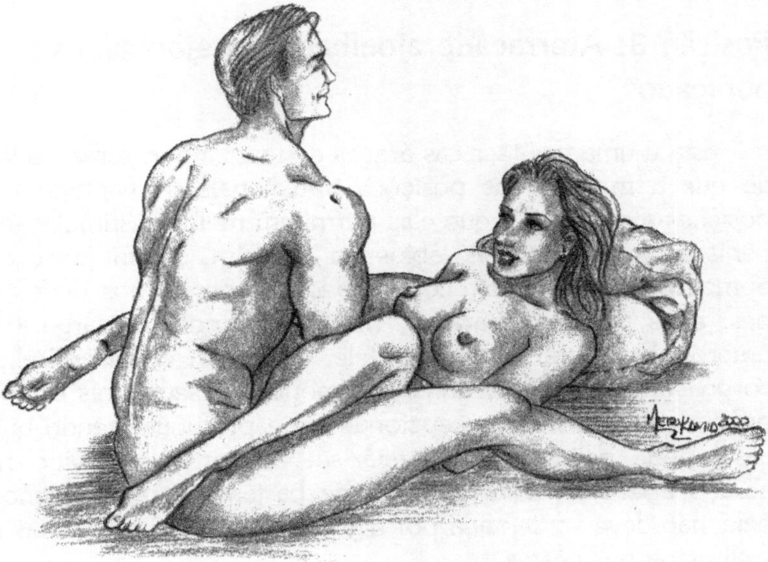

Posição 3: Atarracado ajoelhado ou ajoelhados abraçados

Esta é uma das técnicas árabes de fazer amor; é mais atlética do que a maioria das posições tradicionais. A vantagem das posições ajoelhadas é que elas permitem melhor estimulação do pênis no clitóris e nos lábios da parceira. Nesta posição, o homem fica acocorado, com o peso do corpo nos dedos dos pés, e as pernas separadas, mais ou menos, na largura dos ombros. Ela senta-se no colo dele, de frente, envolvendo-lhe o corpo com as pernas, enquanto monta no seu pênis ereto. A penetração pode ser excepcionalmente profunda, sendo que o casal pode beijar-se e acariciar-se, enquanto envolvido num abraço apertado. Esta posição, de bastante contato íntimo da pele, não deve ser tentada por alguém que tenha problemas nos joelhos ou nas costas.

Não é uma posição sexual útil para os treinamentos e desenvolvimentos de comportamento sexual, pois, sendo fisicamente exigente, provoca tensões físicas que dificultam a concentração no prazer, além de, no caso dos homens, dificultar a manutenção da ereção e o controle ejaculatório.

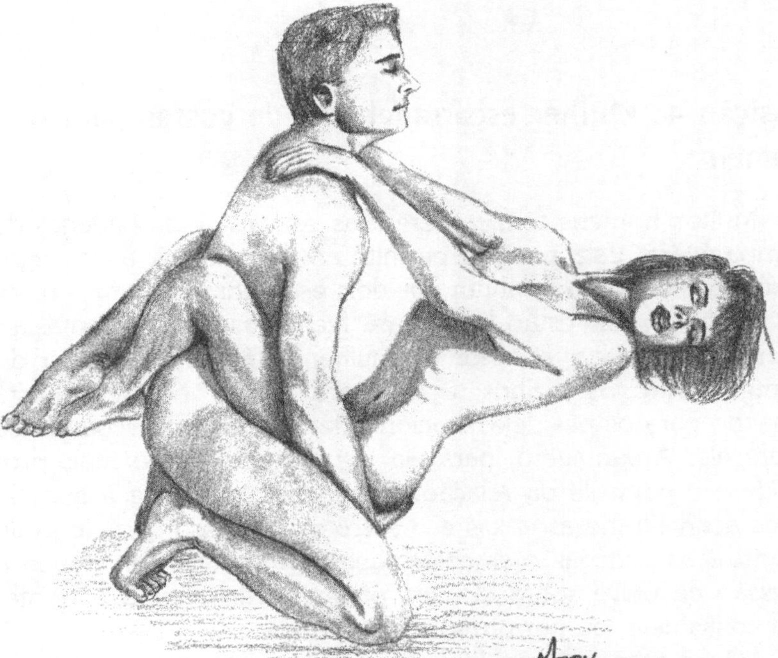

Posição 4: Mulher escarranchada, de costas para o homem

Muitos homens têm preferências sexuais pelas nádegas da companheira. Esta posição permite ao homem ver as nádegas da mulher e, como nenhum dos dois está olhando para o rosto do outro, os dois estão livres para fechar os olhos e fantasiar. Como na posição anterior, a mulher está com o corpo do homem entre os joelhos; a diferença é que, nesta, ela está olhando para os pés dele. Opcionalmente, ela pode acocorar-se sobre ele. A vantagem, para ela, é uma penetração mais profunda e o controle da relação. O benefício para ele é que ela pode acariciar-lhe as coxas e o escroto, ao passo que ele pode acariciar as nádegas e as costas dela. Para aliviar um pouco a pressão da pelve sobre ele, ela pode dobrar-se para a frente, nas coxas dele, ou para trás, no peito dele.

Não é uma posição indicada no começo de processos de terapia sexual nem para casais com dificuldade de relacionamento interpessoal e que tenham desenvolvido a preferência em fantasiar enquanto fazem sexo.

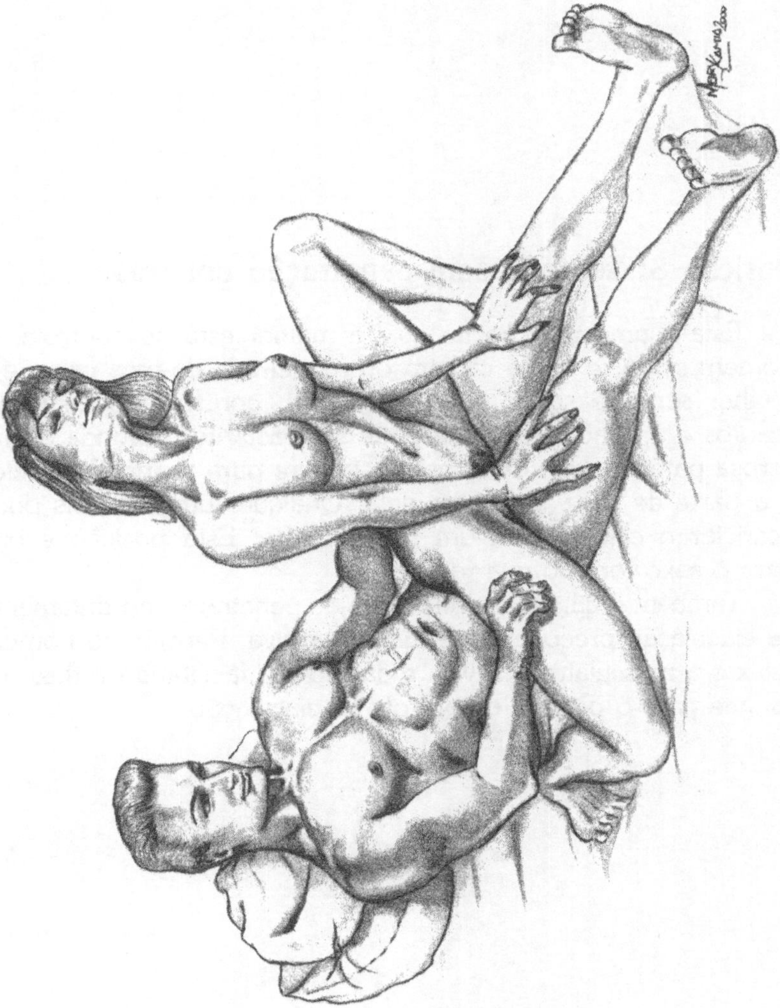

Posição 5: Sentada com penetração por trás

Esta é uma posição na qual a mulher está no controle. O homem senta-se numa cadeira ou na beirada de uma cama e a mulher senta-se sobre seu pênis ereto, controlando os movimentos e a penetração, que pode ser bastante profunda e prazerosa para os dois. O homem está livre para acariciar os seios e a parte de cima do corpo dela. Qualquer um dos dois pode acariciar o clitóris para um prazer extra. Esta posição é boa para o sexo fora do quarto.

Também é útil para a retomada de penetração no tratamento de ejaculação precoce ou disfunção eretiva. Permite ao homem relaxar a musculatura pélvica e das coxas, facilitando o fluxo de sangue para o pênis e o controle da ejaculação.

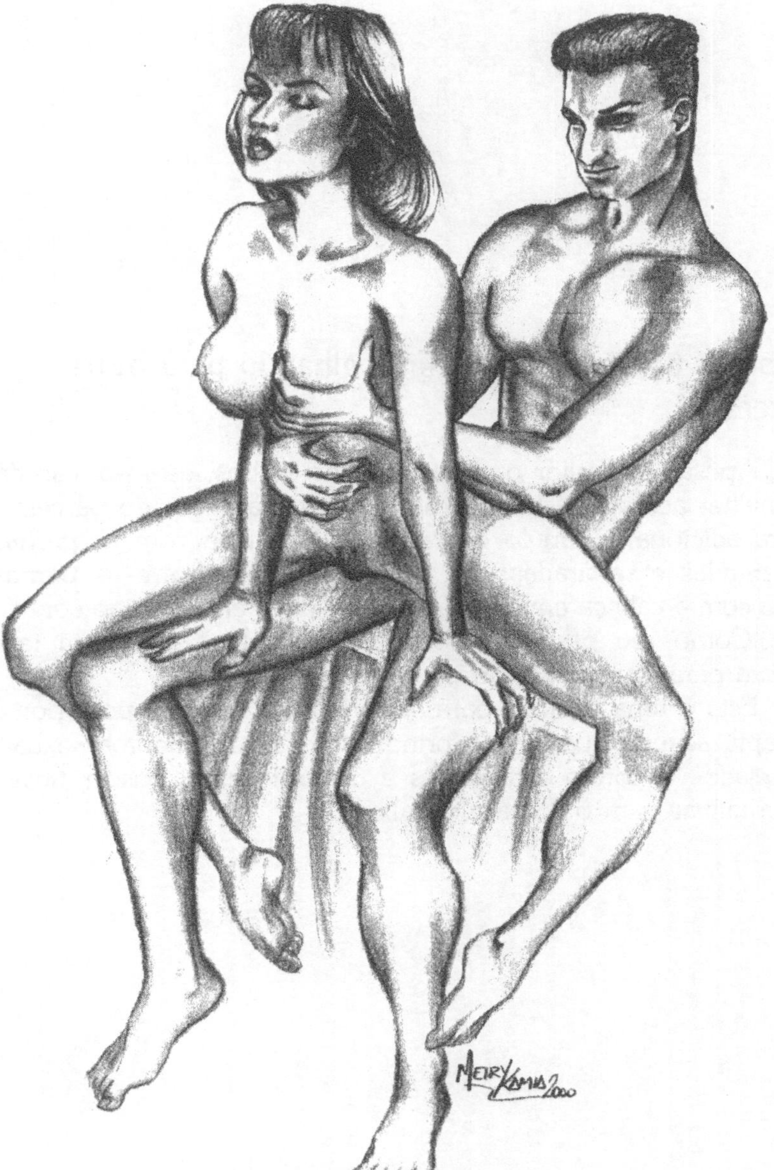

Posição 6: Homem em cima, olhando para outra direção

Apesar de limitar o movimento de ambos, esta posição dá à mulher acesso ao escroto, às nádegas e ao ânus do parceiro, para adicionar estímulo e prazer. Ela se deita com as pernas levantadas e separadas; ele, então, abaixa-se entre as pernas dela com a cabeça em direção aos pés dela, entrando ao contrário. Como seu peso fica sobre os cotovelos, o homem tem leveza para investir para trás.

Esta é uma posição para ser orientada em fase posterior à terapia sexual, quando os principais comportamentos sexuais desejados já foram alcançados e o casal deseja buscar novas alternativas para o contato coital.

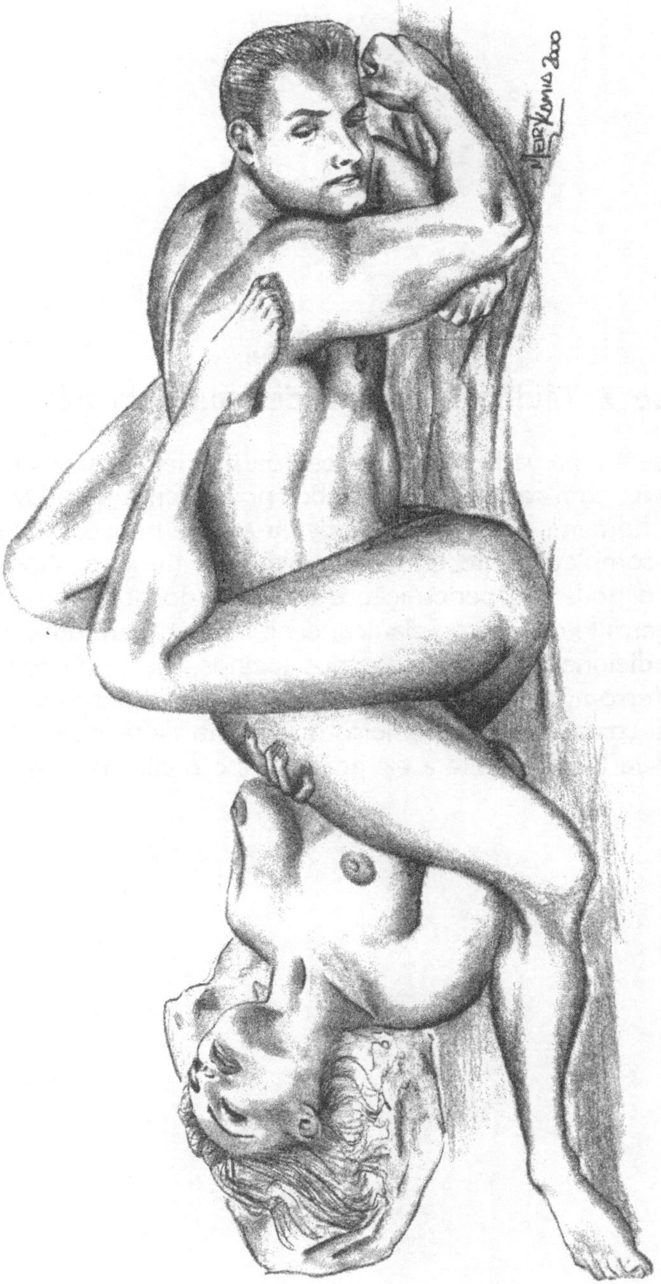

Posição 7: Mulher em cima, deitada para trás

Esta é uma variação da posição da mulher escarranchada, e que pode, com certeza, dar a ambos novas sensações. De frente para o homem, a mulher pode deitar-se aos poucos, até estender-se completamente entre as pernas do homem. Apesar de limitar o poder de penetração e investida do homem, esta posição permite que ele ou ela acaricie o clitóris, para uma estimulação adicional. Se sentir dor nos joelhos, ela pode esticá-los, sem interromper a penetração. Uma variação interessante é ela ficar de costas sobre o homem, mas agora deitando-se sobre o peito dele. Isso permite a ele acariciar-lhe o clitóris e os seios.

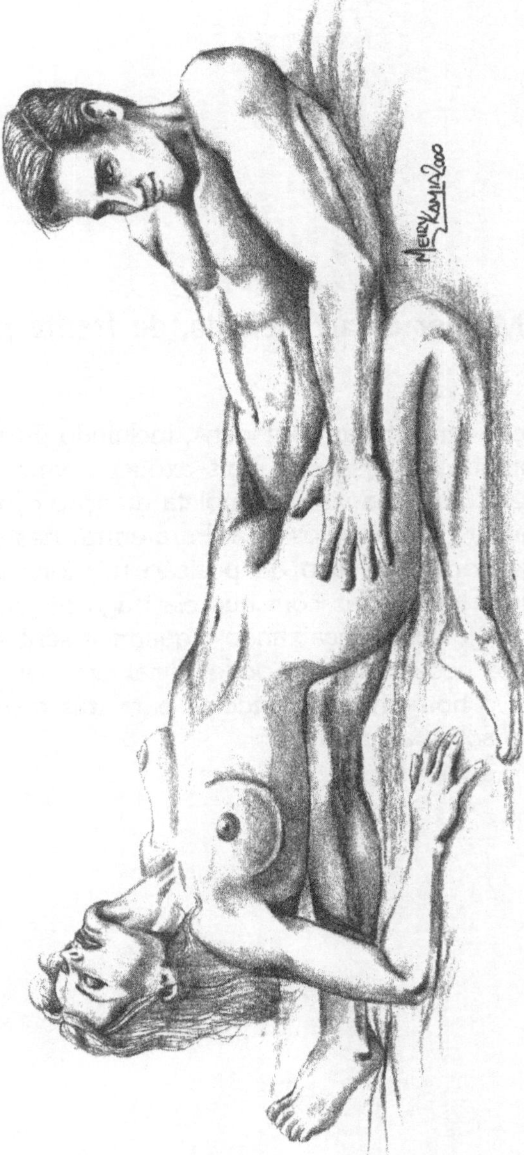

Posição 8: Mulher escarranchada, de frente para o homem

Esta posição tem muitas vantagens, incluindo uma penetração mais profunda e sensações mais exóticas para ambos. O homem também tem uma visão completa da ação e pode tocar o clitóris e brincar com os seios dela. Para entrar nesta posição, o homem age como no caso da posição missionária, com a mulher por cima; então, faz com que ela traga os joelhos para cima até ficar de joelhos, encaixando o quadril e sentando sobre a pelve dele. Se necessário, ela pode aliviar um pouco o peso da pelve sobre o homem, inclinando-se para trás e suportando o próprio peso sobre as coxas.

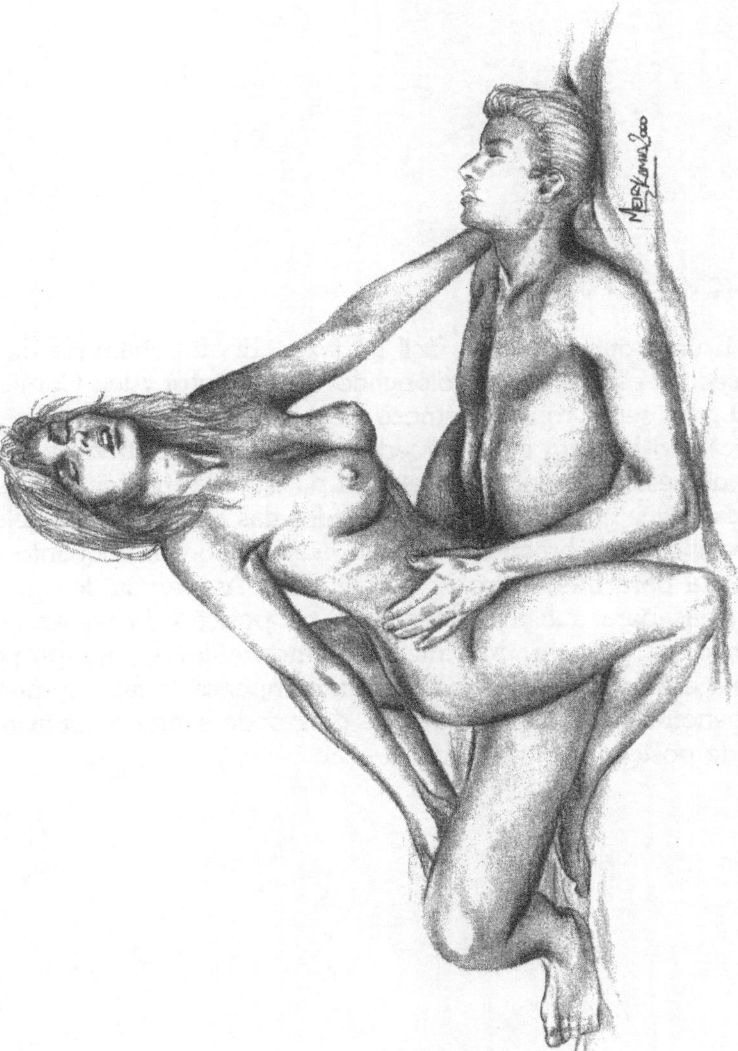

Posição 9: Posição X

É uma outra posição fácil de fazer. Ela foi chamada de "a vencedora para o sexo prolongado" pelo doutor Alex Comfort, M.D., em seu livro mais famoso *The joy of sex*. Para entrar na posição, o homem deve começar totalmente penetrado na mulher que está de frente para ele, na posição da mulher escarranchada. Deve então entrelaçar os dedos das mãos com os dela e colocar o outro braço apoiado ao lado do corpo, enquanto ela se deita para trás, entre as pernas dele. As pernas devem ser ajustadas para que a mulher fique na posição da tesoura em relação ao homem. Movimentos lentos e leves irão proporcionar estimulações suficientes para compensar a falta de poder de penetração. Qualquer um dos dois pode sentar-se para mudar de posição sem perturbar a ação.

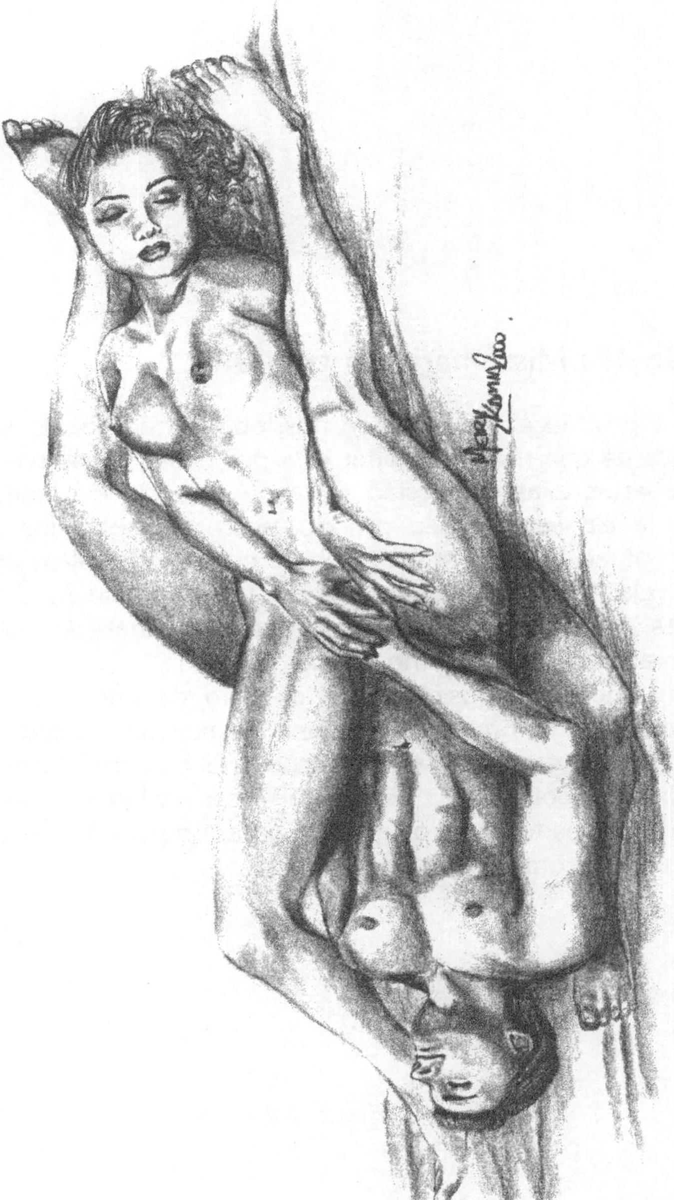

Posição 10: Missionário ao contrário

Esta posição é idêntica à do missionário tradicional, com a diferença de que nesta a mulher está por cima. As pernas dela estão abertas e as dele estão juntas. Agora ele é o parceiro passivo e ela suporta seu próprio peso nos cotovelos. Esta posição dá ao homem maior controle ejaculatório, além de ser ideal se ela for mais leve do que ele. Variações incluem alternar quais as pernas que ficarão abertas ou fechadas ou os dois abrindo as pernas ao mesmo tempo.

Indicamos esta posição para o início da penetração em tratamentos de anorgasmia feminina, vaginismo na mulher e disfunção eretiva e ejaculação precoce no homem. Nesta posição existe o controle da penetração pela mulher e a possibilidade de ambos tocarem os genitais para estimulação clitoriana ou técnica da compressão no pênis.

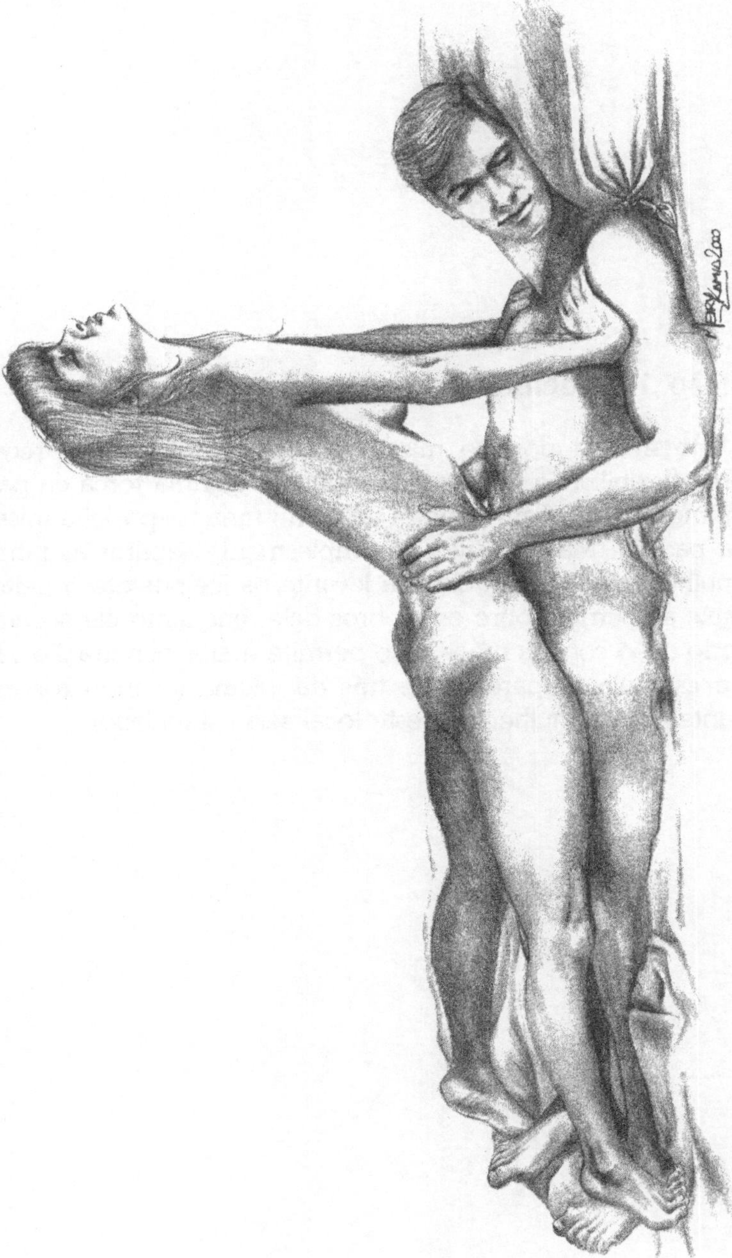

Posição 11: Joelhos no peito

Esta é uma posição missionária mais avançada e requer alguma flexibilidade da parte da mulher e alguma força da parte do homem. O homem penetra tal como faria na posição missionária padrão. Mas, em vez de simplesmente separar as pernas da mulher, ele faz com que ela levante os joelhos até o peito e encaixe as pernas sobre os ombros dele, enquanto ele segura o próprio peso com as mãos. Isso permite maior penetração vaginal e estimula as paredes de trás da vagina (quando for interessante para a mulher que este local seja estimulado).

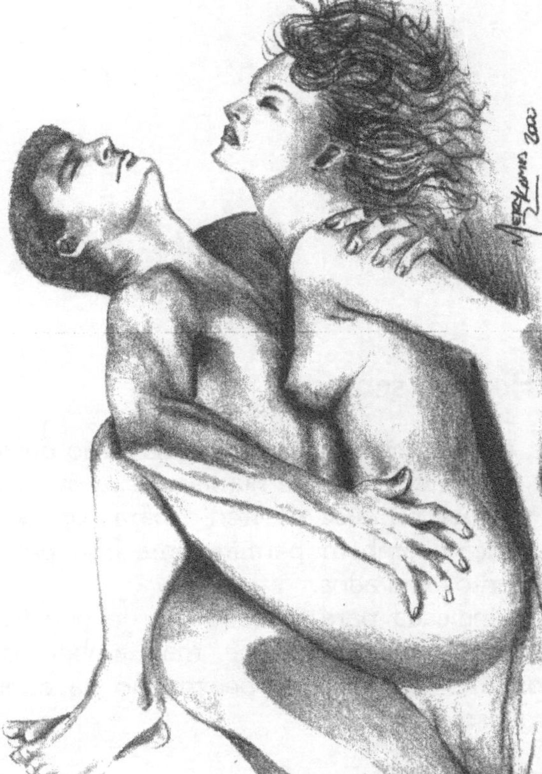

Posição 12: Homem sentado

Esta é uma posição muito boa para uma visão de *close-up* da penetração. O homem senta-se numa cadeira ou na beirada da cama, e a mulher senta-se de frente para ele, de pernas abertas. Esta posição também permite uma boa penetração, mas com movimentos limitados.

A posição é indicada para o recomeço de penetração na disfunção eretiva e ejaculação precoce, mas também pode ser útil para o momento de início de penetração na anorgasmia feminina ou vaginismo.

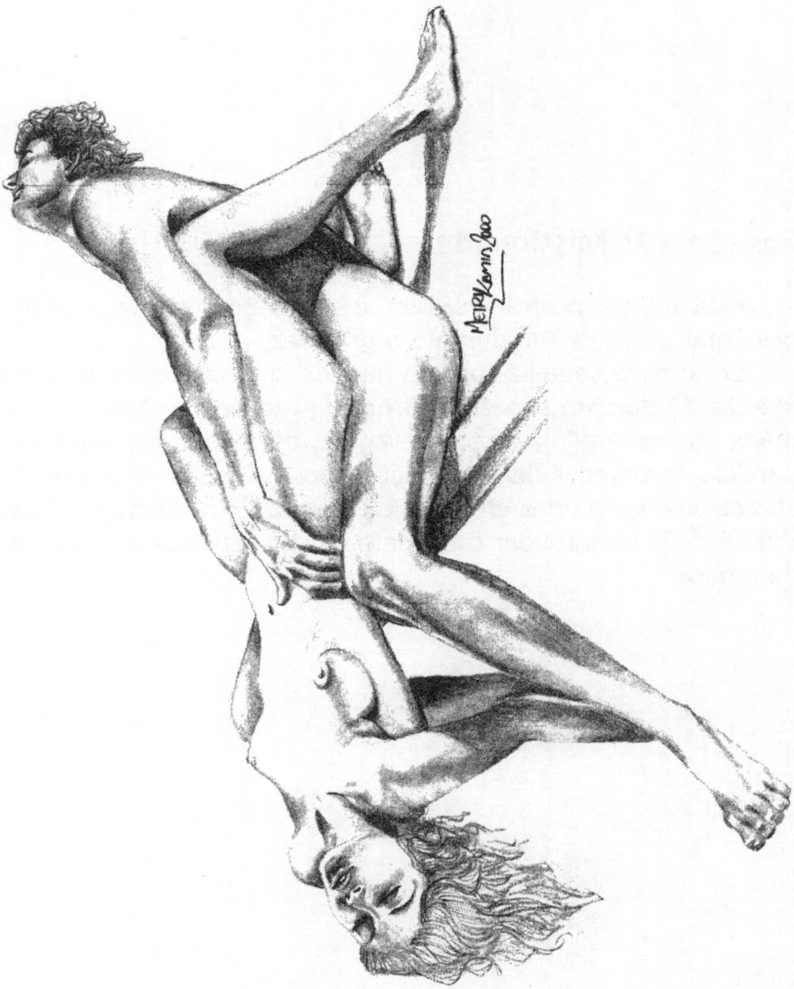

Posição 13: Missionário

Esta é uma posição clássica e muito comum na sociedade ocidental, além de útil durante a gravidez.

O homem deita-se sobre a mulher, que está com as pernas abertas. O homem suporta o próprio peso nos cotovelos ou nas mãos, insere o pênis ereto na vagina, de maneira que ele fique paralelo às paredes dela. Variações podem incluir que a mulher abrace as duas pernas em volta da cintura do homem (conforme Posição 11) para mudar o formato de sua vagina e as sensações de ambos.

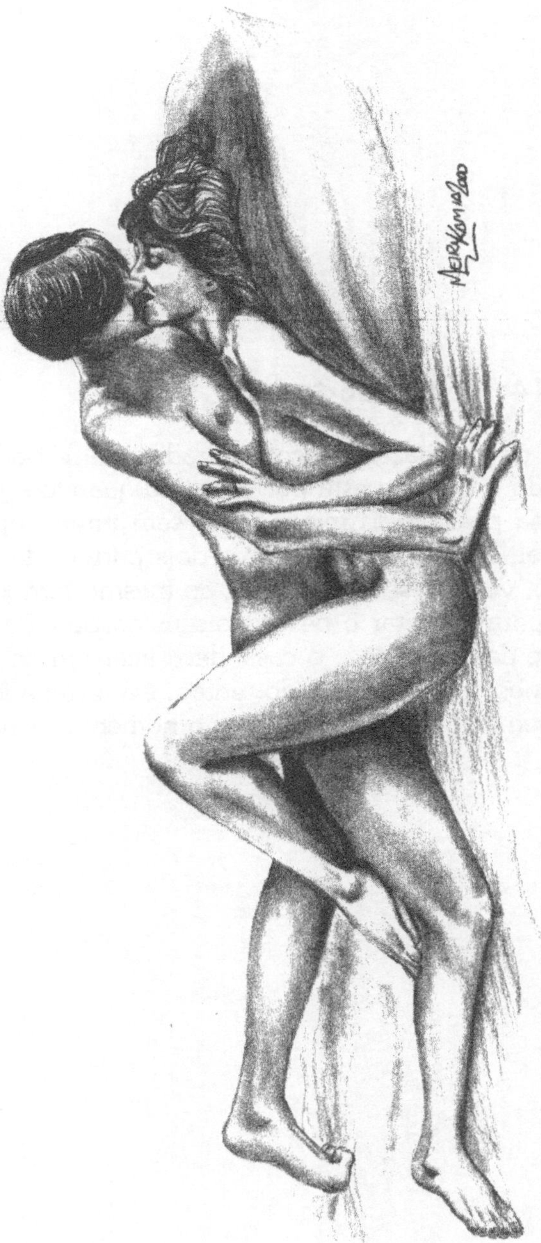

Posição 14: Colher de frente

Esta é uma variação da colher tradicional e pode ser assumida quando o homem está por cima, ou quando a mulher está por cima na posição do missionário, sem interromper o intercurso sexual. Para chegar a ela, os dois partem da posição do missionário, virando-se para o lado, ao mesmo tempo, cruzando os braços para suportar o peso dos seus corpos. Para começar diretamente desta posição, o casal deve ficar um de frente para o outro, ambos deitados de lado; então, ela levanta ligeiramente a perna levemente dobrada enquanto o homem a penetra.

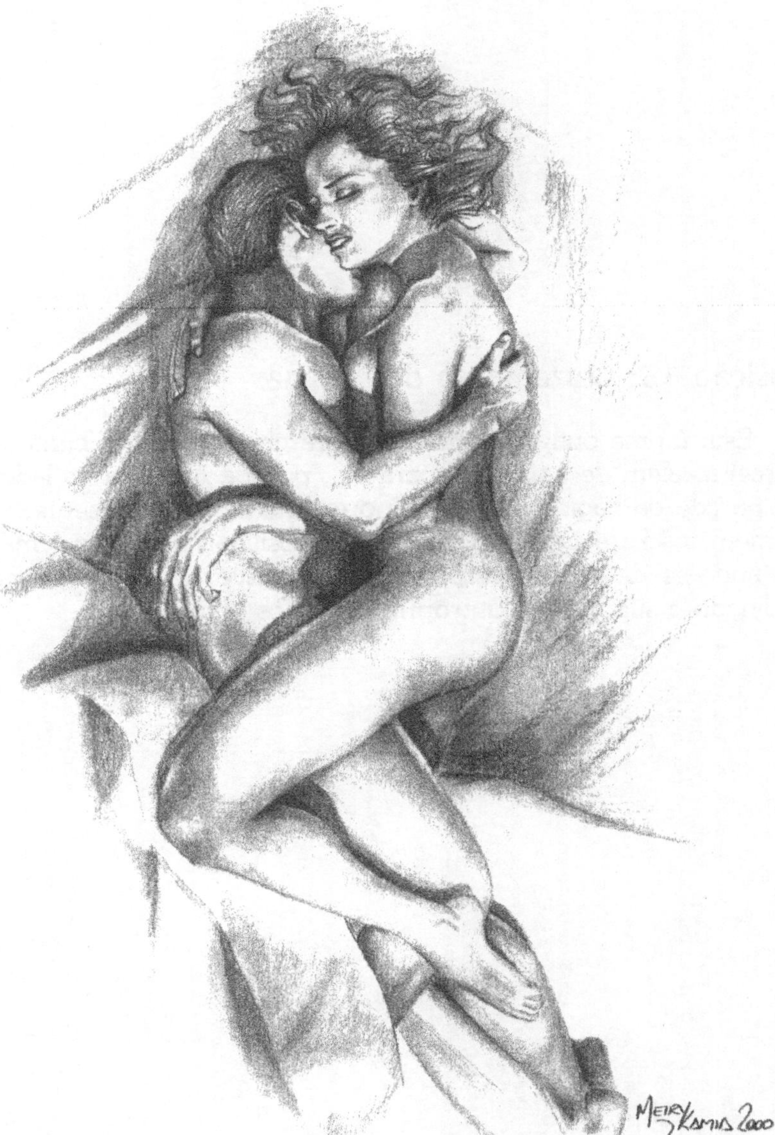

Posição 15: Cruzamento de nádegas

Esta é uma outra boa posição para tirar o peso de cima da parceira, além de agradável para ela, porque estimula os lados da parede da vagina, algo que normalmente ela não sente. O homem insere o pênis na vagina, na posição missionária, mas deitando-se de forma perpendicular à pelve dela, um pouco inclinado e suportando o próprio peso nos cotovelos.

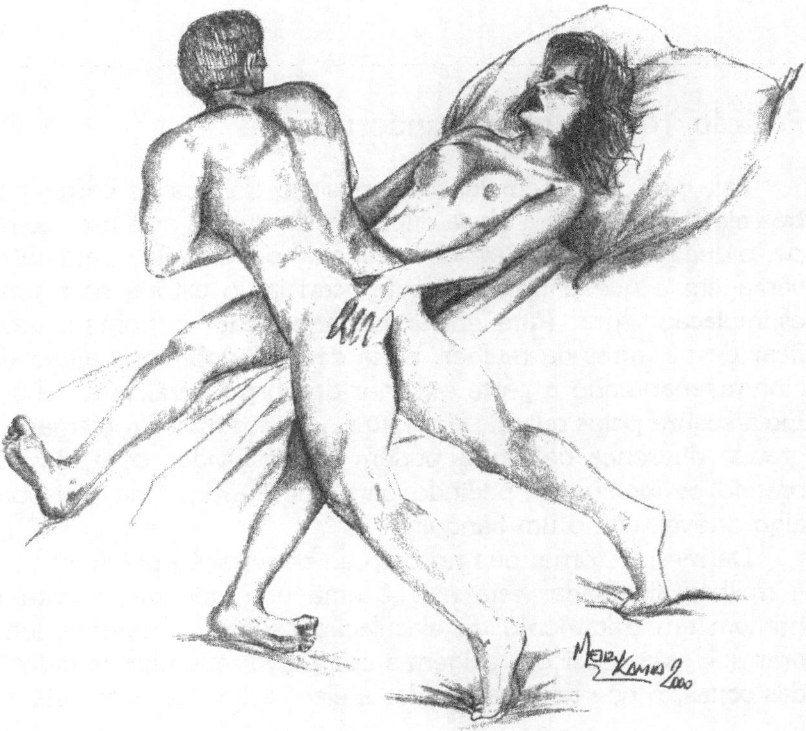

Posição 16: Em pé entrando por trás

Esta posição é semelhante à posição clássica de entrar por trás ajoelhado. Com a óbvia diferença de que os dois estarão de pé, o que permite uma maior latitude de penetração. Uma outra vantagem é que o homem pode acariciar o clitóris para uma estimulação extra. Para entrar nesta posição, o homem deve ficar de pé, atrás da mulher, e ela deve se dobrar na altura da cintura, mantendo a parte superior do corpo paralela ao chão. Ele a segura pelos quadris e penetra nela por trás. Problemas de grande diferença de altura podem ser resolvidos com ele dobrando os joelhos ou pedindo para que ela fique de pé sobre algo estável, como um banquinho.

Da mesma forma que no caso da penetração por trás, com a mulher ajoelhada, esta não é uma boa orientação para o homem em tratamento de ejaculação precoce. Devemos lembrar que essas posições exigem a contração muscular da pelve e das coxas, o que tende a facilitar a ejaculação descontrolada.

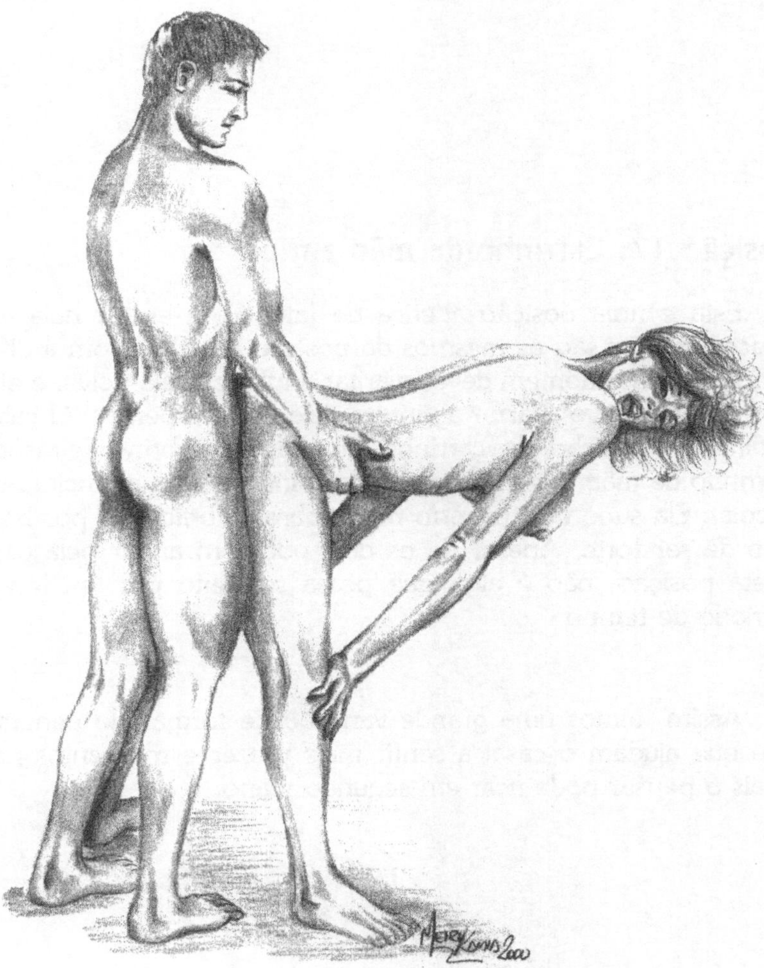

Posição 17: Carrinho de mão em pé

Esta é uma posição atlética de fato. Para entrar nela, os procedimentos são os mesmos da posição anterior, com a diferença de que o homem deve levantar a mulher pela pelve, e ela, por sua vez, deve agarrar a cintura dele com as pernas. O casal estará em posição de carrinho de mão (das brincadeiras de carrinho de mão que faziam quando brincavam na infância e na escola). Ela suporta o próprio peso sobre os braços e, por isso, tem de ser forte. Apesar de os dois poderem andar pela casa nesta posição, não é algo que possa ser feito por um longo período de tempo.

Assim, temos uma grande variação de formas de penetração que ajudam o casal a sentir mais prazer e momentos nos quais o pensar pode ficar em segundo plano.

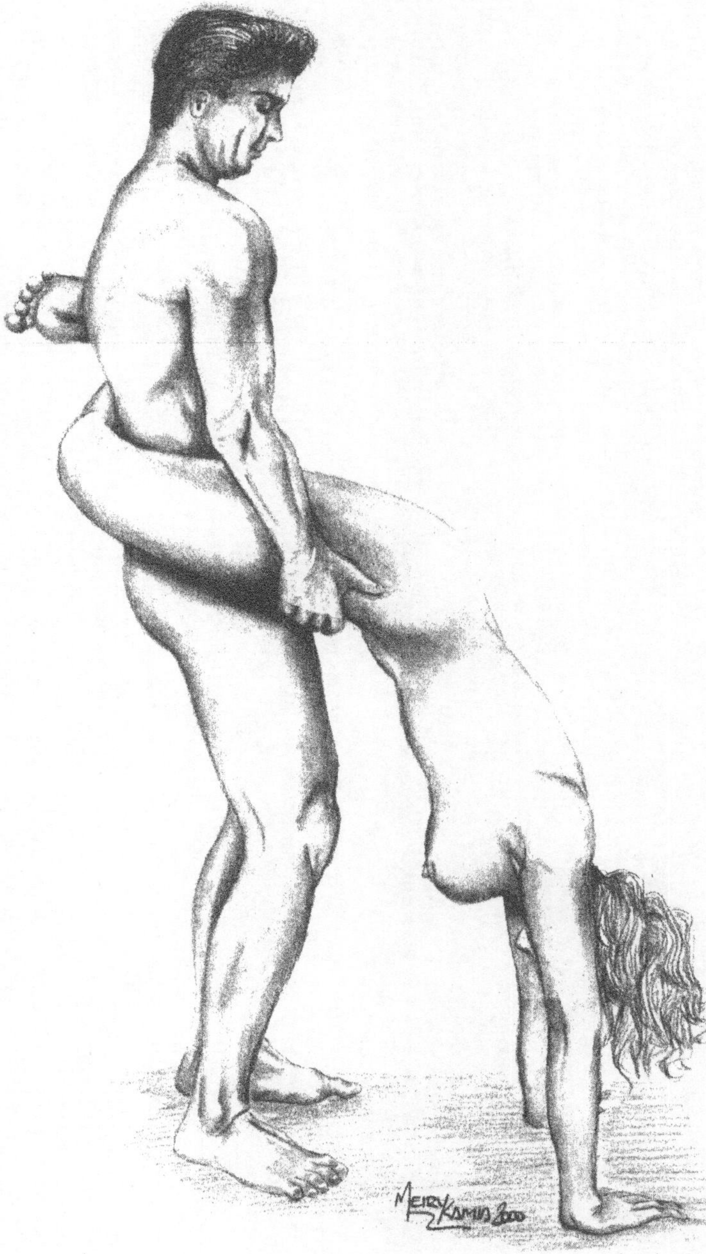

TÉCNICAS PARA O TRATAMENTO DAS DISFUNÇÕES SEXUAIS MASCULINAS

Baixo desejo sexual masculino

*José Manuel González**

Flores Colombino (1997) define apetite sexual como

> sinônimo de desejo sexual, primeira fase do instinto sexual ou fase apetitiva, na qual, por estímulos psicofísicos e culturais, o ser humano se excita sexualmente, estágio prévio de desejo sexual quanto ao objeto escolhido. No animal, o apetite é geneticamente determinado na fêmea pela fase do cio, o qual, por sua vez, por mecanismos olfativos predominantes, desperta o apetite sexual do macho. O apetite animal é incoercível, ausente durante a prenhez e o aleitamento. No ser humano, é onipresente e coercível, dependendo dos valores que sustente. (p. 21)

Mais adiante, o autor define desejo sexual como o "apetite ou impulso produzido pela ativação do sistema nervoso límbico e hipotalâmico, por estímulos eróticos significativos, que levam a buscar experiências sexuais ou a mostrar-se receptivo a elas. Primeira fase da resposta sexual humana" (p. 45).

Segundo Vitiello e Rodrigues (1997), para que o desejo sexual possa surgir, várias condições são necessárias, como integridade anatômica e fisiológica, equilíbrio psicossocial e situações com potencial erótico, em geral descritas como um clima adequado.

---

* Psicólogo sexólogo, membro fundador da Associação Latino-Americana de Psicólogos Sexólogos — ALAPS/SEX.

Do ponto de vista biológico, as influências sobre o desejo sexual são variadas. Por exemplo, na síndrome de Klinefelter, um transtorno cromossômico no qual o homem tem um cromossoma X a mais, o desejo sexual é bastante baixo. Estes homens têm um mapa 47XXY, em vez do normal 46XY. Esta alteração cromossômica reflete-se num desenvolvimento atrofiado dos testículos, que leva a uma baixa produção de testosterona. Estes homens apresentam um baixo impulso sexual, que consideram normal. Quando adolescentes ou adultos, poucas vezes se masturbam. Têm poucas fantasias sexuais e não se excitam ao ver filmes ou ler livros eróticos. Suas relações sexuais são pouco freqüentes. A terapia de reposição de testosterona faz com que os desejos sexuais atinjam um nível normal, mas a suspensão do hormônio faz com que esses homens retornem à sua vida sem impulsos sexuais (Masters, Johnson e Kolodny, 1996).

De acordo com Kaplan (1985), o desejo sexual tem um substrato fisiológico, fundamentalmente nos circuitos e núcleos cerebrais na parte mais primitiva do cérebro, o sistema límbico. Se estes "permanecerem inativos, o indivíduo não experimenta interesse sexual" (p. 369). Para o funcionamento adequado desses circuitos sexuais do cérebro, necessita-se de um nível adequado de testosterona e de um equilíbrio idôneo dos neurotransmissores serotonina, dopamina e das catecolaminas.

Na perspectiva psicológica, os fatores mais importantes que afetam o desejo sexual são a ansiedade, a depressão, o estresse e fatores do relacionamento de casal (Gindin, 1991). LoPiccolo (1980) afirma que certos indivíduos

> sentem pouco desejo sexual porque:
>
> 1. Não aprenderam a perceber de forma adequada seus próprios níveis de excitação sexual fisiológica. A percepção da excitação, como sensação genital, está neles diminuída ou mal classificada.
> 2. Não aprenderam a facilitar a excitação em si mesmos.
> 3. Usam um conjunto limitado de indícios para definir uma situação como sexual.

4. Manejam um conjunto limitado de indícios para definir uma situação como sexual.
5. Têm expectativas limitadas quanto à própria capacidade de excitação.
6. Não percebem a si mesmos como muito sexuais. (p. 36)

Masters, Johnson e Kolodny destacam que nas relações de casal há vários fatores que podem levar à inibição do desejo sexual. Entre outros, os condicionamentos negativos, as alterações do aspecto físico da parceria, as lutas de poder, os transtornos da comunicação etc.

Para Alzate (1987), o desejo sexual apresenta diferenças de gênero, ou seja, em geral os homens manifestam desejos sexuais mais intensos e freqüentes do que as mulheres, o que se manifesta como maior atividade sexual. Para o autor, as diferenças de gênero devem-se fundamentalmente ao dimorfismo sexual cerebral e hormonal. Em nossa cultura, as pesquisas mostram diferenças de gênero no comportamento sexual como as apresentadas na Tabela 1, obtidas por González (1995) com estudantes universitários. Alzate (1987) também destaca que o apetite sexual masculino parece ser qualitativamente diferente do feminino em nossa cultura. Para o autor, o homem em geral busca um objeto sexual inespecífico para obter prazer orgásmico, ao passo que a mulher busca um objeto sexual específico, com o qual estabelece uma relação afetiva. Isso leva muitas vezes a que o homem finja afeto para obter o coito e que a mulher realize o coito para expressar afeto ou como recompensa pelos sentimentos afetivos (reais ou fingidos) manifestados pelo homem. González (1995, 2000) interpreta essas diferenças de gênero em função de uma interação entre os fatores biológicos e psicossociais. Esta perspectiva parece estar mais de acordo com o pensamento dos sexólogos latino-americanos contemporâneos.

Gindin (1991) destaca que, de acordo com os autores que mais trabalharam no campo (Kaplan, Lief, LoPiccolo), a proporção de pacientes que marcam consulta por baixo desejo sexual é de 40% do total. Masters, Johnson e Kolodny (1996) afirmam que a aversão sexual é duas ou três vezes mais freqüente nas mulheres do que nos homens. Uma pesquisa realizada pelo autor na América Latina, com sexólogos clínicos da Argentina, Brasil, Colômbia, Equador, México, Uruguai e Venezuela (entre os quais médicos psiquiatras e psicólogos), mostrou que a porcentagem de queixas de baixo desejo sexual oscila entre 5% e 40%, com uma média de 20%. Alguns dos profissionais relatam que a incidência desses casos está aumentando progressivamente nos últimos tempos.

Tabela 1. Diferenças de gênero no comportamento sexual

Comportamento	Homens (%)	Mulheres (%)	p
Masturbação	79	27	<0,000
Cunilíngua	53	28	<0,000
Felação	49	27	<0,000
Coito vaginal	74	22	<0,000
Coito anal	24	13	<0,000
Coito com animais	29	1	<0,000

Critérios diagnósticos

O DSM IV (APA, 1995) apresenta os seguintes critérios para o diagnóstico do desejo sexual hipoativo:

a. diminuição (ou ausência) de fantasias e desejos de atividade sexual de forma persistente ou recorrente. O julgamento de deficiência ou ausência deve ser feito pelo clínico, tendo em conta fatores que — como a idade, o sexo e o contexto da vida do indivíduo — afetam a atividade sexual;
b. forte mal-estar ou dificuldades de relacionamento interpessoal devido ao transtorno;

c. o transtorno sexual não é mais bem explicado pela presença de outro transtorno do eixo I (exceto outra disfunção sexual) e não se deve exclusivamente aos efeitos fisiológicos diretos de uma substância, como drogas ou fármacos, ou a uma enfermidade. No eixo estão, entre outros, o transtorno depressivo maior, o transtorno obsessivo-compulsivo e o transtorno por estresse pós-traumático.

O CID-10 (OMS, 1992) propõe critérios diagnósticos similares, para a falta ou perda do desejo sexual, mas estabelece seis meses de duração mínima dos sintomas.

De acordo com o DSM IV, o desejo sexual hipoativo pode ser geral e envolver todas as formas de expressão sexual ou situacional e limitado a uma pessoa ou a um comportamento sexual específico. Pode ser, por exemplo, que o paciente não sinta desejos sexuais pela esposa, mas sim pela secretária. Ou que sinta desejos de masturbar-se, mas não de ter relações coitais vaginais.

O transtorno também pode ser classificado de acordo com o tipo: de toda a vida ou adquirido. O primeiro refere-se aos pacientes nos quais o transtorno existiu desde o início da vida sexual. O segundo indica que o transtorno surgiu depois de um período de atividade sexual normal.

Por último, segundo os fatores etiológicos, o desejo sexual hipoativo pode ser devido a fatores psicológicos ou a fatores combinados. No primeiro caso, os fatores psicológicos, como a ansiedade, são de grande importância para o início, a gravidade, a exacerbação ou a persistência do transtorno, e as enfermidades médicas ou as substâncias não desempenham nenhum papel em sua etiologia. No segundo caso, as enfermidades médicas ou as substâncias contribuem para o início do transtorno, mas não são suficientes para constituir a causa dele. O DSM IV destaca que quando uma enfermidade médica ou o consumo de substâncias (incluindo os efeitos secundários de fármacos) são suficientes como causas do transtorno, deve-se diagnosticar transtorno sexual devido a uma enfermidade médica ou transtorno sexual induzido por substâncias.

Para o transtorno por aversão ao sexo, o DSM IV apresenta os seguintes critérios diagnósticos:

a. aversão extrema persistente ou recidivante com relação a todos (ou praticamente todos) os contatos sexuais genitais com parceria sexual e evitação deles;
b. forte mal-estar ou dificuldades nas relações interpessoais devido à alteração;
c. o transtorno sexual não é mais bem explicado pela presença de outro transtorno do eixo I (exceto outro transtorno sexual).

Com relação a esses critérios, o CID-10 difere do DSM IV em vários aspectos. Não limita esse transtorno à aversão ou evitação do contato sexual e genital (como faz o DSM IV), mas também leva em consideração a atividade sexual que dá origem a "sentimentos fortemente negativos e incapacidade para experimentar qualquer tipo de prazer". Exclui, além disso, os pacientes nos quais a aversão é devida à ansiedade gerada pela vivência das relações sexuais. Por último, estabelece um prazo mínimo de duração dos sintomas de seis meses.

Segundo o DSM IV, o transtorno por aversão ao sexo pode ser geral e envolver todas as formas de expressão sexual ou situacional e limitado a uma pessoa ou a um comportamento sexual específico.

Pode-se também classificar o transtorno segundo o tipo: de toda a vida ou adquirido. O primeiro refere-se aos pacientes nos quais o transtorno existiu desde o início da atividade sexual. O segundo indica que o transtorno surgiu depois de um período de atividade sexual normal (APA, 1995).

Por último, segundo os fatores etiológicos, o transtorno por aversão ao sexo pode ser classificado devido a fatores psicológicos ou devido a fatores combinados. No primeiro caso, os fatores psicológicos são de grande importância para o início, a gravidade, a exacerbação ou a persistência do transtorno, e as enfermidades médicas ou as substâncias químicas não desempenham nenhum papel em sua etiologia. No segundo caso, as enfermidades médicas ou as substâncias contribuem para o início do transtorno, mas não são suficientes para constituir sua causa (APA, 1995). O DSM IV destaca que quando uma enfermidade médica ou o consumo de substâncias, incluindo os efeitos secundários de fármacos, são suficientes como causas do transtorno, deve-se diagnosticar transtorno sexual devido a uma enfermidade médica ou transtorno sexual induzido por substâncias (APA, 1995).

Causas

A pesquisa realizada pelo autor na América Latina com o grupo de sexólogos clínicos anteriormente mencionado demonstrou que as causas mais comuns do baixo desejo sexual entre os pacientes eram de ordem psicossocial. As principais causas orgânicas citadas pelos sexólogos foram:

18%	Depressão
18%	Efeitos secundários de medicamentos
18%	Enfermidades crônicas e/ou sistêmicas
9%	Alto nível de prolactina
9%	Baixo nível de testosterona
9%	Alcoolismo e uso de drogas
9%	Senilidade

De acordo com Masters, Johnson e Kolodny (1996), os problemas médicos que podem causar inibição do desejo sexual são: doença de Addison, alcoolismo, anemia grave, anorexia nervosa, hepatite ativa crônica, insuficiência renal crônica, cirrose, cardiopatia congestiva, síndrome de Cushing, depressão, uso de drogas, ingestão de medicamentos (antiandrógenos, anti-hipertensivos, dioxina, estrógeno e tranqüilizantes), secreção excessiva de prolactina (induzida por drogas ou tumores), tumores feminizantes, hemocrematose, hipotireoidismo, síndrome de Kallmann, síndrome de Klinefelter, climatério masculino (com deficiência de testosterona), esclerose múltipla, distrofia miotônica, deficiências nutricionais, doença de Parkinson, insuficiência pituitária, tumores pituitários, deficiência de testosterona e tuberculose.

Os sexólogos latino-americanos pesquisados relataram as seguintes causas psicossociais entre seus pacientes:

26,9%	Transtornos na relação de casal (rotinização da vida íntima, conflitos de poder, hostilidade manifesta ou encoberta, casamentos mantidos por razões sociais etc.)
19,0%	Estresse (preocupações econômicas, instabilidade no trabalho, perda do emprego etc.)
11,5%	Outra relação, infidelidade
7,7%	Culpa, moral religiosa
7,7%	Assédio sexual, abuso sexual infantil
3,8%	Condições ambientais inadequadas
3,8%	Interesse por outras atividades, como filhos ou trabalho
3,8%	Novo papel da mulher
3,8%	Diminuição da atração física da parceria. Rejeição quanto ao aspecto da parceria
3,8%	Falta de parceria estável com vínculo afetivo.

Estas causas estão de acordo em sua maioria com aquelas assinaladas por Kaplan (1985, 1988) e com as encontradas pelo autor na Clínica González de Barranquilla.

Técnicas terapêuticas

Depois de uma avaliação adequada do caso, pode-se proceder a seu tratamento. Cada paciente tem suas próprias características, e é aqui que entram em jogo os conhecimentos, a experiência e o olfato clínico do terapeuta. A terapia sexual é uma arte e uma ciência na qual nem tudo ainda está dito.

LoPiccolo (1980) estabelece nove elementos terapêuticos importantes para a intervenção clínica, com base nas dimensões mais relevantes de cada caso particular.

1. Terapia hormonal. Naqueles casos nos quais foi encontrado déficit hormonal.

2. Tratamento de outra disfunção sexual presente, como no caso de uma ejaculação precoce anterior ao baixo desejo sexual.
3. Redução da ansiedade. Técnicas como a dessensibilização sistemática, a educação sexual, os exercícios de focalização sensorial, a redução das exigências de realização, a terapia racional-emotiva etc.
4. Tratamento da depressão. Medicação antidepressiva, treinamento em assertividade, desenvolvimento de habilidades para as relações interpessoais etc.
5. Aumento da percepção sensorial. Técnicas de *biofeedback*, exercícios da Gestalt, educação sobre a resposta sexual humana etc.
6. Melhoria da relação de parceria. Treinamento em comunicação, manejo da raiva e dos ressentimentos, educação em solução de conflitos etc.
7. Aumento das experiências sexuais e sensuais. Uso da fantasia sexual, aumento do repertório de comportamentos sexuais, criação de um ambiente sensual, melhoria da efetividade das técnicas sexuais etc.
8. Facilitação das respostas eróticas. Melhoria da imagem pessoal, fomento da masturbação, estímulo dos movimentos e da comunicação verbal e não-verbal durante o encontro sexual, visualização de vídeos e fotografias eróticas etc.
9. Intervenção dos conflitos intrapsíquicos. Trabalho terapêutico quanto ao medo à intimidade, aos conflitos dependência-independência, ao medo ao sexo oposto, ao medo da perda do autocontrole etc.

Na América Latina, no grupo de sexólogos clínicos já mencionado, constatou-se que são utilizados com maior freqüência: o foco sensorial, a dessensibilização sistemática, o enriquecimento sexual e a resolução de conflitos da parceria.

Masters, Johnson e Kolodny (1996) sugerem que as pessoas com baixo desejo sexual levem em consideração os seguintes pontos:

1. Comunicar-se com clareza sobre sexualidade.
2. Aprender a diferençar entre um convite e uma exigência sexual.
3. Viver as situações sexuais sem nenhum objetivo predeterminado.
4. Compreender a diferença entre rejeitar uma atividade sexual e rejeitar a pessoa.
5. Transmitir com clareza que, embora o sexo não lhe interesse agora, pode interessar mais tarde.
6. Ampliar o repertório de comportamentos sexuais.
7. Utilizar as fantasias sexuais.
8. Identificar os obstáculos que interferem nas oportunidades sexuais e propor formas de torná-los conhecidos.

Conclusão

O baixo desejo sexual masculino é uma queixa freqüente na consulta sexológica na América Latina. Sua incidência está aumentando nos últimos dez anos. Em geral, deve-se a uma interação de fatores, nos quais os aspectos psicossociais são os mais importantes.

As técnicas terapêuticas empregadas na atualidade são variadas. Com maior freqüência, na América Latina são usadas: focalização sensorial, dessensibilização sistemática, enriquecimento sexual e resolução dos conflitos do casal.

Anexo 1

Questionário de desejo sexual

Responda às seguintes perguntas sobre sua sexualidade durante os últimos seis meses:

A. *Invento desculpas para evitar relações sexuais.*
4 Nunca 3 Poucas vezes 2 Freqüentemente 1 Sempre

B. *Acho as relações sexuais agradáveis.*
4 Nunca 3 Poucas vezes 2 Freqüentemente 1 Sempre

C. *Masturbo-me.*
4 Nunca 3 Poucas vezes 2 Freqüentemente 1 Sempre

D. *Nego-me a ter relações sexuais.*
4 Nunca 3 Poucas vezes 2 Freqüentemente 1 Sempre

E. *É difícil eu estar de bom humor para ter relações sexuais.*
4 Nunca 3 Poucas vezes 2 Freqüentemente 1 Sempre

F. *Acho-me atraente.*
4 Nunca 3 Poucas vezes 2 Freqüentemente 1 Sempre

G. *Penso em sexo.*
4 Nunca 3 Poucas vezes 2 Freqüentemente 1 Sempre

H. *Recuso as aproximações sexuais do meu par.*
4 Nunca 3 Poucas vezes 2 Freqüentemente 1 Sempre

I. *Finjo estar dormindo para que meu par não tente ter relações sexuais comigo.*
4 Nunca 3 Poucas vezes 2 Freqüentemente 1 Sempre

J. *Sou uma pessoa apaixonada.*
4 Nunca 3 Poucas vezes 2 Freqüentemente 1 Sempre

K. *Tenho discussões e brigas com meu par porque não desejo ter relações sexuais.*
4 Nunca 3 Poucas vezes 2 Freqüentemente 1 Sempre

L. *Tenho fantasias sexuais.*
4 Nunca 3 Poucas vezes 2 Freqüentemente 1 Sempre

M. *Tomo a iniciativa nas relações sexuais com meu par.*
4 Nunca 3 Poucas vezes 2 Freqüentemente 1 Sempre

N. *Tenho muito mais desejo sexual do que meu par.*
4 Nunca 3 Poucas vezes 2 Freqüentemente 1 Sempre

INTERPRETAÇÃO: Atribuir a cada resposta os pontos referentes à opção escolhida. Somar os pontos de todos os itens para ter a pontuação total. Pontuações totais menores do que 28 indicam um transtorno do desejo sexual e requerem consulta com sexólogo clínico.

Referências bibliográficas

ALZATE, H. *Sexualidad humana*. Bogotá, Editorial Temis, 1997.

APA *DSM IV*. Barcelona, Masson, 1995.

BARTOLUCCI, E. Comunicação pessoal, 2000.

CÁRDENAS DE SANZ DE SANTAMARIA, M. C. Comunicação pessoal, 2000.

FLORES COLOMBINO, A. *Diccionario de sexología*. Montevidéu, Editorial Fin de Siglo, 1997.

GINDIN, L. R. *La nueva sexualidad del varón*. Buenos Aires, Paidó, 1991.

_________. *El rugido*. Buenos Aires, Planeta, 1996.

GONZÁLEZ, J. M. "Diferencias genéricas en el comportamiento sexual de estudiantes universitarios solteros de Barranquilla". *In*: *Revista Latinoamericana de Sexología*, 10, 2, 161-6, 1995.

_________. *Amor & Intimidad en el Caribe Colombiano*. Barranquilla, Editorial Antillas, 2000.

HERNÁNDEZ, R. Comunicação pessoal, 2000.

KAPLAN, H. *Evaluación de los trastornos sexuales*. Barcelona, Grijalbo, 1985.

_________. *Disfunciones sexuales. Diagnostico y tratamiento de las aversiones, fobias y angustia sexual. Barcelona, Grijalbo*, 1988.

LOPICCOLO, L. "Low sexual desire". *In*: LEIBLUM. S. e PERVIN, L., (eds.). *Principles and practice of sex therapy*. Nova York, The Guilford Press, 1980.

KUSNETZOFF, J. C. Comunicação pessoal, 2000.

MÁRQUEZ, S. Comunicação pessoal, 2000.

MASTERS, W.; JOHNSON, V. e KOLODNY, R. *Eros. Los mundos de la sexualidad*. Barcelona, Grijalbo, 1996.

MORENO, L. R. Comunicação pessoal, 2000.

OMS. *Clasificación internacional de las enfermedades mentales*. 10ª edicion CIE 10. Madri, OMS, 1992.

RODRÍGUEZ CASTELO, R. Comunicação pessoal, 2000.

TORICES, I. Comunicação pessoal, 2000.

VITIELLO, N. Comunicação pessoal, 2000.

VITIELLO, N. e Rodrigues Jr., O. M. *As bases anatômicas e funcionais do exercício da sexualidade*. São Paulo, Iglu, 1997.

Ejaculação precoce: superando a dificuldade pelo reaprendizado

*Marcelo Augusto Toniette**

A ejaculação precoce ou prematura é uma disfunção da resposta sexual masculina que ocorre na fase de orgasmo. Acomete principalmente indivíduos no início da vida sexual, embora também seja queixa de homens de outras faixas etárias que a desenvolvem em determinada situação ou com determinada parceira. O *Diagnostic and statistical manual of mental disorders* (DSM-IV, 1995, p. 482) caracteriza a ejaculação precoce como o "início persistente ou recorrente de orgasmo e ejaculação com estimulação mínima antes, durante ou logo após a penetração e antes que o indivíduo deseje".

A ejaculação precoce não está relacionada apenas ao tempo que o homem leva para ejacular e nem, como se acreditou no passado, ao tempo mínimo do intercurso. Chegou-se, por exemplo, a aceitar um tempo de quinze segundos. Hoje temos uma compreensão mais ampla de sexualidade e, além da ansiedade de desempenho, consideramos que outros aspectos intra e interpessoais estão intimamente relacionados com o processo ejaculatório.

---

* Psicólogo e terapeuta sexual associado ao Instituto Paulista de Sexualidade; diretor e pesquisador do Centro de Estudos e Pesquisas em Comportamento e Sexualidade — CEPCoS; docente do curso de formação em terapia sexual do Instituto Paulista de Sexualidade; mestrando em Psicologia pela Universidade de São Paulo. E-mail: <matoniette@uol.com.br>.

Conforme o modelo trifásico da resposta sexual proposto por Kaplan (1983), essa disfunção apresenta-se nas seguintes formas: *ejaculação precoce primária* — caso de homens que apresentam ejaculação precoce desde as primeiras tentativas de coito; *ejaculação precoce secundária* — caso de homens que apresentam ejaculação precoce após um período de funcionamento sexual eficaz; e *ejaculação precoce situacional* — caso de homens que apresentam ejaculação precoce com determinada parceira ou situação.

A disfunção está relacionada a uma inibição adquirida por condicionamentos durante uma situação aversiva e desagradável associada a uma resposta sexual. Segundo Kolodny *et al.* (1982, p. 525), a ejaculação prematura "é um fenômeno reflexo regulado por vias neurológicas e possivelmente endócrinas; não obstante disso, a evidência clínica indica que constitui também um forte componente aprendido do processo". Contextos que dificultam o aprendizado da percepção das sensações que antecedem a ejaculação fazem parte do treino para a formação de ejaculadores precoces, como uma educação repressora e negativa em relação ao sexo; jogos sexuais em que a ejaculação rápida é vista como viril e valorizada, como no caso de competição de masturbação em grupo; medo de alguns homens de serem surpreendidos e punidos no ato masturbatório, seja pelos pais ou por estranhos; relação sexual realizada em local que não propicie a privacidade e o relaxamento, estimulando a rapidez da relação, como no banco traseiro do carro, ou em um cômodo enquanto os pais estão em outro. Dessa forma, os níveis específicos de privação sensorial originam-se do medo e apreensão diante de situações sexuais, da negação da identidade sexual pessoal, da rejeição da parceria ou da circunstância do encontro sexual, ou da ausência da consciência sexual decorrente do cansaço físico ou emocional (Masters & Johnson, 1985). Deve-se também considerar a preocupação do homem de fazer sexo de um modo "certo", ou de fazer com que a parceira atinja o prazer, forçando-se a fazer sexo sem a disponibilidade necessária (Rodrigues, 1994a). Prolongados períodos de abstinência sexual, disfunção sexual feminina, dificuldades gerais no relacionamento, comportamento de crítica ou rejeição, ressentimento não manifesto (Munjack & Oziel, 1984) são outras formas de dificultar o controle ejaculatório e, deste modo, o prazer.

Kolodny *et al.* (1982), Munjack & Oziel (1984) e Masters *et al.* (1997) afirmam que são raras as causas orgânicas para a ejaculação precoce, como anormalidades prostáticas ou inflamação dos órgãos genitais, exceto no caso de indivíduos nos quais a disfunção surge após um período de funcionamento adequado e sem causa psicológica aparente ou que sofreram intervenção cirúrgica prostática. Com referência à raridade de causas orgânicas, Rodrigues (1994b) menciona as insistentes tentativas de tratamento orgânico da ejaculação precoce, contestadas nos meios científicos tanto por resultarem em modificações avaliáveis neurologicamente, quanto por apresentarem efeitos colaterais que podem desde impedir a administração do medicamento até levar a possível dependência psicofarmacológica.

Embora cause sofrimento psicológico para o homem e sua parceira, gere ansiedade, medo do fracasso, evitação de contatos que envolvam intimidade e ser potencial causa da disfunção eretiva secundária de origem psicogênica, a ejaculação precoce é uma disfunção sexual das mais fáceis de serem tratadas.

Facilitando o tratamento da ejaculação precoce

Os objetivos a serem seguidos durante o tratamento são:

1. estimular a percepção das mais variadas sensações corporais, incluindo as pré-ejaculatórias;
2. reduzir a ansiedade e promover a melhoria do relacionamento geral entre os parceiros; e
3. recondicionar o reflexo ejaculatório a fim de que este se torne mais relaxado e satisfatório.

Assim como na maioria das queixas de disfunções sexuais, as técnicas comportamentais mostram-se eficazes no tratamento da ejaculação precoce. Sendo auxiliares do tratamento, essas técnicas podem, sem nenhum empecilho, ser associadas à abordagem teórica do profissional. É importante enfatizar que o uso da técnica pela técnica é ineficaz. Ela jamais deve ser utilizada em detrimento da peculiaridade de cada indivíduo, que por sua vez deve ser compreendida e valorizada, cabendo ao terapeuta enquadrar a técnica para seu cliente e jamais seu cliente para a técnica. Prova disso são os diversos relatos de clientes que buscam os serviços do Instituto Paulista de Sexualidade após tentarem, sem sucesso, os mais diversos métodos e técnicas propostos por livros, revistas e afins. O nível de ansiedade destes indivíduos em geral é elevado, chegando alguns a suspender atividades sexuais por longos períodos ou a apresentar disfunção eretiva secundária, de origem psicogênica, devido ao fracasso de tentativas anteriores de controle da ejaculação baseadas em fontes que propõem a "cura" da ejaculação precoce. Porém esta dificuldade provém de uma aprendizagem deficiente ou inadaptativa, e o indivíduo necessita de um reaprendizado, visando ao controle ejaculatório. A técnica funciona apenas como base para um trabalho de compreensão mais amplo, que possibilite ao cliente a livre expressão de suas dificuldades, a reflexão, a elaboração e a busca de melhoria no sentido global. Uma questão importante que muitos profissionais levantam é: "o cliente vem em busca da melhoria de sua vida sexual e não da global". Nos trabalhos desenvolvidos, podemos observar que o tratamento bem-sucedido gera mudanças não só nos aspectos sexual e intrapessoal, mas também nos aspectos não-sexual e interpessoal, o que inclui a vida familiar, social e profissional, conferindo ao indivíduo melhor qualidade de vida. Assim, a melhoria no controle ejaculatório, além de compreender o desenvolvimento de uma habilidade específica, significa melhorar a comunicação e ampliar o campo da interação social do indivíduo.

Na prática clínica é comum o cliente chegar com significativa carência de informação a respeito da sexualidade e com distorções geradas a partir dessa carência. Abraham e Porto (1978) afirmam que a ignorância é em muitos casos o único obstáculo para uma atividade sexual satisfatória, podendo ser anatômica e fisiológica, afetando tanto o dar quanto o receber prazer. Acreditando erroneamente que o coito já é por si fundamental e suficiente para propiciar prazer, muitos homens desconhecem a importância e potencial fonte de prazer das carícias preliminares, com o uso das mãos e boca sem a obrigatoriedade da penetração. Fruto de uma educação predominantemente machista, o homem coloca-se numa posição de que "já sabe" fazer sexo, afastando a possibilidade do aprendizado, mal sabendo que isso pode ser a principal fonte da ansiedade que lhe dificulta prolongar seu prazer. Muitas vezes faz-se necessário um programa de orientação que valorize peculiaridades do cliente e promova uma aprendizagem que gere mudanças comportamentais.

Com vistas ao aprendizado, é importante que o terapeuta apresente ao cliente o mecanismo da ejaculação. Muitos homens se surpreendem ao saber que este mecanismo se assemelha ao da bexiga. Assim como no decorrer do seu desenvolvimento aprendeu a controlar a urina, o homem pode aprender a controlar sua ejaculação. Como lembra Kaplan (1978, p. 154), "a percepção consciente das sensações que levam a um reflexo, como, por exemplo, o ato de urinar ou defecar, é um pré-requisito para a aprendizagem do controle voluntário". Ao facilitar o contato do cliente com a informação, o terapeuta possibilita a ele que ressignifique sua dificuldade, contribuindo para a redução da ansiedade e criando condições para o recondicionamento do reflexo ejaculatório.

Durante o tratamento deve-se enfocar principalmente a adequação do casal.[1] Por adequação do casal referimo-nos não só à capacidade de entrosamento na vida sexual, mas também de superar desentendimentos e buscar soluções para as dificuldades no relacionamento. Devemos reconhecer que para alguns parceiros o ato sexual não ultrapassa os quinze ou vinte segundos, o que os satisfaz, enquanto para outros esse tempo é motivo de aborrecimento, devendo o homem manter-se sem ejacular por mais de quinze minutos.

1. Deste ponto em diante utilizaremos o termo casal para designar duas pessoas — de mesmo sexo ou de sexos opostos — que se propõem a viver um relacionamento, independentemente de estarem casadas.

No início do tratamento da ejaculação precoce realizamos o levantamento do histórico psicossexual do cliente por meio de uma entrevista. Em sessão com o casal, avaliamos a forma com que os dois lidam com o problema, bem como suas atitudes e comportamentos em relação à vida sexual. É comum os parceiros desenvolverem um padrão hostil, sendo necessário um programa de terapia de apoio ao tratamento da ejaculação precoce, a fim de resgatar a comunicação, a intimidade, a confiança e a disponibilidade de buscar alternativas para a melhoria constante do relacionamento. No Instituto Paulista de Sexualidade, utilizamos os Inventários de Sexualidade,[2] com caráter complementar à entrevista inicial, a fim de abreviar a fase de levantamento de dados. A partir desse levantamento, realizamos o diagnóstico e traçamos um plano de trabalho levando em consideração a especificidade do cliente e/ou casal.

Durante todo o tratamento o casal deve ser informado sobre o que está sendo realizado e para qual finalidade, capacitando-se como agente importante do seu próprio processo de melhoria e crescimento, sem perder o prazer na obtenção do controle ejaculatório. Evitamos o termo "cura", que pressupõe doença. Preferimos utilizar "melhoria" e "crescimento", que conferem a possibilidade potencial de reaprendizagem oferecida pela terapia sexual, corroborando a proposta de Masters & Johnson (1985, p. 56) de que "o prazer sensual é algo a ser absorvido gradualmente da experiência positiva, e que não deve ser aceito como uma diretriz autoritária". É fundamental que o cliente tenha ciência da facilidade do tratamento da ejaculação precoce e que o casal se disponha a participar e a cooperar, ressignificando sua experiência sexual de uma forma positiva, natural e espontânea.

---

2. Os Inventários de Sexualidade podem ser encontrados em Rodrigues, 1999, pp. 61-120.

As técnicas comportamentais no tratamento da ejaculação precoce

A técnica da focalização sensorial é utilizada no início para despertar habilidades básicas na autopercepção de sensações. A autopercepção é fundamental para o tratamento, por permitir que o homem comece a distinguir suas sensações mais amplas e posteriormente as mais específicas, como aquelas premonitórias da ejaculação. Esta percepção facilitará o controle ejaculatório no estado máximo de excitação. Mais tarde, de acordo com a decisão do casal, utilizamos duas outras técnicas: a de compressão e a do parar–recomeçar, proposta por Semans, em 1956.

Durante o tratamento o casal deve reestruturar o tempo, de modo a ter pelo menos uma hora por dia, durante duas a três vezes por semana, para a realização dos exercícios.

É preciso lembrar ao casal que o coito deve ser suspenso até o homem desenvolver o controle ejaculatório. No uso das técnicas de controle ejaculatório, o objetivo do parceiro é concentrar-se nas sensações corporais. A parceria pode sentir-se um objeto, levando-se em conta a aparente "mecanicidade" da técnica. É comum o outro sentir-se frustrado ou ressentido, acreditando que o parceiro só se preocupa com as próprias necessidades. Assim, os parceiros são incentivados a buscar outras formas de atingir o prazer, como pela estimulação oral, manual ou com uso de acessórios. As carícias prévias lentas e sensuais também podem ser excitantes para o casal, descentralizando o prazer único pelo orgasmo.

Focalização sensorial I e II

A focalização sensorial proposta por Masters e Johnson é amplamente empregada no tratamento das disfunções sexuais, contribuindo para que o casal resgate o contato no sentido global, muitas vezes desgastado e empobrecido pelos anos de relacionamento. A focalização sensorial é indicada após a discussão do plano de tratamento com o casal. Tendo em vista que não objetiva o coito, a utilização desta técnica auxilia na diminuição da ansiedade de desempenho, reforçando a intimidade e o envolvimento mútuo. A focalização sensorial também favorece o desenvolvimento da percepção das sensações que posteriormente serão úteis para a identificação de sinais do corpo que antecedem a ejaculação.[3]

Técnicas do parar-recomeçar e da compressão

Depois de realizar durante alguns dias os exercícios de focalização, e quando os parceiros estiverem prontos, o casal deve dedicar quinze a vinte minutos às carícias mútuas. Após este tempo, o homem deve deitar-se de costas, com os braços estendidos ao longo do corpo, enquanto a parceira passa a estimular-lhe manualmente o pênis, procedendo de acordo com uma das técnicas descritas a seguir. O homem deve ficar atento às sensações no pênis e no corpo que antecedem a ejaculação, e não à ejaculação propriamente dita. Um procedimento comum no caso de homens que não têm controle ejaculatório é tensionar os músculos perianais a fim de "segurar" o disparo da ejaculação. Esta manobra, porém, não deve ser adotada, pois só serve para massagear a próstata, acelerando a ejaculação.

Técnica do parar-recomeçar

Esta técnica consiste da estimulação manual, interrompida quando a ereção estiver firme, mas antes de se atingir o ponto da inevitabilidade ejaculatória. A inevitabilidade ejaculatória refere-se ao momento anterior ao da migração do esperma para o interior da próstata. Contrações rítmicas reflexas fazem com que o homem sinta que a ejaculação está próxima e já não é mais possível prolongar o controle. Até o ponto de inevitabilidade ejaculatória, a excitação do homem é voluntária; a partir

---

3. A aplicação desta técnica pode ser vista no capítulo "Focalização sensorial".

deste ponto, a reação é involuntária, culminando na inevitável ejaculação.

Aplicação. Sempre com foco nas sensações provenientes do pênis e da área genital, com vistas ao prazer, esta técnica só deve ser utilizada para o controle ejaculatório, sem ser extensão das carícias de focalização sensorial. O homem deve evitar fantasias ou pensamentos que desviem a atenção das sensações citadas. Estando o parceiro confortável e relaxadamente deitado de costas e com os braços estendidos ao longo do corpo, a parceira inicia a estimulação manual do pênis. Quando perceber ou lhe for sinalizado que o nível de excitação está muito alto, a estimulação deve ser interrompida durante cinco a dez segundos e em seguida recomeçada. Este tempo de parada tem a finalidade de diminuir a excitação do homem; dessa forma, caso ela não ocorra, o tempo deve ser aumentado para entre quinze e vinte segundos. A parceira pára e recomeça três vezes ou até atingir quarenta minutos, sendo que a partir da quarta vez que recomeçar a estimulação ou atingir os quarenta minutos o homem poderá ejacular assim que desejar. Este exercício deve ser realizado no mínimo duas ou três vezes na semana, até que o homem sinta que pode ampliar o tempo da ejaculação. Vale ressaltar que quanto mais tempo o homem ficar sem ejacular, maior a tendência a ejacular nos exercícios. Um intervalo de um ou dois dias entre os exercícios é indicado, mas este número não deve tornar a relação sexual obrigatória. Não devemos esquecer que o foco principal do trabalho é obter prazer no controle ejaculatório.

Como o homem está desenvolvendo o controle, é comum que a ejaculação ocorra, em especial no início dos exercícios. Os parceiros não devem interromper abruptamente a atividade e nem culpar um ao outro por não proceder da forma correta. Devem continuar dedicando-se às outras carícias e, caso desejar, o par será levado ao orgasmo pela parceria por meios que não o coito. O tempo deve funcionar apenas como um parâmetro, sem ser motivo de distração das sensações corporais. Ficar apenas observando, preocupando-se somente com o desempenho, torna os exercícios ineficazes.

O próximo passo será a técnica do parar–recomeçar com o uso de lubrificantes. Os lubrificantes à base de água encontrados nas drogarias apresentam bons resultados, pois serão utilizados neste estágio para recondicionar o reflexo ejaculatório num ambiente escorregadio e úmido que se assemelhe ao da vagina. A parceira segue os mesmos passos citados anteriormente, só que agora utilizando lubrificante.

O passo seguinte é fazer uso dos recursos anteriores, estimulando o pênis, mas variando a intensidade e o ritmo da estimulação. Em vez de parar abruptamente, a parceira deve mudar a forma como estimula o pênis, com menos intensidade na pressão ou velocidade. O objetivo deste passo é deixar o homem à vontade, simulando uma situação em que o pênis esteja dentro da vagina.

O passo estará completo quando o homem controlar a ejaculação, diminuindo a velocidade por três vezes por cerca de três minutos.

Técnica da compressão

Esta técnica consiste em a parceria pressionar firme e simultaneamente, durante cerca de quatro segundos, o frênulo do pênis com a parte interna do polegar e a glande acima do sulco bálamo-prepucial e o corpo do pênis com a parte interna dos dedos indicador e médio, respectivamente. A finalidade é diminuir a excitação e facilitar o controle ejaculatório pela discriminação do momento em que a ejaculação torna-se iminente, antes da inevitabilidade ejaculatória.

Aplicação. Após realizar o exercício de focalização sensorial por no mínimo quinze minutos, o casal continua trocando carícias, e a parceira, a cada dois ou três minutos, pressiona o pênis do parceiro, esteja este ereto ou não, desde os primeiros estágios da excitação sexual. É bom lembrar que aguardar por uma ereção firme pode levar o parceiro a ejacular de imediato e que o tempo funciona apenas como parâmetro, não devendo ser rigidamente seguido. De seis a dez compressões são suficientes para cada exercício. Depois de vinte minutos de troca de carícias, o casal pode atingir o orgasmo de qualquer modo que não por meio do coito.

A parceira deve pressionar o pênis do parceiro de acordo com o descrito anteriormente. A pressão no pênis deve ser realizada com a parte interna dos dedos, a fim de não arranhar ou beliscar o pênis com as unhas. O grau de ereção e o parceiro é que vão definir a intensidade de compressão; quando o pênis está flácido, a compressão é menos intensa e, quando ereto, a pressão é mais intensa. A parceira, em geral, sente-se apreensiva em pressionar e machucar o pênis. A pessoa pode previamente pressionar o próprio dedo polegar, a fim de ter noção de quanta pressão deve realizar no pênis do parceiro. No início dos exercícios é sugerido aos parceiros que combinem um sinal para que a compressão seja em maior ou menor intensidade — por exemplo, o parceiro pressiona a mão de quem o estimula. A compressão do pênis não causa dor ou desconforto, mas uma sensação suficiente para diminuir a excitação e evitar a inevitabilidade ejaculatória. Se ocorrer perda de ereção, ela poderá ser retomada posteriormente durante as preliminares. Os parceiros não devem ficar voltados para a ereção ou flacidez do pênis, o que geraria ansiedade. Este procedimento não deve ser utilizado quando o parceiro apresentar ulceração, irritação ou mesmo infecção no pênis, devendo ser submetido a tratamento prévio.

Dessa forma, esta técnica facilita ao homem desenvolver a habilidade de retardar voluntariamente o nível de excitação sexual, aumentando a autoconfiança; assim, não se deve enfocar o desempenho ou o tempo, mas a consciência das sensações despertadas pelos exercícios.

O próximo passo é o uso do lubrificante, como descrito anteriormente, a fim de simular uma penetração. Este exercício deve ser repetido até que o homem sinta que está preparado para ir adiante, transpondo os progressos da estimulação manual para o coito.

Transferindo a estimulação manual para o coito com o objetivo de controle ejaculatório

Após o homem ter recondicionado o reflexo ejaculatório por estimulação manual, é hora de transpor para o coito. A partir deste estágio o homem fará uso de tudo aquilo que aprendeu até o momento, enfocando as sensações corporais e sentimentos.

Neste estágio o casal inicia a troca de carícias não envolvendo só o pênis. Após vinte minutos de carícias preliminares, ou quando o casal sentir-se preparado, a parceira estimula manualmente o parceiro, interrompendo por pelo menos três vezes — caso tenham utilizado a técnica do parar–recomeçar — ou comprime o pênis por pelo menos três vezes — caso utilizem a técnica da compressão. A interrupção da estimulação ou a compressão do pênis deve ser realizada antes de se introduzir o pênis na vagina. Quando estiverem prontos, o homem deve deitar-se de barriga para cima, numa posição confortável, e a parceira assume a postura de "montar" sobre o homem, com os joelhos apoiados ao lado do corpo dele, próximos aos mamilos, inclinando o corpo e formando um ângulo aproximado de 45 graus em relação ao parceiro. Devagar, ela se senta sobre o homem, introduzindo lentamente o pênis na vagina, mantendo-se imóvel e relaxada durante dez a quinze segundos. Nesse período em que a mulher assume uma postura de controle da situação, é importante que ambos concentrem-se nas sensações corporais e sentimentos presentes. Após o período indicado, a mulher retira aos poucos o pênis da vagina e realiza uma compressão semelhante à técnica de compressão, já descrita, só que na base do pênis — de baixo para cima e não dos lados — durante quatro segundos. Ela introduz então o pênis de novo na vagina e após um período de repouso inicia lentamente movimentos de sobe e desce. Caso o homem sinta que a ejaculação está se aproximando, deve sinalizá-lo e ela deve sair de cima dele e pressionar o pênis ou permanecer com o pênis dentro da vagina interrompendo os movimentos, diminuindo a excitação. O ato de o parceiro colocar as mãos sobre os quadris da parceira e pressioná-los quando a excitação estiver intensa é uma forma de controle apreciada pelos casais. Para facilitar ao homem avaliar o nível de excitação, Rodrigues (1994b) sugere o uso de uma escala mental de 0 a 9, sendo que o homem deve manter-se num nível de 4 a 5 de excitação, longe do ponto de perder o controle da ejaculação — acima de 6, inclusive —, sem perder o prazer do ato. Os movimentos devem ser interrompidos por três vezes, sendo que na quarta vez o casal pode atingir o orgasmo. Um pode levar o outro ao orgasmo pela estimulação oral, manual ou com acessórios. Estes exercícios devem ser realizados com intervalos de dois a três dias durante no mínimo duas semanas.

Finalizando esse período, o casal repete os exercícios, mas agora com a mulher permanecendo na posição de montaria, de forma que o homem possa realizar suaves investidas no interior da vagina. O procedimento de parar ou comprimir o pênis deve ser seguido como indicado anteriormente, e após a terceira parada ou compressão o casal pode buscar o orgasmo.

No momento em que o casal estiver dominando a situação, os dois mudam de posição. Seguindo os mesmos procedimentos anteriores em relação ao controle da ejaculação, o casal deve assumir a posição de lado a lado, que causa uma intensidade de excitação maior que na situação anterior.

Alguns indicadores assinalam o momento em que o casal pode procurar posições que mais lhe agradem: a melhora no controle da ejaculação com uso da compressão ou parada por duas ou três vezes e por períodos acima de sete minutos até a ejaculação prazerosa. O fim do processo ocorre quando o casal tem o controle mudando apenas a intensidade dos movimentos, sem o uso do parar–recomeçar ou compressão. É importante salientar que nem toda experiência sexual será perfeita, sendo em alguns momentos necessária a manutenção do controle ejaculatório.

Conclusão

Frisamos que as características de cada casal devem ser respeitadas no tratamento e o enfoque está na ampliação na percepção de sensações. O aprendizado para o controle da ejaculação leva tempo, sendo que o homem não deve deixar-se levar pelo desânimo ou nervosismo, caso os resultados não sejam imediatos. O casal deve ser trabalhado para que a mecanicidade e a metodicidade do controle ejaculatório, com o passar do tempo, dê espaço à consolidação da cooperação, da intimidade, da cumplicidade, do respeito e da felicidade, elementos facilitadores para uma vida sexual responsável e plena de prazer.

Referências bibliográficas

ABRAHAM, Georges & PORTO, Robert. *Terapias sexológicas [Psychanalyse et thérapies sexologiques]*. Trad. Juan Sánchez Fernández. Madri, Pirámide, 1978. 224 pp.

ASSOCIAÇÃO PSIQUIÁTRICA AMERICANA. *DSM-IV: Manual diagnóstico e estatístico de transtornos mentais. [Diagnostic and statistical manual of mental disorders]*. Trad. Dayse Batista. 4ª ed. Porto Alegre, Artes Médicas, 1995. 830 pp.

KAPLAN, Helen S. *Manual ilustrado de terapia sexual [Ilustred manual of sex therapy]*. Trad. Urias Corrêa Arantes. São Paulo, Manole, 1978. 186 pp.

__________. *O desejo sexual: e novos conceitos e técnicas da terapia do sexo [Disorders of sexual desire]*. Trad. Aurea Weissenberg. Rio de Janeiro, Nova Fronteira, 1983. 231 pp. (*A nova terapia do sexo*, vol. II)

KOLODNY, Robert C.; MASTERS, William H. & JOHNSON, Virginia E. *Manual de medicina sexual [Textbook of sexual medicine]*. Trad. Nelson Gomes de Oliveira. São Paulo, Manole, 1982. 640 pp.

MASTERS, William H. & JOHNSON, Virginia E. *Inadequação sexual humana [Human sexual inadequacy]*. Trad. Terezinha Oppido. São Paulo, Roca, 1985. 364 pp.

MASTERS, William H. & JOHNSON, Virginia E.; KOLODNY, Robert C. *Heterossexualidade. [Heterossexuality].* Trad. Maria Clara Fernandes. Rio de Janeiro, Bertrand Brasil, 1997. 602 pp.

MUNJACK, Dennis J. & OZIEL, L. Jerome. *Sexologia: diagnóstico e tratamento [Sexual medicine and counseling in office practice: a comprehensive treatment guide]*. Trad. Vera Ribeiro. Rio de Janeiro, Atheneu, 1984. 398 pp.

RODRIGUES Jr., Oswaldo M. "As causas da ejaculação prematura nos homens". *In*: RODRIGUES Jr., O. M. (org.). *Sexo: tire as suas dúvidas.* São Paulo, Iglu, 1994a, pp.77-8.

_________. "Ejaculação precoce ou involuntária? Compreensão e bases de tratamento". *Revista Brasileira de Medicina.* São Paulo, Moreira Jr., v. 51, nº 11, 1994b, pp. 677-83.

_________. "Inventários de sexualidade: uma forma de obtenção de conhecimento complementar da vida sexual". Revista *Terapia Sexual: clínica, pesquisa e aspectos psicossociais.* São Paulo, Instituto Paulista de Sexualidade; Centro de Estudos e Pesquisas em Comportamento e Sexualidade, — CEPCoS, v. I, nº 2, pp. 61-120.

Disfunção erétil — uma proposta de intervenção cognitiva

*Pedro Nobre**

Embora amplamente aclamado e reconhecido pelas suas virtudes, quer em termos de conceitualização de uma diversidade de quadros psicopatológicos, quer em termos da sua comprovada eficácia terapêutica, o modelo cognitivo não se tem constituído como abordagem privilegiada no âmbito das perturbações sexuais.

De fato, apesar da recente atenção dispensada por alguns dos mais prestigiados clínicos e investigadores na área da sexologia ao papel central desempenhado pelos fatores de natureza cognitiva na resposta sexual humana (Andersen, 1999; Sbrocco e Barlow, 1996, 1997; Rosen e Leiblum, 1994; Carey Wincze e Meisler, 1993; Zilbergeld, 1992; Baker e DeSilva, 1988) e pela conseqüente aplicabilidade terapêutica dos modelos cognitivos (McCarthy, 1989, 1992; Rosen e Leiblum, 1994, poucos têm sido os trabalhos de síntese que possibilitem a construção de um referencial teórico que sirva de base não só para a compreensão do papel das variáveis de natureza cognitiva na etiologia das disfunções sexuais, mas também para a aplicação sistemática das técnicas terapêuticas dele resultantes.

Nesse sentido, este capítulo visa de certa forma colmatar essa lacuna, começando por apresentar um modelo de concei-

* Psicólogo clínico; assistente da Universidade de Trás-os-Montes e Alto Douro — 5210 Miranda do Douro — Portugal.

tualização cognitiva da disfunção erétil (após uma breve introdução aos últimos desenvolvimentos da teoria cognitiva), culminando com a exposição de um conjunto de estratégias e técnicas terapêuticas, que se têm revelado eficazes no tratamento de quadros clínicos tão díspares quanto a depressão (Beck, 1967), ansiedade (Beck e Emery, 1985), disfunções conjugais (Beck, 1988), perturbações da personalidade (Beck e Freeman, 1990), abuso de substâncias (Beck *et al.*, 1993) e até mesmo distúrbios psicóticos (Beck, 1994).

Introdução à teoria dos modos

Nos últimos anos, Beck tem desenvolvido um modelo integrado da psicopatologia e da personalidade no seu sentido lato. Esta recente abordagem integradora resulta da verificação, por parte do autor, da existência de limitações no seu modelo clássico.

> Embora o modelo de processamento esquemático se mantenha válido e útil para a intervenção clínica, torna-se-nos aparente que os problemas psicológicos beneficiariam com a utilização de construtos mais globais e refinamentos adicionais resultantes dos progressos da investigação neste campo. (Beck, 1996, *apud* Salkovskis)

Partindo destas evidências, Beck propõe a adoção de um modelo integrado que denomina "teoria dos modos". Os "modos" são suborganizações específicas da personalidade, constituídas por componentes ou sistemas básicos: sistema cognitivo, sistema afetivo, sistema motivacional e sistema comportamental. Além destes sistemas básicos da personalidade, Beck inclui ainda o sistema fisiológico periférico, que, embora se encontre em nível epistemológico diferente, interage constantemente com os demais sistemas.

O "modo" é, pois, por excelência um construto integrado, envolvendo sistemas que atuam de modo sincrônico e conjugado, quer perante exigências do meio (externo ou interno), quer por meio da implementação de objetivos e orientações para a ação.

O sistema cognitivo é basicamente responsável pelo funcionamento do sistema de processamento de informação. É este sistema que regula a seleção de estímulos, a atenção, a interpretação, a memória e a recordação.

Judith Beck (1995) distingue três níveis no sistema cognitivo:

- crenças nucleares ou esquemas;
- crenças intermédias;
- pensamentos automáticos.

Os esquemas cognitivos correspondem ao conceito central do modelo e são concebidos como "representações estáveis do conhecimento que o sujeito tem acerca de si próprio, dos outros e do mundo" (Beck, 1985) e que são "derivados da experiência prévia [...] e usados para classificar, interpretar, avaliar e atribuir significado a um determinado acontecimento" (Weishaar e Beck, 1986).

Os esquemas são, pois, as unidades estruturais mais básicas do nosso funcionamento cognitivo, sendo responsáveis por definir os modos específicos da construção da realidade. Este construto de "esquema" é o motor que guia o comportamento e as emoções dos indivíduos.

Blackburn e Cottraux (1988) sintetizam as propriedades básicas destas estruturas cognitivas:

- dão significado à experiência vivida;
- constituem uma forma verbal interpretativa;
- estão armazenadas na memória a longo prazo;
- constituem processos inconscientes, que tratam automaticamente a informação e, ainda que muitas vezes estando latentes, constituem mecanismos de antecipação da realidade.

As crenças intermédias apresentam-se num nível inferior, resultando das crenças nucleares ou esquemas. Assim, cada crença nuclear determina um correspondente no nível das crenças intermédias. Este nível é, pois, menos central e mais facilmente acessível à consciência, apresentando-se habitualmente sob a forma condicional.

Os pensamentos automáticos, também conhecidos como produtos cognitivos, são, como o próprio nome indica, o resultado final dos processos cognitivos ativados pelas estruturas ou esquemas mais profundos. Estes produtos cognitivos são basicamente constituídos por pensamentos (que atuam de forma automática), entendidos como hipóteses interpretativas da realidade. Estes pensamentos automáticos podem tomar a forma de autoverbalizações, diálogo interno, imagens ou fantasias, e surgem de modo espontâneo e transitório, sendo facilmente acessíveis ao campo de consciência dos indivíduos (Gonçalves, 1993).

O sistema afetivo é o responsável pela produção dos sentimentos e emoções (tristeza, angústia, ansiedade etc.) que o ser humano experiencia em face dos estímulos de natureza externa ou interna. Segundo Beck, este sistema, ao produzir sentimentos e emoções, cumpre um papel adaptativo de sobrevivência. O sistema afetivo é também formado por esquemas denominados afetivos, que produzem afetos sempre que são ativados.

Os sistemas motivacional e comportamental funcionam de forma intimamente conjugada, sendo que o segundo é conseqüência do primeiro. Esses sistemas, atuando de forma seqüenciada, são os responsáveis pela mobilização ou inibição do organismo para a ação ou inação, em função de determinados estímulos internos ou externos. O conceito de motivação aplica-se a todos os impulsos automáticos e involuntários que influenciam a resposta humana diante de determinada situação (incluindo o apetite ou o desejo sexual). Esses dois sistemas são mais uma vez constituídos por esquemas motivacionais e esquemas comportamentais, respectivamente.

O sistema fisiológico é o responsável pela ativação do sistema nervoso autônomo, do sistema motor e do sistema sensorial. Este sistema é habitualmente envolvido quando um "modo" relevante de ameaça ou perigo é ativado.

Além desses sistemas constituintes dos "modos", os seres humanos possuem ainda um sistema de controle consciente, que consiste de uma estrutura reflexiva, integrando desejos, objetivos e valores individuais conscientemente assumidos. Esse sistema é o responsável pela exclusão de operações automáticas de um "modo" que colidam com os valores e projetos pessoais conscientes; pela adoção de uma perspectiva global e reflexiva acerca de uma situação; pela implementação do teste da realidade em relação aos produtos do "modo" (pensamentos automáticos, expectativas); pela adoção de planos de ação a longo prazo que visem à prossecução de objetivos conscientemente assumidos. Este sistema de controle consciente, pelo seu modo de funcionamento reflexivo e pela perspectiva global que transmite, pode ser entendido como uma "metacognição", uma vez que comporta "pensamentos acerca de pensamentos".

Os "modos" são, pois, suborganizações da personalidade que orientam a forma como os indivíduos reagem às situações com que sucessivamente deparam. Existem "modos" relacionados e ativados pelas situações mais banais e corriqueiras do cotidiano (ver televisão, estudar etc.), e existem "modos" considerados de relevância vital para a sobrevivência e reprodução da espécie. Estes "modos" que desempenham um papel crucial para a defesa do ser humano são denominados primários ou primais e estão inscritos na estrutura inata de cada ser humano. Os "modos primais", devido à importância do seu papel na manutenção da espécie, funcionam de forma rígida e primitiva, sobrepondo-se a outros "modos" que eventualmente com ele concorram.

A ativação dos "modos" (Figura 1) é feita por meio de uma estrutura denominada esquema de orientação, cuja função consiste na pesquisa constante de estímulos internos ou externos que sejam congruentes com o conteúdo de cada "modo" específico. Sempre que o esquema de orientação detecta estímulos situacionais relevantes, seja por proximidade geográfica, seja por proximidade temporal, o "modo" respectivo é ativado.

A ativação dos "modos" ocorre de forma automática por meio da transmissão de "energia" que mobiliza a ação sincrônica dos diversos sistemas que o constituem. Quando um "modo" é repetidamente ativado por estímulos de origem externa ou interna, sua energia ou carga aumenta significativamente, tornando-se mais fácil sua ativação pela atuação de estímulos menos relevantes.

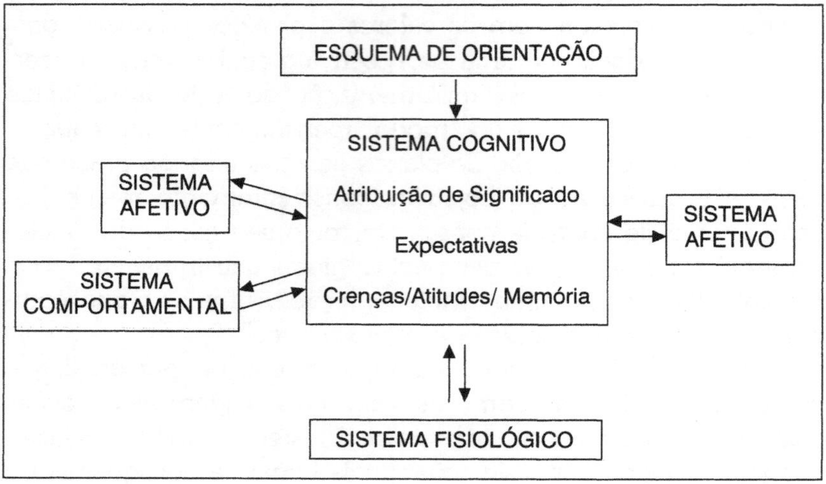

Figura 1 (Adaptada de A. T. Beck, 1996).

Segundo Beck, os fenômenos psicopatológicos não seriam mais do que o resultado da ativação de modos primais em situações erroneamente avaliadas como ameaçadoras. Estes modos primários, uma vez ativados, pelo seu cariz rígido e inflexível, sobrepor-se-iam a quaisquer outros (eventualmente mais adequados à realidade), promovendo o aparecimento de pensamentos automáticos, emoções e comportamentos não adaptativos ou disfuncionais.

Este novo modelo teórico permite uma compreensão mais ampla e uma visão mais abrangente dos fenômenos psicopatológicos. Tal como no seu modelo clássico, o autor preconiza que as disfunções clínicas específicas podem ser descritas em função de "modos" específicos. Assim, a cada disfunção corresponde um "modo" característico, constituído pelos respectivos sistemas cognitivo, afetivo, motivacional e comportamental. As manifestações dos diversos quadros clínicos não seriam mais do que o resultado da ativação dos diversos sistemas de cada "modo". Sendo que Beck e os seus colaboradores identificaram ao longo dos últimos anos os modos característicos de diversos quadros clínicos dos quais se destacam a depressão e os distúrbios da ansiedade, pretendemos ao longo do presente capítulo alargar a contribuição deste promissor modelo ao campo das disfunções sexuais em geral e da disfunção erétil em particular.

Modelo cognitivo da disfunção erétil

A conceitualização cognitiva da disfunção erétil que apresentaremos a seguir sustenta-se basicamente numa investigação levada a cabo pelo autor no âmbito da sua dissertação de mestrado, na qual se testaram algumas hipóteses da teoria cognitiva de Beck, particularmente as que se referem aos seus últimos desenvolvimentos (modelo dos modos anteriormente descrito).

Assim, iremos começar por apresentar os diversos sistemas que compõem o conceito de modo (sistema cognitivo, afetivo, fisiológico e comportamental).

Sistema cognitivo

Na análise do sistema cognitivo começaremos apresentando o nível mais profundo e nuclear (nível dos esquemas ou crenças nucleares), passando pelo nível das crenças intermédias ou atitudes, e culminando nos pensamentos automáticos (produto cognitivo — nível pré-consciente).

Esquemas ou crenças nucleares

Embora os estudos por nós conduzidos não tenham avaliado diretamente os esquemas cognitivos característicos dos homens com disfunção erétil, poderemos, tal como propõe Beck, inferir seu conteúdo por meio da análise dos pensamentos automáticos e das atitudes apresentadas pelos sujeitos disfuncionais.

Nesse sentido, pensamos poder retirar das nossas investigações a idéia de que as estruturas cognitivas nucleares ou esquemas característicos do quadro da disfunção erétil apresentam a seguinte composição (tríade cognitiva):

- em relação à visão de si próprios: "Sou um fracasso sexual";
- em relação aos outros e ao mundo: "Os outros são exigentes na avaliação do desempenho sexual";
- em relação ao futuro: "Será cada vez mais difícil ser sexualmente bem-sucedido".

Estes esquemas nucleares seriam então os responsáveis pela forma como os homens disfuncionais interpretam a realidade, nomeadamente naquilo que se refere ao domínio sexual, determinando quer as atitudes que apresentam diante do sexo, quer os pensamentos automáticos em contexto sexual.

Crenças intermédias ou atitudes sexuais

No que se refere às crenças intermédias, nossos estudos apontam para a presença de três tipos de atitudes características dos homens com disfunção erétil:

- Atitude de "macho latino"

Esta dimensão realça as proezas sexuais que o homem deve apresentar: capacidade de satisfação das mulheres (quaisquer que sejam), atividade sexual intensa, ereção rápida e eficaz e reserva na expressão de sentimento.

"Se não tiver relações sexuais com grande freqüência não sou um verdadeiro homem."

- Necessidade de satisfação da mulher e primado do coito

Esta dimensão temática é essencialmente constituída por atitudes relacionadas com a necessidade de satisfação da mulher, o primado da quantidade em detrimento da qualidade, a importância do coito e a essencialidade do orgasmo simultâneo.

"Se falhar a ereção, a minha companheira pode duvidar da minha virilidade."

- Catastrofização das conseqüências públicas do fracasso sexual

Esta dimensão atitudinal apresenta como tema central a "catastrofização" das conseqüências públicas do fracasso sexual, seja em termos sociais (discriminação social do impotente), seja em termos da reação da mulher (duvidando da sua virilidade), ou ainda em termos da própria felicidade (infelicidade do homem impotente).

"Se não for bem-sucedido sexualmente serei malvisto pela sociedade."

Pensamentos automáticos

Por sua vez, os pensamentos automáticos característicos deste quadro clínico apresentam as seguintes temáticas centrais:

- Pensamentos relativos às exigências de desempenho sexual

Esta dimensão temática é representada por pensamentos que se relacionam com exigências de desempenho sexual, nomeadamente no que diz respeito à ereção, penetração e satisfação da mulher.

"Não posso falhar desta vez."
"Desta vez não posso desiludir a minha parceira."
"Tenho de conseguir a penetração."

- Pensamentos derrotistas de fracasso sexual e suas conseqüências

Esta dimensão temática é constituída por pensamentos relacionados com o fracasso sexual e as suas conseqüências.

"Isto já não vai a lado nenhum."
"Não estou conseguindo satisfazê-la."
"Se voltar a falhar estou perdido."

Sistema afetivo

No que se refere ao sistema afetivo, os resultados dos nossos estudos apontam para o fato de que os homens disfuncionais se caracterizam pela apresentação de sentimentos claramente negativos sempre que se encontram em situações sexuais. Este desconforto emocional encontra-se intimamente relacionado com os pensamentos automáticos de exigência e derrotistas apontados anteriormente (típicos da população disfuncional). Vale mencionar ainda que, sempre que os pensamentos automáticos em situações sexuais se orientam para a tarefa (pensamentos relacionados com estímulos eróticos), as emoções dos sujeitos disfuncionais apresentam um sentido positivo similar ao da população não-disfuncional. Esta conclusão constitui uma prova inequívoca do poder dos fatores cognitivos na resposta sexual.

Sistema fisiológico

Os resultados do nosso estudo, no que se refere ao sistema fisiológico, apontam para o fato de não existirem diferenças notórias entre os sujeitos disfuncionais e funcionais. De fato, parece claro que a ativação fisiológica é comum à resposta sexual destas duas diferentes populações.

No entanto, enquanto nos disfuncionais a ativação fisiológica é em grande parte subsidiária dos pensamentos automáticos relacionados com as exigências de desempenho e com os pensamentos derrotistas de fracasso sexual, a ativação fisiológica dos funcionais surge na em geral associada aos pensamentos relacionados com estímulos eróticos.

Estas conclusões relativizam ainda o papel exclusivo do componente fisiológico da ansiedade na determinação da resposta sexual (principal foco de intervenção da terapia sexual clássica), salientando a influência que as cognições apresentam sobre os diversos sistemas que compõem o conceito de modo.

Sistema comportamental

O sistema comportamental dos homens disfuncionais caracteriza-se obviamente pela diminuição da resposta de ereção, associada a uma tendência para evitar situações de cariz sexual (diminuição da atividade sexual).

Podemos, pois, descrever a disfunção erétil em função do relacionamento integrado dos diversos sistemas que compõem as suborganizações específicas da personalidade a que Beck chamou "modos". A Figura 2 sintetiza de forma esquemática as principais conclusões do nosso estudo, permitindo uma leitura global e interacionista das diversas dimensões envolvidas. Pretendemos, assim, apresentar um modelo de trabalho para a compreensão da disfuncionalidade erétil à luz da teoria beckiana dos "modos".

Numa breve descrição do modelo, podemos destacar os seguintes aspectos fundamentais:

— A importância da história de aprendizagem e experiências de vida no desenvolvimento da organização cognitiva própria de cada indivíduo. De fato, nossas experiências sexuais, a educação e a informação sexual a que tivemos acesso, as crenças socioculturais e todos os acontecimentos de vida direta ou indiretamente relacionados com a sexualidade condicionam a forma como construímos as nossas teorias pessoais acerca do sexo (organização cognitiva) e a leitura que fazemos das situações de cariz sexual. No caso dos homens com disfuncionalidade erétil, diversos estudos apontam para a existência de uma educação e informação orientada para um elevado (irrealista) nível de exigência de desempenho sexual, associado a uma exagerada avaliação negativa das conseqüências de uma falha (Zilbergeld, 1992).

MODELO PROPOSTO PARA A COMPREENSÃO DA DISFUNÇÃO ERÉTIL

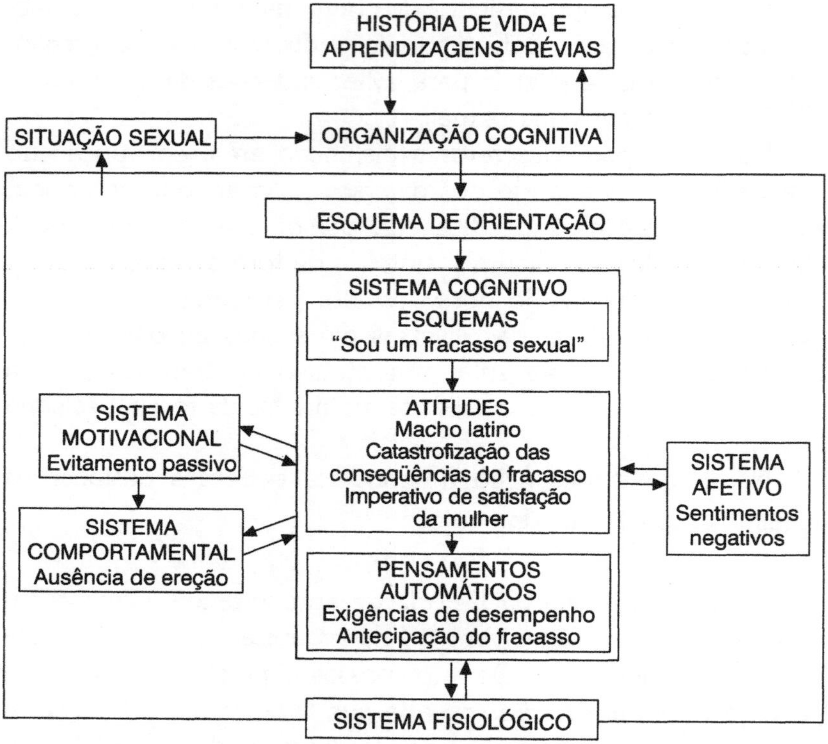

Figura 2 (Adaptada de Nobre e Gouveia, 1999).

— A organização cognitiva característica de cada indivíduo, embora determinada em grande parte pelos fatores culturais e ambientais mencionados, acaba, por sua vez, também influenciando em parte os próprios acontecimentos de vida. A forma como interpretamos as situações de vida e como orientamos nossa atenção acaba por condicionar as próprias experiências de vida. Isto é, não nos limitamos a responder a acontecimentos; antes, procuramos e agimos sobre os acontecimentos. Esta atitude proativa do ser humano (idéia central das teorias construtivistas) leva-nos a optar por um modelo interacionista entre as variáveis ambientais e culturais e as variáveis personalísticas (organização cognitiva). Os sujeitos disfuncionais, por exemplo, tenderão a interpretar uma situação de menor desempenho sexual de uma forma mais rigorosa e catastrófica que um sujeito funcional.

— A ativação do modo característico da disfunção erétil resulta da interação entre uma situação específica (habitualmente de natureza sexual) e a organização cognitiva específica de cada indivíduo. Caso o esquema de orientação do modo da disfunção erétil detecte na situação específica características relevantes para o seu modo, então este será ativado. Por exemplo, um indício de que a ereção não está ocorrendo de forma tão rápida e eficaz quanto supostamente deveria poderá automática e involuntariamente ativar o modo de receio e ameaça de fracasso sexual.

— Nesta ativação dos modos e na sua posterior manifestação, o sistema cognitivo desempenha um papel central. É este o responsável primário pela ativação dos demais sistemas. Suponhamos a situação descrita anteriormente. Uma vez detectada pelo esquema de orientação uma situação relevante para o modo, é ativado automaticamente o esquema (ou crença nuclear) "sou um fracasso sexual". Este esquema traduz-se, por sua vez, nas seguintes formas condicionais (crenças intermédias ou atitudes): "Se falhar não sou um verdadeiro homem" (atitude de macho latino), "Se falhar sou abandonado, malvisto..." (catastrofização das conseqüências), e nos pensamentos automáticos do tipo: "Desta vez não posso falhar", "Tenho de satisfazer a minha companheira". É este sistema cognitivo, em primeira análise, o responsável pela presença de sentimentos negativos, pela ativação fisiológica e pela diminuição da própria resposta sexual.

— Apesar desta centralidade do sistema cognitivo, a forma de funcionamento do modo é sistêmica e interativa. Como se pode observar na figura, os sistemas cognitivo, afetivo, fisiológico, motivacional e comportamental funcionam numa perspectiva sistêmica como subsistemas de um supra-sistema que constitui o modo. Todos eles são, pois, responsáveis pela manifestação do modo da disfunção erétil, influenciando-se mutuamente. De fato, o próprio sistema cognitivo sofre constantemente influências dos outros sistemas. Um aumento da resposta de ereção, por exemplo, trará inegavelmente sentimentos mais positivos e modificará o conteúdo das cognições. Este aumento de sentimentos positivos e o surgimento de pensamentos menos derrotistas facilitará, por sua vez, a resposta de ereção.

— Por fim, a simples ativação e funcionamento do modo da disfunção erétil irá influenciar a própria situação que o despertou. Tomando o exemplo de há pouco, pequenos indícios de uma ereção menos rápida e eficaz (situação original) podem, ao ativar o modo de disfunção erétil, gerar, em relação ao sistema comportamental, uma diminuição da resposta erétil efetiva (mediada pela atuação dos sistemas cognitivo e afetivo), modificando a própria situação original e reforçando a ativação do modo. É esta reação circular que caracteriza e mantém o modo da disfunção erétil.

Feita esta caracterização da disfunção erétil à luz da teoria cognitiva dos modos, passaremos a apresentar uma proposta de intervenção cognitiva para a disfunção erétil, com base em algumas das estratégias terapêuticas que maior êxito têm revelado no tratamento de diversos distúrbios psicopatológicos.

Terapia cognitiva da disfunção erétil

A terapia cognitiva consiste na aplicação dos princípios da teoria cognitiva ao domínio dos quadros psicopatológicos. As estratégias terapêuticas cognitivistas, sem prejuízo da singularidade própria de cada quadro clínico, apresentam um corpo central e uma linha de orientação comuns.

Procuramos em seguida aprofundar alguns dos principais processos terapêuticos de base cognitivista, adaptando-os ao domínio da disfunção erétil. De modo sintético, podemos resumir a seqüência típica da terapia cognitiva nos seguintes componentes:

- Coleta de informação
  - informação relevante para completar o diagnóstico multiaxial baseado nos critérios da DSM-IV;

— informação acerca dos possíveis fatores predisponentes (experiências de vida e sexuais, educação familiar e sexual, relações interpessoais e sexuais) e precipitantes da disfunção erétil (acontecimentos de vida ocorridos por ocasião do início das dificuldades);
— informação acerca das dificuldades atuais e seus fatores de manutenção (gravidade do problema, antecedentes e conseqüentes do problema, condições que o intensificam e que o aliviam).

- Apresentação do racional ao cliente
  — explicar detalhada e claramente ao cliente a natureza do processo de reestruturação cognitiva e os princípios da teoria que lhe é subjacente.

- Identificação do sistema cognitivo
  — identificação do sistema cognitivo que deve iniciar-se pelo nível cognitivo mais facilmente acessível à consciência (nível dos pensamentos automáticos) e posteriormente dedicar-se às estruturas cognitivas mais centrais (crenças intermédias ou atitudes e crenças nucleares ou esquemas).

- Estratégias de intervenção
  — nelas se incluem sobretudo estratégias cognitivas e estratégias comportamentais.

Feita esta pequena introdução, iremos nos reter nos dois últimos passos apresentados, que constituem o corpo central da terapia cognitiva (identificação do sistema cognitivo e estratégias de intervenção — modificação do sistema cognitivo). Estas estratégias apresentam como objetivo central quebrar a circularidade característica do modo da disfunção erétil acima representado, por meio da intervenção prioritária no seu sistema central (sistema cognitivo). Embora, como já mencionamos, o modo funcione de forma interacionista e interdependente, a modificação do sistema cognitivo promoverá alterações mais eficazes e duradouras nos demais sistemas, prevenindo com maior sucesso a recaída (Beck, 1996).

Identificação do sistema cognitivo

Identificação de pensamentos automáticos

Um dos primeiros passos de qualquer terapia cognitiva consiste na identificação de pensamentos automáticos. Como já mencionamos, os pensamentos automáticos são os produtos do processamento cognitivo, sendo por isso o seu componente mais acessível (apesar do seu nível pré-consciente) (Alford & Beck, 1997).

Por outro lado, estes pensamentos ou imagens involuntários e automáticos apresentam-se como os responsáveis mais diretos pelas nossas respostas emocionais e comportamentais. Nesse sentido, qualquer intervenção que vise modificar emoções ou comportamentos disfuncionais deverá dar atenção prioritária à identificação e avaliação dos pensamentos automáticos que lhes são subjacentes.

O processo de identificação de pensamentos automáticos deve iniciar-se pela sua explicação da forma mais simples e direta possível, utilizando exemplos do próprio cliente:

TERAPEUTA: *Concentre-se na última situação sexual em que falhou (a ereção não foi tão rígida quanto gostaria). Quando se encontrava em plena atividade sexual, que idéias lhe passaram pela cabeça? Que pensamentos ou imagens lhe ocorreram naquele momento?*

CLIENTE: *Não vou conseguir; isto já está indo mal; o pênis não está respondendo etc.*

Dever-se-á posteriormente demonstrar ao cliente a relação entre estes pensamentos automáticos e as respostas emocionais e comportamentais que lhes estão associadas:

T: *Enquanto essas idéias estavam passando pela sua cabeça, como é que você se sentia em termos emocionais (triste, ansioso, alegre...)?*

C: *Sentia-me mal, talvez um pouco triste... não sei.*

T: *Enquanto essas idéias lhe passavam pela cabeça (não vou conseguir...) e você se sentia triste, o que estava acontecendo, quais eram os seus comportamentos?*

C: *Nada... ou seja, o pênis não reagia e eu ficava cada vez mais desesperado.*

T: *O que fez para mudar essa situação?*

C: *Continuei a tentar, mas nada, a reação foi quase nula; quanto mais pensava naquilo, pior... até que desisti.*

Nessa fase deve ser explicado ao cliente que os pensamentos que teve durante aquela situação condicionaram a forma como se sentiu e como se comportou. Por contraponto, podemos averiguar os pensamentos automáticos e as respostas emocionais e comportamentais em situações sexuais bem-sucedidas:

T: *Tente lembrar-se da última relação sexual que correu bem. Quando estava iniciando a atividade sexual, que idéias ou pensamentos lhe passavam pela cabeça?*

C: *Não sei, as coisas estavam indo bem, pensava que estava gostando.*

T: *Então o seu pensamento era do tipo: isto está bom, estou gostando?*

C: *Sim, isto hoje está correndo bem, ela está gostando, hoje vou conseguir, isto é mesmo bom.*

T: *Enquanto essas idéias ocorriam, como é que se sentia?*

C: *Sentia-me bem, feliz e com uma grande força.*

T: *Nessa altura, o que se passava, quais eram os seus comportamentos?*

C: *As coisas estavam correndo bem, o pênis estava rijo e eu estava conseguindo a penetração.*

A referência a duas situações distintas, uma bem-sucedida e outra malsucedida, permite explicar de forma mais clara a influência que os pensamentos exercem nas nossas emoções e nos nossos comportamentos. É evidente que esta relação não é necessariamente seqüencial; a relação entre estas três dimensões processa-se na prática de forma instantânea e circular (tal como recentemente propôs Beck no seu modelo, 1996). O que interessa reter, no entanto, é a forma como estas três diferentes dimensões se influenciam mutuamente e de como pensamentos diferentes originam emoções e comportamentos também diferentes. Deve-se então explicar ao cliente que a modificação das suas emoções negativas e comportamentos sexuais disfuncionais pode passar pela modificação dos seus próprios pensamentos automáticos em contexto sexual. Nesse sentido, os clientes deverão começar por aprender a identificar pensamentos automáticos disfuncionais que ocorram sobretudo em situações de caráter sexual, relacionando-os com as respostas emocionais e comportamentais.

Data	Situação	Pensamento automático grau de crença (0-100)	Emoção intensidade (0-100)	Comportamento
	Penetração sexual difícil de concretizar	"Se falhar, estou perdido" (70) "Isto já não vai a lado nenhum" (80) "Não estou conseguindo satisfazê-la" (80)	Ansiedade (90)	Desistência da atividade sexual

Figura 3

Complementarmente à identificação de pensamentos automáticos na consulta, deve-se aconselhar o cliente a monitorar os principais pensamentos ocorridos em contexto sexual e a forma como estes influenciaram as emoções e comportamentos. Pode-se recorrer a diários de pensamentos automáticos. Neste registro (Figura 3), os clientes deverão indicar quais os pensamentos ocorridos durante a situação problemática (situação sexual) e o seu grau de crença neles (numa escala de 0 a 100), as emoções vivenciadas bem como a sua intensidade (0-100), e os comportamentos apresentados.

Além dos diários de pensamentos, pode-se recorrer ao questionário dos modos desenvolvido pelo autor (Nobre & Gouveia, 1999), no qual é apresentado um conjunto de pensamentos automáticos em contexto sexual típico dos homens com disfunção erétil, avaliando-se ainda as dimensões emocionais e fisiológicas que lhe estão associadas.

Identificação de estruturas cognitivas nucleares

As estruturas cognitivas nucleares, a que Beck denominou esquemas, são, como já mencionamos, as principais responsáveis pela forma como interpretamos e damos sentido ao mundo que nos rodeia. São elas que, uma vez ativadas por acontecimentos ou situações específicas, orientam o processamento da informação (que pode processar-se de forma distorcida — distorções cognitivas) e promovem o aparecimento de pensamentos automáticos (que podem adquirir um caráter disfuncional, sempre que não se revelem adequados à situação e provoquem emoções e comportamentos inadequados).

A avaliação dos esquemas cognitivos reveste-se, pois, de um caráter central, considerando-se que são estes os primeiros responsáveis pela eclosão de pensamentos, emoções e comportamentos disfuncionais, ou seja, pela ativação dos modos (Beck, 1996).

Sendo por definição de natureza não-consciente (Alford & Beck, 1997), os esquemas e as correspondentes crenças intermédias revelam-se de difícil identificação. Nesse sentido algumas estratégias podem facilitar a sua elicitação (Judith Beck, 1995):

- Apresentar a primeira parte de uma proposição pedindo para o cliente completá-la

"Se falhar a ereção..."

- Analisar os temas recorrentes e comuns nos pensamentos automáticos do cliente.

  Esta análise permite compreender quais as preocupações centrais do cliente, facilitando a identificação das crenças intermédias e nucleares.

- Questionar diretamente atitudes e regras perante temas sexuais.

- Recorrer a questionários de atitudes quanto ao sexo.

  Neste caso, pode-se recorrer ao questionário de atitudes sexuais (Nobre & Gouveia, 1999), que procura avaliar atitudes e mitos habitualmente apresentados por homens com disfunção erétil.

- Recorrer a questionários de esquemas.

  Neste caso, assume especial relevância o questionário de esquemas precoces maladaptativos de Jeffrey Young (1990) do qual existe versão portuguesa (Gouveia *et al.*).

- Utilizar a técnica da flecha descendente.

  Esta técnica permite, a partir dos pensamentos automáticos, chegar às crenças intermédias e nucleares por meio do questionamento sucessivo do significado e das conseqüências de cada pensamento automático:

  C: *Não consigo ereção.*

  T: *O que é que isso significa para você?*

  C: *Quer dizer que não consigo ter relações sexuais como devem ser.*

  T: *E que conseqüência daí podem resultar?*

  C: *É uma vergonha para mim... vão pensar que não sou um verdadeiro homem... que sou um fraco.* (crença nuclear)

Estratégias de intervenção

Após a identificação e a avaliação do sistema cognitivo característico do cliente, estamos em condições de iniciar o processo de reestruturação cognitiva, ou seja, o processo que visa, por meio do recurso a estratégias de intervenção de caráter sobretudo cognitivo (mas que também podem ser comportamentais), modificar o conteúdo do modo característico da disfunção erétil.

Estratégias cognitivas

Avaliar vantagens e desvantagens

Uma das primeiras técnicas a serem utilizadas no processo de reestruturação cognitiva deve ser a da avaliação das vantagens e desvantagens das crenças apresentadas pelos clientes. Este método visa proporcionar ao cliente uma reflexão acerca dos ganhos que retira pelo fato de acreditar em determinada visão do mundo (crença). Suponhamos, por exemplo, uma atitude relacionada com a catastrofização das conseqüências da ausência de ereção — "Um homem que falhe sexualmente pode ser abandonado pela mulher".

T: *Que vantagens tem esta crença para a sua vida?*
C: *Bem, vantagem de início não tem nenhuma, mas obriga-me a esforçar-me mais para não falhar.*
T: *E isso impede-o de falhar?*
C: *Infelizmente, não.*
T: *Existirão outras vantagens no fato de acreditar nesta crença?*
C: *Parece que não.*
T: *E que desvantagens existirão?*
C: *Não sei, talvez me faça ficar ainda mais tenso e nervoso.*

Esta técnica visa, assim, questionar, num primeiro passo, a utilidade das crenças apresentadas pelo cliente.

Análise da evidência

Uma vez dado o primeiro passo no sentido de relativizar a utilidade das crenças disfuncionais, deve-se promover seu confronto com a evidência. Para esta análise da evidência das crenças pode-se recorrer a diversas técnicas específicas, como o debate e a análise lógica (na linha de Ellis), o fornecimento de informação e a formação específica na área sexual, e o teste da realidade (apresentado a seguir).

O debate e a análise lógica devem ter em conta o processo utilizado pelo cliente na interpretação das suas dificuldades e de todas as situações de caráter sexual. Neste particular, reveste-se de central importância a atenção que o clínico deverá dispensar aos erros no processamento cognitivo da informação apresentados pelo cliente.

A identificação das distorções cognitivas típicas dos homens com disfunção erétil pode ser efetuada pela análise dos seus pensamentos automáticos disfuncionais, e facilita a avaliação de estruturas cognitivas mais profundas, como as atitudes (estruturas intermédias) e os esquemas (estruturas nucleares).

Tal como em outros tipos de psicopatologias, os homens com disfunção erétil apresentam um conjunto típico de distorções cognitivas, que não são mais do que erros na forma como interpretam os acontecimentos, sobretudo os de natureza sexual. Beck (1976) apresentou uma classificação de erros cognitivos comuns nos processos psicopatológicos, que Rosen, Leiblum & Spector (1994) aplicaram ao quadro das disfunções eréteis:

- Pensamento de tudo ou nada. Esta distorção cognitiva está relacionada com a crença segundo a qual qualquer pequena "imperfeição" no desempenho sexual representa um fracasso completo. A este tipo de atitude disfuncional pode corresponder uma distorção cognitiva (erro no processamento de informação) do gênero:

  "Eu sou um fracasso completo, porque a minha ereção não foi 100% rígida".

- Sobregeneralização. Este erro no processamento da informação está relacionado com a crença segundo a qual uma única situação de insucesso representa uma incapacidade permanente no desempenho sexual. A este tipo de atitude disfuncional corresponde um erro cognitivo do gênero:

  "Eu tive dificuldades em obter uma ereção a noite passada; logo, jamais irei conseguir desempenhar satisfatoriamente uma relação sexual. Não voltarei a obter ereções no futuro".

- Desqualificação do positivo. Esta distorção cognitiva refere-se à atitude manifesta pelos sujeitos de minimizar ou mesmo rejeitar os aspectos positivos do seu desempenho sexual. Assim, a crença na incompetência do seu desempenho mantém-se, apesar das evidências que provam o contrário. Esta maximização dos aspectos negativos sobre os positivos conduz a erros cognitivos do tipo:

  "A minha parceira diz que eu a satisfaço sexualmente, mas só o faz porque sente pena de mim e não me quer magoar".

- Inferência arbitrária. Este erro cognitivo ocorre quando o homem disfuncional conclui que a sua parceira reage negativamente ao seu desempenho, sem que no entanto existam evidências que justifiquem essa crença. Um exemplo deste erro de processamento pode ser:

  "Minha companheira deve pensar que eu sou um fracassado ou um parceiro sexual muito fraco".

- Antecipação do futuro. Esta distorção cognitiva refere-se à crença do homem na antecipação do fracasso. Neste sentido, o sujeito disfuncional acredita que as suas predições de fracasso são uma verdade incontornável. Este erro cognitivo pode ser exemplificado pela seguinte constatação:

"Esta noite irei perder a minha ereção durante o ato sexual".

- Primazia da emoção. Esta distorção cognitiva refere-se à crença habitualmente existente entre os homens disfuncionais, segundo a qual as emoções negativas que o próprio sujeito experiencia refletem o modo como os fatos realmente são: *"Eu sinto isto, logo deve ser verdade".* Um exemplo deste tipo de erro poderá ser:

  "Sinto-me sexualmente incompetente; logo, devo mesmo ser um incapaz nesta área, e as outras pessoas devem pensar o mesmo".

- Imperativos categoriais. Este erro de processamento encontra-se relacionado com os padrões sexuais de elevada exigência e perfeccionismo que os homens disfuncionais habitualmente apresentam. Nesse sentido, torna-se para estes homens um imperativo apresentar um desempenho sexual "perfeito". Um exemplo elucidativo desta distorção cognitiva pode ser:

  "Eu deveria ser capaz de conseguir uma ereção sempre que a minha parceira quiser ter relações sexuais comigo".

- Catastrofização. Esta distorção cognitiva está relacionada com a crença comum entre os homens disfuncionais de que as suas falhas de desempenho sexual têm conseqüências negativas de natureza catastrófica e irreversível. Habitualmente, este tipo de crença ou atitude disfuncional está associado a sentimentos de ansiedade, à antecipação do fracasso e ao receio acerca do significado que o fracasso possa assumir em termos de autoconceito e relacionamento interpessoal. Um exemplo ilustrativo deste erro cognitivo é o seguinte:

"Se eu perder a ereção esta noite, minha parceira vai me abandonar".

A compreensão e posterior identificação de distorções cognitivas por parte dos clientes permitem-lhes confrontar-se com os erros que cometem na interpretação das situações e com a inconsistência dos pensamentos automáticos que daí resultam. Este processo constitui, pois, uma oportunidade para o cliente relativizar a crença que possui nos seus pensamentos automáticos, abrindo uma porta para a procura de outras explicações ou interpretações da realidade que sejam menos disfuncionais, ou seja, promotoras de emoções mais positivas e comportamentos mais adequados.

Informação e educação sexual

Outra das formas privilegiadas de confronto das crenças do cliente consiste na simples correção da informação sexual distorcida típica dos homens com disfunção erétil. Diversos estudos têm realçado a dimensão do desconhecimento e dos mitos e idéias errôneas apresentados por esta população na área da sexualidade (McCarthy, 1981; Zilbergeld, 1992). Rosen *et al.* (1994), ao desenvolver um programa de tratamento psicológico para a disfunção erétil, dão particular relevância a este componente. Uma intervenção inicial dedicada à informação e formação dos sujeitos disfuncionais nos aspectos da sexualidade nos quais sua ignorância é tradicionalmente reconhecida pode, por si só, facilitar o processo de modificação das crenças que estão na base das suas dificuldades.

Teste da realidade

A técnica do teste da realidade (também conhecida como experiências comportamentais) consiste na utilização de situações reais de vida para testar hipóteses resultantes das crenças disfuncionais do cliente. Imaginemos a atitude disfuncional resultante da catastrofização da reação da mulher ao fracasso do homem: "*Um homem que falhe sexualmente pode ser abandonado pela mulher*".

T: *Muito bem, acredita então que as mulheres podem abandonar os homens por causa do fracasso na ereção?*

C: *Sim.*

T: *Então, diga-me, quantos casos conhece de mulheres que abandonaram os maridos por essa razão?*

C: *Bem, isso não sei, mas tenho ouvido muitas histórias.*

T: *Conhece algum caso real em que isso tenha acontecido?*

C: *Real não conheço, mas acredito que haverá muitos.*

T: *Quantas situações conhece de mulheres que tenham abandonado o marido?*

C: *Algumas, umas três ou quatro.*

T: *E, nesses casos, pensa que a causa do abandono foi a falta de ereção?*

C: *Não sei, mas não me parece.*

T: *E, na sua situação, alguma vez a sua mulher pôs em causa a relação devido às suas dificuldades?*

C: *Não, isso não.*

Técnica de questionamento socrático

O método socrático constitui uma das mais poderosas técnicas de modificação de pensamentos automáticos e esquemas cognitivos. Esta técnica, baseada no método de ensino utilizado pelo filósofo grego, procura levar o cliente a refletir uma de forma guiada sobre as suas próprias crenças, facilitando o processo de autodescoberta de novas interpreta-ções alternativas para os seus acontecimentos de vida (ou seja, de novas crenças).

Suponhamos um exemplo de atitude disfuncional identificada no nosso estudo como "atitude de macho latino" (característica dos homens com disfunção erétil): "Falha na ereção é sinal de baixa masculinidade".

T: *Numa escala de zero a cem, em que grau acredita nesta afirmação?*

C: *Talvez noventa.*

T: *Isso quer dizer que sempre que alguém falha na ereção é sinal de que é menos homem.*

C: *Bem, talvez não seja sempre, às vezes há outras razões.*

T: *Que razões?*

C: *Não sei... Pode estar cansado ou preocupado com algo, e as coisas não correrem muito bem.*

T: *E então esse cansaço ou preocupação pode explicar a falha, sem que se ponha em questão a masculinidade?*

C: *Sim, às vezes.*

T: *Quantas vezes (numa escala de zero a cem)?*

C: *Talvez trinta.*

T: *E, além disso, haverá outras explicações para uma falha?*

C: *Bem, não sei... se calhar por vezes a mulher também não ajuda muito.*

T: *E isso explica quanto (numa escala de zero a cem)?*

C: *Uns dez.*

T: *Haverá mais alguma hipótese para explicar a falha?*

C: *Não sei, no meu caso também o nervosismo; quando está para acontecer, começo logo a pensar se o pênis vai reagir ou não, e as coisas ainda correm pior.*

T: *E essa hipótese, em que grau explica o fracasso?*

C: *No meu caso, talvez cinqüenta ou sessenta.*

T: *Então, como fica sua interpretação inicial de que a falta de ereção era sinal de falta de masculinidade?*

C: *Bem, se calhar não é sempre.*

T: *Então, quanto é que acredita nela (numa escala de zero a cem)?*

C: *Neste caso talvez dez.*

Esta técnica revela-se muito útil na formulação, por parte do próprio cliente, de pontos de vista alternativos, que se revelarão imprescindíveis no processo de modificação cognitiva.

Técnica do ponto–contraponto

Uma vez identificadas pelo cliente crenças funcionais que sirvam de alternativa às cognições disfuncionais, deve-se proporcionar a ele a possibilidade de exercitar esse novo papel. Nesse sentido, a técnica do ponto–contraponto, também designada *role-play* racional-emotivo, consiste na representação em consultório de um diálogo entre as crenças funcionais e as disfuncionais. Nesta dramatização, o cliente pode começar por representar o seu papel habitual (crenças disfuncionais/lado emocional), trocando em seguida com o terapeuta, colocando-se na sua posição (descentração). Nesta troca de papéis, o cliente é instigado a rebater suas próprias crenças (racionalmente/crenças funcionais ou adaptativas), agora apresentadas pelo terapeuta. Esta técnica apresenta um potencial de mudança inestimável, uma vez que permite ao cliente não só distanciar-se do seu papel habitual (descentração), mas também assumir um novo personagem, cuja função é convencer o anterior de que a sua visão do "mundo" não é a mais correta (funcional ou adaptativa).

Esta técnica utilizada em consultório deverá ser transposta para as situações reais de vida do cliente, que assim promoverá o questionamento das cognições disfuncionais no momento em que estas surgirem. Complementarmente, o cliente deve ser encorajado a registrar as cognições alternativas apresentadas para cada pensamento automático disfuncional, bem como o grau de crença em relação a estas e o seu efeito sobre a crença no pensamento disfuncional original (Figura 4).

Continuum cognitivo

Esta técnica destina-se principalmente a atuar sobre o tipo de pensamento polarizado (visão de tudo ou nada) característico dos homens com disfunção erétil. Esta visão é sobretudo notória no que se refere ao significado catastrófico atribuído às falhas, ainda que sejam ocasionais. Por exemplo, suponhamos uma atitude típica de "macho latino": "Um verdadeiro homem deve apresentar uma ereção rápida e eficiente em qualquer circunstância".

Data	Situação	Pensamento automático (grau de crença)	Emoção (intensidade 0-100)	Cognição alternativa (grau de crença)	Resultado (grau de crença no pensamento automático original)
	Penetração sexual difícil de concretizar	"Se falhar, estou perdido" (70)	Ansiedade (90)	"Não há nada que diga que não vou conseguir" (60) "É normal por vezes falhar" (70) "O mundo não vai acabar se falhar" (80)	"Se falhar, estou perdido" (50)

Figura 4

Partindo desta crença, podemos construir um gráfico no qual representaremos num pólo o verdadeiro homem, questionando o cliente em relação à sua posição.

T: *Muito bem, o verdadeiro homem encontra-se no nível cem, e a sua posição qual é?*

C: *Nesta altura, infelizmente, encontro-me perto do zero.*

T: *E tudo o que estiver abaixo dos cem é negativo?*

C: *Bem, talvez não, mas abaixo dos sessenta-setenta já começa a ser mau.*

T: *Quer dizer que a sua situação não podia ser pior, pois encontra-se quase no zero?*

C: *Talvez pudesse ainda ser pior, se nunca atingisse a ereção.*

T: *Então quem não consegue nunca a ereção está no nível zero?*

C: *Sim.*

T: *E quem consegue ereção só por meio de masturbação, por exemplo?*

C: *Não sei, talvez no dez.*

T: *E aqueles que conseguem ereções uma vez por mês durante as relações, mas não conseguem penetrar a companheira?*

C: *Esses talvez estejam no nível vinte.*

T: *E os que conseguem penetrar a companheira em média uma vez por mês?*

C: *Estão para aí no nível quarenta.*

T: *E aqueles que conseguem ter relações completas metade das vezes que tentam (duas a três vezes por mês)?*

C: *Estão no nível cinqüenta.*

T: *Quantas vezes conseguiu ter relações sexuais completas durante o último mês?*

C: *Três vezes.*

Estratégias comportamentais

Após a apresentação de diversas técnicas de intervenção cognitiva, não deixaremos de fazer referência a duas estratégias de caráter comportamental, cuja aplicabilidade ao domínio das disfunções sexuais nos parece inquestionável.

Distração e refocagem

A técnica de distração e refocagem pode revelar-se de grande utilidade no domínio da disfunção erétil. De fato, é por todos conhecida a tendência típica que os homens disfuncionais apresentam para (quando em situações de caráter sexual) focar a sua atenção em si próprios, mais concretamente na reação do seu órgão sexual (*auto-focus*), em detrimento da focagem na relação sexual em si. Esta autofocagem (papel de espectador) tem sido, ao longo dos tempos, apresentada como uma das principais características da disfunção em causa (Masters & Johnson, 1970; David Barlow, 1986, 1990).

Esta autofocagem está intimamente ligada à preocupação com a *performance" e aos pensamentos relacionados com as conseqüências de uma eventual falha.*

Por outro lado, Barlow (1986) e colaboradores apresentam resultados de diversas investigações, apontando para um aumento da eficácia da resposta erétil de homens disfuncionais quando, simultaneamente à visualização de um filme erótico, lhes era apresentado um conjunto de tarefas mentais (por exemplo, cálculos matemáticos). Estas atividades, apesar de não orientarem os indivíduos para a "tarefa" sexual, distraíam a sua atenção (*focus*) da preocupação com a ereção, facilitando a sua ocorrência.

A técnica de distração e refocagem pretende reorientar a atenção dos sujeitos para o ato sexual, solicitando-lhes, por exemplo, que se preocupem exclusivamente em satisfazer as companheiras por todos os métodos que não incluam a utilização do pênis. Esta estratégia obrigará o homem a focar a sua parceira e as suas reações de prazer, distraindo-o da avaliação do comportamento do seu pênis e possivelmente facilitando a sua ereção.

Relaxamento e dessensibilização sistemática

As técnicas de relaxamento e dessensibilização sistemática, de caráter marcadamente comportamentalista, são igualmente úteis na abordagem cognitivista. Neste particular, acresce que a terapia sexual clássica (Masters & Johnson, 1970) utiliza como estratégia terapêutica central um procedimento baseado no princípio da dessensibilização sistemática. De fato, o foco sensorial constitui uma técnica que pretende diminuir a ansiedade de desempenho típica dos sujeitos com disfunção sexual, promovendo um conjunto de atividades sexuais não exigentes, com aproximação gradual da situação mais ansiógena (coito). Este processo visa sobretudo devolver o prazer à atividade sexual, recorrendo ao contato físico não-genital e à estimulação da comunicação não-verbal (Allen Gomes, 1980).

Lembramos que, sendo o modo característico da disfunção erétil um sistema resultante da interação de diversos subsistemas (cognitivo, afetivo e comportamental), a sua modificação, embora focada no seu sistema central (sistema cognitivo), poderá passar também pela intervenção nos outros subsistemas.

Conclusão

Como afirmamos inicialmente, foi nosso propósito contribuir para a construção de um modelo de conceitualização cognitivista da disfunção erétil, apresentando um conjunto de estratégias terapêuticas baseadas nos princípios da terapia cognitiva. Reconhecendo antecipadamente as limitações que uma proposta desta natureza encerra, esperamos, no entanto, ter contribuído para abrir o leque de possibilidades de intervenção terapêutica no capítulo da disfunção erétil ao enfatizar o papel dos fatores cognitivos na eclosão e manutenção desta disfunção.

Agradecimentos

Não poderei terminar sem antes apresentar uma palavra de agradecimento àqueles sem os quais a realização desta tarefa não teria sido possível. O professor doutor Pinto Gouveia, meu orientador de mestrado e de doutoramento, que com a sua inestimável capacidade clínica e científica tem me ajudado a "ir mais longe". O dr. Allen Gomes, pioneiro do estudo científico da sexologia em Portugal e incansável no apoio e disponibilidade demonstrados desde o primeiro momento, quer na recolha das amostras clínicas (consulta de sexologia da Universidade de Coimbra), quer nas sempre pertinentes observações e sugestões. Finalmente, a todos aqueles que ao longo dos estudos realizados colaboraram na árdua tarefa de recolha das amostras imprescindíveis para a realização das investigações que constituem a base deste trabalho.

Referências bibliográficas

ALFORD, B. & BECK, A. T. *The integrative power of cognitive therapy*. Nova York, The Guilford Press, 1997.

ANDERSEN B. L.; CYRANOWSKI, J. M. & ESPINDLE, D. "Men's sexual self-schema". *Journal of Personality and Social Psychology*. 76(4), 1999, pp. 645-61.

BAKER, C. "A cognitive-behavioural model for the formulation and treatment of sexual dysfunction". *In*: USSHER, J. & BAKER, Christine D. (eds.). *Psychological perspectives on sexual problems: New directions in theory and practice*. Londres, Routledge, 1993, pp. 110-28.

BARLOW, D. H. "Causes of sexual dysfunction: The role of anxiety and cognitive interference". *Journal of Consulting and Clinical Psychology, 54, 1986, pp. 140-8.*

BARLOW, D. H., SAKHEIM, D. K., & BECK, J. G. "Anxiety increases sexual arousal". *Journal of Abnormal Psychology*, 92, 1983, pp. 49-54.

BECK, A. T. *Depression: clinical, experimental and theoretical aspects*. Nova York, Harper & Raw, 1967.

_________. *Cognitive therapy and the emotional disorders*. Nova York, International Universities, 1976.

_________. *Love is never enough*. Nova York, Harper & Raw, 1988.

_________. "Foreword". *In*: KINGDON D. G & TURKINGTON D. (eds.). *Cognitive-behavioral therapy of schizophrenia*. Nova York, The Guilford Press, 1994.

_________. "Beyond belief: A theory of modes, personality, and psychopathology". *In*: SALKOVSKIS P. (ed.). *Frontiers of cognitive therapy*. Nova York, The Guilford Press, 1996.

BECK, A. T. & EMERY, G. *Anxiety disorders and phobias: A cognitive perspective*. Nova York, Basic Books, 1985.

BECK, A. T. & CLARK, D. A. "Anxiety and depression: An information processing perspective". *Anxiety Research*, 1, 1988, pp. 23-36.

BECK, A. T. & FREEMAN, A. T. *Cognitive therapy of personality disorders*. Nova York, The Guilford Press, 1990.

BECK, J. S. *Cognitive therapy: Basics and beyond*. Nova York, The Guilford Press, 1995.

BECK, J. G. & BARLOW, D. H. "Current conceptualizations of sexual dysfunction: A review and an alternative perspective". *Clinical Psychology Review, 4, 1984, pp. 363-78.*

_________. "The effects of anxiety and attentional focus on sexual responding-II: Cognitive and affective patterns in erectile dysfunction". *Behavior Research and Therapy*, 24, 1986, pp. 19-26.

BLACKBURN, I. M. & COTTRAUX, J. *Thérapie cognitive de la dépression*. Paris, Masson, 1988.

CAREY, M. P. WINCZE, J. P. & MEISLER, A. W. "Sexual dysfunction: male erectile disorders". *In*: BARLOW D. H. (ed.). *Clinical handbook of psychological disorders: A step by step treatment manual*. Nova York, The Guilford Press, 1993.

CRANSTON-CUEBAS, M. A. & BARLOW, D. H. "Cognitive and affective contributions to sexual functioning". *Annual Review of Sex Research*. 1, 1990, pp. 119-61.

GOMES, A. "Os problemas sexuais na prática clínica (I)". *Psiquiatria Clínica* 1 (3), 1980, pp. 207-13.

_________. "Os problemas sexuais na prática clínica (II)". *Psiquiatria Clínica* 1 (4), 1980, pp. 277-82.

_________. "Os problemas sexuais na prática clínica (III)". *Psiquiatria Clínica* 2 (1), 1981, pp. 61-70.

GOMES, F. A. "As disfunções sexuais masculinas: classificação, definição e incidência". *In*: GOMES, F. A; ALBUQUERQUE, A. & NUNES, S. *Sexologia em Portugal*. vol 1. Lisboa, Sociedade Editora e Distribuidora de Livros Ltda., 1987.

GONÇALVES, O. *Terapias cognitivas: Teoria e prática*. Porto, Edições Afrontamento, 1993.

GOUVEIA, J. P. *Factores cognitivos de vulnerabilidade à depressão*. Tese de doutorado apresentada à Universidade de Coimbra, 1990.

HAWTON, K. *Sex therapy: a practical guide*. Northvale, NJ, Jason Aronson Inc., 1985

HAWTON, K.; SALKOVSKIS, P. M.; KIRK, J; & CLARK, D. M. *Cognitive behaviour therapy for psychiatric problems: a practical guide*. Oxford, Oxford University Press, 1989.

INGRAM, R. E. & KENDALL, P. C. "Cognitive clinical psychology: implications of an information processing perspective". *In*: INGRAM, R. E. (ed.). *Information processing approaches to clinical psychology*. Orlando, Academic Press, 1986.

KAPLAN, H. *The new sex therapy*. Nova York, Brunner/Mazel, 1974.

MASTERS, W. & JOHNSON, V. *Human sexual response*. Boston, Little, Brown e Co., 1966

_________. *Human sexual inadequacy*. Boston, Little, Brown e Co., 1970

McCARTHY, B. "A cognitive-behavioral approach to sex therapy". *In*: FREEMAN, A. *et al* (eds.). *Comprehensive handbook of cognitive therapy*, Nova York, Plenum Press, 1989, pp. 435-47.

_________. *O que você (ainda) não sabe sobre a sexualidade masculina*. São Paulo, Summus, 1981.

_________. "Erectile dysfunction and inhibited sexual desire: Cognitive-behavioral strategies". *Journal-of-Sex-Education-and-Therapy*. 18(1), 1992, pp. 22-34.

NOBRE, P. *Disfunção eréctil: contributos para a construção de um modelo cognitivo-afectivo*. Tese de mestrado apresentada à Faculdade de Psicologia e Ciências da Educação da Universidade de Coimbra, 1997.

_________. "Cognitive-affective factors of erectile dysfunction". *Acta Portuguesa de Sexologia*, 1998.

NOBRE, P. & GOUVEIA, P. "Factores cognitivo-afectivos da disfunção eréctil: resultados de um estudo empírico". *Psychologica*. 23, 1999, pp. 73-87.

_________. "Disfunção eréctil: contributos para a sua compreensão à luz do modelo cognitivo de A. T. Beck". *Terapia Sexual*, II(2), 2000, pp. 13-36.

ROSEN, R. C & LEIBLUM, S. R. *Erectile disorders: assessment and treatment*. Nova York, The Guilford Press, 1992.

ROSEN, C. R.; L, S. R. & SPECTOR, I. P. "Psychologically based treatment for male erectile disorder: a cognitive-interpersonal model". *Journal of Sex & Marital Therapy*, 20(2), 1994, pp. 67-85.

SALKOVSKIS, P. *Frontiers of cognitive therapy*. Nova York, The Guilford Press, 1996.

SBROCCO, T., & BARLOW, D. H. "Conceptualizing the cognitive component of sexual arousal: implications for sexuality research and treatment". *In*: SALKOVSKIS, P. (ed.). *Frontiers of cognitive therapy*. Nova York, The Guilford Press, 1996.

SBROCCO, T., WEISBERG, R., BARLOW, D. H. & CARTER, M. "The conceptual relationship between panic disorder and male erectile dysfunction". *Journal of Sex & Marital Therapy*, 23(3), 1997, pp. 212-20.

WEISHAAR, M. E. & BECK, A. T. "Cognitive therapy". *In*: DRYDEN, W. & GOLDEN, W. (eds.). "Cognitive behavioral approaches to psychotherapy. Londres, Harper & Row, 1986.

YOUNG, J. E. *Cognitive therapy for personality disorders: a schema-focused approach*. Sarasota, Professional Resource Exchange, Inc., 1990.

ZILBERGELD, *The new male sexuality*. Nova York, Bantam Books, 1992.

Ejaculação inibida

*Jussânia S. Oliveira**

A ejaculação inibida, também denominada "incompetência ejaculatória", é uma forma específica de disfunção sexual masculina, que pode ser considerada tanto de caráter primário quanto secundário.

As dificuldades ejaculatórias podem ser situacionais ou seletivas, isto é, ocorrendo com determinada parceira ou tipo de estimulação (por exemplo, o coito), mas não com outra. A ejaculação inibida absoluta, que é bastante rara, consiste na incapacidade total e historicamente permanente de ejacular em quaisquer circunstâncias, salvo pelas emissões noturnas. Fala-se em ejaculação inibida primária quando a ejaculação intravaginal, embora tentada, nunca ocorreu, e em ejaculação inibida secundária quando esse tipo de dificuldade ejaculatória começa após um período de funcionamento satisfatório.

O homem com incompetência ejaculatória raramente tem dificuldade para obter ou manter uma qualidade de ereção suficiente para a relação sexual bem-sucedida. Em suas formas mais

* Psicóloga clínica, pós-graduada em Educação e Terapia Sexual pela (Sociedade Brasileira de Sexualidade Humana) — SBRASH e Faculdade de Medicina do ABC, membro pesquisadora e diretora administrativa do (Centro de Estudos e Pesquisas em Comportamento e Sexualidade) — CEPCOS; qualificada terapeuta sexual pela Associação Latino-Americana de Psicólogos Sexólogos — ALAPS/SEX.

leves, a inibição ejaculatória (ou incompetência ejaculatória) é relativamente comum e tem excelente prognóstico com a terapia sexual. O principal objetivo da terapia sexual breve e ativa com a ejaculação inibida é afastar o homem de sua necessidade excessiva de controle, de modo que seus reflexos orgásticos possam liberar-se sem impedimentos.

Alguns homens, atingidos pela disfunção da ejaculação inibida, experimentam tais pressões de *performance* sexual que chegam a desenvolver a complicação da disfunção erétil secundária.

Causas orgânicas

A incapacidade de ejacular foi registrada em pacientes com traumatismo da medula espinhal (Ellison, 1978), pacientes com doenças desmielinizantes e degenerativas da medula, após cirurgia envolvendo os gânglios simpáticos (Whitelaw & Smithwick, 1951), em pacientes com diabetes (Kaplan & Abrans, 1958) (geralmente em combinação com a insuficiência erétil), com ingestão de drogas e na presença de qualquer doença ou traumatismo que destrua parte do substrato anatômico ou neurofisiológico que serve à ejaculação. Os fatores orgânicos e psicogênicos por vezes contribuem simultaneamente para o comprometimento da capacidade ejaculatória (Kaplan & Abrans, 1958).

Diferenciação entre causas orgânicas e psicogênicas

Como ocorre na insuficiência erétil psicogênica, o fator identificador é a qualidade seletiva dos sintomas. Não existe doença orgânica em que o homem consiga ejacular por meio da estimulação oral ou manual, mas não durante o coito, ou com uma mulher e não com outra.

À semelhança da disfunção erétil, a única e grande exceção à regra acima é a ejaculação retardada, que ocorre durante a ingestão intermitente de drogas. Os viciados em heroína, por exemplo, podem descobrir-se incapazes de ejacular somente pelo período de tempo em que se acham sob influência da droga.

Cabe ressaltar ainda outros dois aspectos a respeito das causas orgânicas e ligadas à droga na ejaculação retardada. Embora a anamnese possa sugerir psicogenicidade, deve-se sempre eliminar, primeiramente, a hipótese de uma causa orgânica. Em segundo lugar, mesmo que se descubra uma possível razão dita orgânica ou ligada à droga para as queixas sexuais do paciente durante a avaliação inicial, a causa primária poderá ainda ser psicogênica. Por exemplo, alguns pacientes com diabetes sofrem de problemas eréteis e ejaculatórios. No entanto, em alguns desses pacientes, que atribuem suas dificuldades ao diabetes, há sintomas seletivos que, na ausência da ingestão intermitente de drogas e na presença de um bom controle diabético, apontam para a psicogenicidade dos sintomas. De modo semelhante, mesmo um comprometimento orgânico que traga uma contribuição parcial para o problema pode ser primariamente agravado pela "sobrecarga psicológica". Por exemplo, o homem afligido por uma neuropatia branda e comprovada que afete as sensações penianas pode preocupar-se tanto com seus possíveis efeitos no desempenho sexual que a ansiedade de desempenho termina por ser a causa real de seu problema sexual.

Tratamento da ejaculação inibida

As principais medidas utilizadas são:

ESCLARECIMENTO, ORIENTAÇÃO E APOIO

Assegurar a privacidade e liberdade durante a atividade sexual, eliminando as distrações.

Instruir os pacientes quanto aos limites impostos pelo período refratário fisiológico.

Contribuir para alterar, quando possível, os fatores ambientais que contribuam para a tensão e as preocupações que favoreçam os problemas ejaculatórios, isto é, dificuldades profissionais, doenças na família etc.

Solucionar problemas e discórdias conjugais.

Reduzir a inibição psicológica e a distração decorrente de ansiedade e culpa.

Esta última categoria geralmente responde pela maior porcentagem dos pacientes no consultório. É mais conveniente deixar o tratamento a critério de um terapeuta especializado em problemas sexuais, quando a incapacidade de ejacular em determinado homem se relacionar com orientação homossexual, com a necessidade de um estímulo fetichista específico, ou quando for secundária ao desajustamento conjugal grave ou a alguma psicopatologia individual.

REDUÇÃO DA INIBIÇÃO PSICOLÓGICA E DA DISTRAÇÃO RESULTANTE DA ANSIEDADE OU CULPA

Nessas situações, o alvo das intervenções terapêuticas é a superação da ansiedade ou culpa associadas ao ato da ejaculação. A investigação da história pregressa do paciente, de seus sentimentos e atitudes atuais a respeito do sexo, originados dessas experiências passadas, o exame das situações precisas que desencadeiam ansiedade e culpa, a avaliação sistemática de seu relacionamento conjugal presente e o levantamento dos conhecimentos do paciente sobre a função sexual se fazem necessários. Os fatores psicológicos imediatos que causam sofrimento nos homens que têm ejaculação inibida são encontráveis em sua situação e ambiente interpessoal atuais, acrescidos das próprias idéias do paciente ("Como posso fazer isso? O que ela irá pensar de mim?").

No tratamento da disfunção sexual, o paciente segue as instruções do terapeuta sexual e conduz em casa boa parte da terapia.

Neste trabalho de superar a ansiedade e a culpa que produzem a inibição ejaculatória e em reduzir as distrações que diminuem os estímulos e a excitação sexual, acham-se incluídas as seguintes etapas:

- Explorar a fonte do medo e culpa do paciente quanto à sexualidade, na tentativa de salientar e questionar as crenças irracionais e corrigir as falsas concepções. Nos casos em que o medo da gravidez constitui uma fonte de ansiedade, as instruções a respeito de um método anticoncepcional podem ser úteis.

- Usar o prestígio e a influência da posição e *status* do profissional terapeuta sexual para "dar permissão" para que se desfrute da resposta sexual. Os pacientes freqüentemente se identificam com as figuras semelhantes às figuras parentais e reelaboram alguns de seus próprios sentimentos e atitudes irracionais e inadaptativos, passando a adotar os códigos comportamentais mais razoáveis e menos severos do profissional.
- Usar tarefas especificamente concebidas para voltar a focalizar a atenção do paciente nos estímulos sexuais e para reduzir a distração e a ansiedade.
- "Forçar" a ejaculação na presença da ansiedade ou culpa inibitórias, para que tais reações sejam "extintas" ou eliminadas.

Exercícios de focalização sensorial

A comunicação que pretende dar conforto ou consolo, que demonstra segurança, mostra devoção, expressa o amor ou a necessidade física é demonstrada, em primeiro lugar, pelo toque. A comunicação olfativa, visual ou auditiva geralmente serve como reforço da experiência. Os parceiros aprendem que a função sexual não é apenas uma expressão física. O tato, o cheiro, o som e a visão, refletindo o quanto o homem ou a mulher, como seres sexuais, sentem e pensam, dão significado responsivo ao ato sexual. Esses fatores são importantes tanto para o homem quanto para a mulher.

Para apresentar as vantagens do foco sensitivo aos parceiros, lhes é solicitado que no intervalo de uma semana, entre uma sessão e outra, realizem o exercício por duas vezes. Sugere-se que a medida de tempo dos episódios surja de um senso natural de cordialidade, compatibilidade e/ou um senso de companheirismo. A duração de cada sessão deve ser determinada pela seguinte fórmula: os parceiros continuam por todo o período de tempo que lhes dê prazer ou que seja considerado como uma oportunidade de descoberta e prazer, porém nunca deve ser levado a um ponto de fadiga física ou de perda de interesse dos procedimentos para qualquer dos dois. A diretriz profissional que está se tornando lugar-comum — "cinco minutos gratificantes valem muito mais que meia hora de tensão" — ainda permanece uma boa regra de procedimento.

O procedimento físico deve ser o seguinte: na privacidade de seu quarto, o casal deve estar despido, com o mínimo de cansaço emocional ou físico, ansiedade ou tensão. As roupas devem ser um artefato que realça a interação sexual, mas também podem ser fatores de distração, quando há timidez, incômodo ou embaraço de qualquer dos parceiros.

Duas pessoas que deparam com a angústia da disfunção sexual precisam evitar qualquer circunstância ambiental ou procedimento físico que possa contribuir para um mal-entendido ou uma interação incômoda. Portanto, as roupas devem sempre ser removidas antes de qualquer interação física específica que acontece segundo o direcionamento, até que ambos os parceiros tenham readquirido segurança pessoal na comunicação física.

A indicação do foco sensível muitas vezes produz uma redução da tensão nas interações sexuais. Cada um dos parceiros se libera da expectativa de que deve provocar uma resposta adequada em si mesmo e no outro. Ele não PRECISA ter uma ereção; ela não é OBRIGADA a fazer com que ele tenha uma ereção. Também não é PERMITIDO, e não se pressiona para tanto, chegar ao orgasmo. A falha é praticamente impossível nessas circunstâncias. Da perspectiva da teoria de aprendizagem, isso cria condições ideais para a extinção da ansiedade sexual

Além de suas funções de aprendizagem, os exercícios de foco sensível também são intrinsecamente agradáveis e dão ao casal a oportunidade de proporcionar e receber prazer um do outro. Para a maioria das mulheres e para muitos homens, as sessões de foco sensitivo constituem a primeira oportunidade que jamais tiveram de "pensar e sentir" sensualmente e sem preocupações na experiência livre das exigências do ponto final da liberação (sua própria ou do parceiro), sem a necessidade de explicar as preferências sensitivas, sem a necessidade de autoafirmação ou sem o sentido de necessidade de apressar-se em "retribuir o favor".

O parceiro que produz prazer está primeiramente compromissado para fazer exatamente isso: dar prazer. Em um segundo nível da experiência, o doador deve explorar seu próprio componente de prazer pessoal ao praticar o toque, em experimentar e apreciar as dimensões sensuais de firme e suave, macio e áspero, quente e frio, qualidade de textura e, finalmente, a aura um tanto indescritível da receptividade física expressa pelo parceiro que recebe o prazer. Depois de um tempo razoável, os parceiros devem trocar os papéis de provocar prazer (doador) e receber prazer (receptor) e, então, repetir o procedimento no mesmo nível de detalhes. A fricção, as pressões e as carícias suaves parecem provocar respostas emocionais altamente agradáveis na maior parte das pessoas, desde que não exista um conflito significativo quanto à experiência do prazer. A evidência clínica sugere que a estimulação tátil mútua e suave pode aumentar o elo de afeição entre as pessoas.

Assim, o foco sensível é uma experiência de aprendizagem pela qual as respostas agradáveis são reforçadas, e a ansiedade sexual reduzida devido à remoção do medo de falhar.

É muito importante avaliar a resposta de cada um dos parceiros ao foco sensível em detalhe e profundidade. Todas as prescrições comportamentais provocam EMOÇÕES, das quais os parceiros podem ter diferentes graus de consciência. Essas emoções, por sua vez, provocam certos padrões de comportamento. Uma discussão aberta da experiência ajuda a esclarecer os aspectos afetivos, da experiência, bem como os comportamentais, tanto para o terapeuta como para o casal.

Ocasionalmente, um ou ambos podem experimentar sensações eróticas tão intensas que o casal "desobedece" e chega ao orgasmo e/ou coito "contra as ordens". Esse comportamento algumas vezes nasce de uma resistência enraizada na ansiedade; mas, outras vezes, esse entusiasmo sexual é uma saudável expressão da liberdade crescente. Mais uma vez, apenas uma discussão probatória detalhada, clara, dedicada, mas firme, das respostas físicas e emocionais do casal pode ajudar o terapeuta a avaliar as respostas dos pacientes.

Dessensibilização progressiva

A maior parte dos ejaculadores inibidos consegue ejacular em algumas condições, e a estratégia básica do tratamento consiste em formar gradualmente a resposta ejaculatória do paciente em relação ao objetivo visado e a liberdade ejaculatória no coito. As técnicas são estruturadas tendo esse princípio em mente. Portanto, as prescrições comportamentais específicas variarão segundo o caso individual. Por exemplo, um paciente pode ejacular apenas se sua parceira saiu de casa, e ele está sozinho. Se então ele se masturba com vaselina, segundo uma fantasia de estimulação oral da parte de uma estranha, possivelmente obterá o orgasmo. Quando ele tenta fazer amor com sua parceira, tem prazer, uma boa ereção, coito, e ela fica satisfeita; mas ele não chega ao orgasmo, mesmo que o coito dure uma hora. A primeira prescrição oral nesse caso poderia ser que ele se masturbasse do modo costumeiro, acompanhado por suas fantasias, trancado em seu quarto, enquanto sua parceira está em outro cômodo mais distante. Se isso tem êxito, vários dias mais tarde ele poderia repetir o procedimento enquanto sua parceira está no quarto ao lado. Mais tarde ainda, quando ela está no mesmo quarto. Depois, eles fazem amor e, depois que ela está satisfeita, ele vai até o banheiro e se masturba até o orgasmo. Essa seqüência começa a estabelecer uma associação entre o ato heterossexual e o orgasmo. Um ponto-chave do tratamento ocorre quando a parceira do paciente consegue estimular manualmente o pênis até o orgasmo. Ela usa vaselina, e ele é aconselhado a percorrer sua fantasia enquanto está sendo estimulado. Depois que o paciente foi levado ao orgasmo pela parceira, proíbe-se a masturbação isoladamente. Agora ele consegue ejacular na presença e com a participação da parceira. A ejaculação cada vez mais próxima da vagina é a próxima seqüência do tratamento.

A manobra de ponte para o homem é empregada depois que o paciente consegue tranqüilamente um orgasmo com manipulação manual da parceira. A mulher estimula o parceiro com vaselina, até que ele esteja próximo do orgasmo. Então, ele a penetra. Ela estimula seu pênis com a mão, enquanto ele faz alguns movimentos de arremetida.

Depois que o homem penetrou na vagina, com uma combinação de estimulação vaginal e manual, ele começa a indicar quando está a ponto de ter orgasmo, de modo que ela possa afastar a mão e deixar que as movimentações do coito propiciem o orgasmo.

Em certos casos o homem não consegue ejacular, devendo então a mulher parar os movimentos e retirar o pênis da vagina. Provavelmente um dos dois fatos deve ter ocorrido: ou o homem indicou um falso momento de inevitabilidade ou a parceira se adiantou ao sinal do indivíduo. Qualquer que seja a causa do fracasso, não há motivo para preocupação, e em outra oportunidade o desbloqueio deverá ser tentado de modo mais progressivo e cuidadoso.

Durante o tratamento, sobretudo ao se executar os procedimentos de desbloqueio ejaculatório, "a idéia importante a ser projetada para ambos os membros da unidade é que não há pressa" (Masters & Johnson, 1970). Além disso, é fundamental que se preste apoio e esclarecimento ao par, e de modo especial à parceira, que em grande parte das vezes já está muito desgastada pelas frustrações repetidas. Neste tipo de tratamento a motivação e a cooperação da parceira são fatores essenciais.

Algumas observações finais

Após onze anos de prática clínica pude obervar que embora as disfuncões sexuais masculinas e femininas possam ter as mesmas características, para cada caso temos de utilizar determinadas técnicas. Nossos mestres em terapia sexual (Masters e Johnson, Helen Singer Kaplan, Dennis J. Munjack, Ricardo e Mabel Cavalcanti, Nelson Vitiello, Oswaldo Rodrigues Jr. entre outros) nos mostram indicações e caminhos exemplares a seguir em cada tipo de disfunção. No entanto, muitas vezes deparamos com situações únicas, nas quais obrigatoriamente teremos de "caminhar com as próprias pernas" e aprender com a singularidade de cada ser humano e de nossa interação com este ser.

A prática nos ensina a sermos humildes, pacientes, perseverantes e insistentes na crença da capacidade do ser humano em se adaptar e superar obstáculos.

E, mais ainda, se realmente somos "apaixonados" pelo nosso trabalho, podemos ajudar nossos pacientes e crescer juntamente com eles, por mais difícil que possa parecer determinado caso clínico. Podemos ter a grande oportunidade de aprender e superar nossas próprias limitações como profissionais e também como seres humanos que somos.

Referências bibliográficas

BARNETT, J. "Sex and the obsessive-compulsive person". *Med. Asp. Human Sex,* 5:35-45, 1971.

BENNETT, D. "Treatment of ejaculato praecox with monoamine-oxidase inhibitors". *Lancet,* 2:1309, 1961.

BLAIR, J. H., & SIMPSON, G. M. "Effects of antipsychotic drugs on reproductive functions". *Dis. Nerv. Syst,* 27:645-7, 1976.

CAVALCANTI, R. "Tratamento clínico das inadequações sexuais". *In*: CAVALCANTI, R. & CAVALCANTI, M. 2ª ed. São Paulo, Roca, 1996.

COMARR, A. E. "Sexual function among patients with spinal cord injury". *Urol. Int,. 25:134-68, 1970.*

CUSHMAN, P. "Sexual behavior in heroin addiction and methadone maintenance". *N.Y. State J. Med.,* 72:1261-5, 1972.

DITMAN, K. S. "Inhibition of ejaculation by chlorprothixene". *Am. J. Psychiatry,* 120:1005, 1964.

GAGLIARDI, F. A. "Ejaculator retardata". *Am. J. Psychother,. 30:85-94, 1976.*

GAY, G. & SHEPPARD, C. "Sex in the drug culture". *Med. Asp. Human Sex*, 6:28-50, 1972.

GREEN, M. & BERMAN, S. "Failure of ejaculation produced by dibenzyline". *Conn. Med.,* 18:30-33, 1954.

HUFF, B. B. (org.). *Physician's desk reference.* 30ª ed. Oradell, N. J, Medical Economics, 1976.

HUGHES, J. M. "Failure to ejaculate with chlordiazepoxide". *Am. J. Psychiatry,* 121:610-1, 1964.

KAPLAN, A H. & ABRANS, M. "Ejaculatory impotence". *J. Urol.*, 79:964-8, 1958.

KAPLAN, H. S. *Manual ilustrado de terapia sexual*. Madri, Editora Manole, 1984.

LOEWE, S. & PUTTUCK, S. "Anti-ejaculatory effect of sympatholytic, gangliolytic and spasmolytic drugs". *J. Pharmacol. Exp. Ther.*, 107:379-84,1953.

MANN, J. *Retarded ejaculation and treatment*. Apresentado no Internacional Congress of Sexology, Montreal, Quebec, Canadá, outubro 1976.

MANNOCCI, J. F. *et al. Disfunções sexuais*. São Paulo, Fundação Byk, 1995.

MASTERS, W. H. & JOHNSON, V. *Human sexual inadequacy*. Boston, Little, Brown, 1970.

MINTZ, J. O'HARE, K. O'BRIEN, C. & GOLDSCHMIDT, J. "Sexual problems of heroin addicts". *Arch. Gen. Psychiatry,* 31:700-3, 1974.

MUNJACK, D. & KANNO, P. "Retarded ejaculation: a review". *Arch. Sex. Behav. (no prelo).*

OVESEY, L. & MEYERS, H. "Retarded ejaculation: psychodynamics and psychotherapy". *Am. J. Psychother*, 22:185-201, 1968.

RAZANI, J. "Ejaculatory incompetence treated by deconditioning anxiety". *J. Behav. Ther. Exp. Psychiatry,* 3:65-7, 1972.

RODRIGUES Jr., O M. *Psicologia e sexualidade*. Rio de Janeiro, Medsi, 1995.

________. *Objetos do desejo*. São Paulo, Iglu, 1991.

SELIKOFF, I. & ROBITZEK, E. H. "Teberculosis chemotherapy with hydralazine derivatives of isonicotinic acid". *Dis. Chest*, 21:385-438, 1952.

SINGH, H. "A case of innhibition of ejaculation as a side effect of Mellaril". *Am. J. Psychiatry,* 117:1041-42, 1961.

WHITELAW, G. P. & SMITHWICK, R. H. "Some secondary effects of sympathectomy with particular reference to disturbance of sexual function". *N. Engl. J. Med.*, 245:121-30, 1951.

TÉCNICAS PARA O TRATAMENTO DAS DISFUNÇÕES SEXUAIS FEMININAS

Dispareunia

*Virgínia Martínez Verdier**

A dispareunia é um transtorno sexual pouco comum. Masters, Johnson e Kolodny mencionam que apenas entre 1 e 2% das mulheres apresentam dispareunia como um sintoma permanente e que, ao contrário, 15% da população feminina sente alguma dor genital durante o coito.

Parece que a baixa porcentagem de incidência também se reflete no escasso número de trabalhos científicos publicados sobre o tema. Por isso, é difícil atualizar os conceitos habituais desta disfunção. Além disso, os autores tradicionais dedicam-se a descrevê-la sem mencionar a abordagem terapêutica específica. Embora alguns artigos possam ser encontrados na internet, nenhum deles apresenta grau de profundidade que os diferencie daqueles já conhecidos

A dispareunia manifesta-se como dor genital durante o coito. Pode ocorrer tanto em homens quanto em mulheres, embora a maior porcentagem refira-se a estas. Neste capítulo vamos abordar a dispareunia feminina.

A dispareunia é uma queixa comum nos consultórios de ginecologia. Uma mulher pode chegar ao consultório sexológico

* Psicóloga especialista em sexologia clínica e em educação sexual. Diretora da Área de Transtornos Sexuais da Associação de Psicólogos de Buenos Aires, membro fundador da Associação Latino-Americana de Psicólogos Sexólogos — ALAPS/SEX.

motivada por esta dificuldade ou encaminhada pelo médico, depois de descartar as possíveis causas orgânicas. A dor durante a penetração pode ter várias origens. Um diagnóstico preciso permitirá avaliar se as causas são ou não orgânicas.

Neste capítulo, embora mencionemos as causas orgânicas, vamos nos deter especialmente na origem emocional e vincular da dispareunia, pois são os aspectos abordados na terapia sexual.

Em busca do diagnóstico

Masters, Johnson e Kolodny afirmam que a dispareunia ocorre em qualquer idade e pode aparecer antes, durante e após o coito. A dor aparece como ardor, dor cortante, queimação ou contração.

Para fazer o diagnóstico é preciso determinar a zona específica da dor, se é interna ou externa e em que parte da vagina ocorre (intróito, região média ou profunda), se é na bexiga, no útero ou na cérvix. É fundamental identificar o tipo de dor, sua localização, duração, intensidade e quando começa e termina.

Embora a dor seja o sintoma que caracteriza a dispareunia, é importante levar em conta as conseqüências que a dor pode provocar na resposta sexual, já que pode alterar o desejo, a excitação e o orgasmo.

Como acontece com qualquer disfunção sexual, é preciso avaliar se o sintoma é:

- transitório: acontece às vezes;
- permanente: sempre surge;
- situacional: gera-se com determinado companheiro sexual, determinado tipo de estímulo ou num contexto específico;
- generalizado: surge com todos os parceiros sexuais e em todas as circunstâncias.

Este transtorno pode ser de origem orgânica ou sexológica. Se ocorre em determinado momento da vida, pode ser sintoma de uma inflamação ou infecção genital. Se transitório e situacional, é provável que a origem seja sexológica, com comprometimento emocional e fundamentalmente vincular. Está acontecendo algo com essa mulher em relação a esse homem nessa situação particular. O prognóstico é favorável.

Quando aparece de forma permanente e generalizada, sem causas orgânicas, é mais difícil abordar as causas emocionais e vinculares.

O fato de se apresentar como sintoma recorrente leva a pensar que o encontro sexual não está sendo realizado de forma harmoniosa ou que essa mulher está tensa ou desconectada da capacidade de sentir prazer. Aprofundaremos estes aspectos mais adiante.

A dispareunia segundo o DSM-IV

O Manual Diagnóstico e Estatístico dos Transtornos Mentais, em seu capítulo sobre transtornos sexuais e identidade sexual, apresenta a dispareunia como não devida a uma enfermidade médica no ponto F52.6 (302-76).

Aceita a dor genital durante o coito como critério A. Essa dor pode aparecer antes, durante ou depois da relação sexual. No critério B, menciona que a dor pode ser superficial durante a penetração ou profunda durante os movimentos do coito. A intensidade dos sintomas vai desde uma sensação de leve mal-estar a uma dor aguda. O critério C esclarece que não se deve apenas ao vaginismo ou à falta de lubrificação, nem aos efeitos de drogas, fármacos ou enfermidade médica. Não considera dispareunia a dor ocasional durante o coito, desde que não seja persistente e nem cause mal-estar ou dificuldades na relação interpessoal.

Considera os subtipos comuns a todas as disfunções:

- de toda a vida: o transtorno existe desde o início da vida sexual;
- adquirido: a perturbação aparece depois de um período sexual normal;

- geral: o transtorno não se limita a certa classe de estímulos, situações ou parceiros;
- situacional: limita-se a determinado contexto;
- devido a fatores psicológicos: as doenças médicas e as substâncias não têm qualquer papel na etiologia;
- devido a fatores combinados: entre o psicológico e o médico.

Dispareunia de origem orgânica

Neste item incluiremos as diversas causas de origem orgânica que pudemos levantar de acordo com o DSM-IV, McCary, Kaufman, Masters, Johnson e Kolodny e alguns artigos extraídos da internet. Nenhum desses autores menciona todas as causas de origem orgânica, o que chama a atenção. O somatório de suas contribuições levou ao resultado abaixo.

As doenças orgânicas que podem provocar dispareunia são:

- endometriose ou aderências;
- doenças gastrointestinais;
- útero deslocado ou prolapsado;
- pólipos, quistos e tumores no útero, nos ovários ou na vagina;
- infecções locais: fungos, tricomonas, herpes, monolíases;
- afecções dermatológicas locais: foliculite, pediculose púbica, psoríase etc.;
- doenças sexualmente transmissíveis, com sintomas genitais: cancro mole, granuloma ingüinal, linfogranulomatose venérea;
- diabetes;
- irritação ou infecção do clitóris;
- infecção das glândulas de Bartholin;
- doenças do ânus;
- irritações ou infecções do trato urinário: uretrite, cistite.

Os problemas orgânicos não-patológicos que influem negativamente são:

- cicatrizes vaginais, em geral por episiotomia no parto;
- atrofia vaginal pós-menopausa;
- vagina curta por defeito congênito: síndrome de Turner e feminização testicular;
- útero invertido;
- congestão pélvica crônica por anorgasmia;
- tamanho ou forma anômala do pênis (doença de Peyronie);
- derivação temporal de estrógenos durante a lactação;
- hímen não perfurado ou rígido;
- hímen intacto ou restos de hímen que se esticam durante o coito;
- deficiência de estrógenos;
- contrações do útero ou congestão pélvica permanente durante a gravidez.

Os hábitos, comportamentos ou situações particulares que podem causar dispareunia são:

- irritação por produtos químicos anticoncepcionais: geléias, cremes, espumas, supositórios;
- inflamação devido ao material do diafragma e dos preservativos;
- inflamação por manter o diafragma por um período maior do que o necessário;
- excesso de higiene vaginal;
- irritação genital por roupa íntima de náilon e calças muito apertadas;
- fármacos e drogas que causam ressecamento, como anti-histamínicos, sedativos e maconha;
- dermatite química por sabonetes ou sprays perfumados;
- utilização do DIU.

Dispareunia e pós-menopausa:

Deixando de lado possíveis causas emocionais ou vinculares que levem a esses sintomas, nas mulheres na pós-menopausa a dor na penetração pode acontecer por motivos claramente orgânicos.

Flores Colombino destaca, entre outras reações genitais na mulher idosa, que:

- depois do coito pode surgir uma dor queimante ao urinar por atrofia das paredes vaginais, que já não podem amortizar a irritação normal da penetração;
- as paredes da vagina passam a ser lisas e muito finas. Diminui o comprimento e a largura da vagina e a capacidade de dilatar-se durante a excitação e o platô;
- a lubrificação demora de um a três minutos para aparecer, diferentemente do que ocorre com jovens, quando oscila entre dez e trinta segundos. A lubrificação é de menor quantidade, salvo nos casos de atividade sexual mantida;
- a plataforma orgásmica é mantida, embora com menor vasodilatação, e a entrada da vagina é mais estreita;
- o útero diminui de tamanho, eleva-se pouco no platô, e durante o orgasmo são freqüentes as contrações dolorosas intensas, principalmente se a mulher não mantém uma freqüência sexual regular;
- pode haver dor durante o coito pelas mudanças hipoestrogênicas;
- os tipos de dor podem ser: na penetração, com sensação vaginal de queimação, dor pélvica e mal-estar abdominal vago.

É interessante observar que se essas mulheres levaram e continuam a levar uma vida sexual ativa e satisfatória, é mais difícil o surgimento da dor, pois os genitais mantêm-se em melhor estado.

Causas educativas, emocionais e vinculares da dispareunia

Como anteriormente mencionado, as causas educativas, emocionais e vinculares da dispareunia são as de interesse fundamental para sexólogos, pois representam a área na qual podemos operar.

A dispareunia, como os outros transtornos sexuais que não são de origem orgânica, baseiam-se fundamentalmente em:

- educação sexual repressiva;
- manutenção de crenças e preconceitos que só levam a frustrações, desprazer e sofrimento pessoal;
- culpa diante da expressão da sexualidade;
- infância traumática no que se refere à expressão sexual;
- personalidade inibida;
- história sexual traumática;
- desconhecimento e falta de informação sexual;
- falta de experiência sexual;
- estresse, esgotamento e excesso de trabalho;
- intensa ansiedade;
- medos irracionais diante de situações sexuais;
- recuperação de enfermidades recentes;
- medo da gravidez;
- medo de causar danos ao bebê durante a gravidez;
- falta de desejo sexual e de lubrificação vaginal causada por jogo sexual inadequado;
- aversão ao par;
- relação de casal imatura ou insatisfatória;
- falta temporária de desejo pelo companheiro sexual.

As causas gerais mencionadas podem gerar um ou outro transtorno sexual. Sua gênese dependerá da maneira como se articulam os diversos motivos personalizados em cada indivíduo em especial.

Por que uma mulher expressa suas dificuldades emocionais, educativas ou vinculares na dispareunia e não em outro transtorno? Devemos mergulhar na história pessoal dessa mulher para compreender o significado do sintoma e poder contextualizá-lo.

Além disso, as causas mencionadas têm valores patogênicos diferentes, o que significa um prognóstico melhor ou pior na terapia sexual.

A atitude do par exerce grande influência sobre o sintoma. O homem pode mostrar-se mais compreensivo, a ponto de preferir evitar os encontros sexuais, até o extremo de comportar-se com ressentimento e exigências que inibem a mulher ainda mais. Nesse sentido, Sherwin Kaufman afirma de modo taxativo que "a dispareunia crônica impede o prazer sexual e pode representar uma séria ameaça para a continuidade do casamento".

A excitação sexual e a dispareunia

A causa sexológica mais comum da dispareunia é a excitação inadequada, que, por não produzir lubrificação da vagina, torna a penetração dolorosa, pois, devido à falta de dilatação, o pênis deve forçar a entrada e pode raspar as paredes vaginais.

É comum que as mulheres com dificuldades na excitação sintam que algo não funciona bem, embora não tenham clareza sobre onde está o problema.

Em termos fisiológicos, a excitação manifesta-se com a chegada do sangue à zona genital. As mulheres necessitam cerca de 500 mm^3 para que a congestão pélvica atingida permita-lhes chegar à plataforma que impulsiona o orgasmo. Além disso, durante a excitação a vagina lubrifica-se para que a penetração não seja dolorosa.

Essas mudanças genitais são acompanhadas, por sua vez, de modificações em todo o organismo: a respiração começa a acelerar-se e a agitar-se, a pulsação cardíaca também se acelera, a temperatura externa do corpo aumenta, levando à sudorese. As mamas aumentam de tamanho, os mamilos se erguem. Os músculos vão se tornando cada vez mais tensos; todo o corpo "se prepara para a luta". Como ocorre também na prática de esportes, toda atividade física requer um preaquecimento.

Até aqui, só estamos citando as modificações relacionadas com a fisiologia. Sem dúvida, o emocional e a relação do casal influem de forma decisiva na capacidade de despertar o orgasmo físico.

As perturbações na excitação podem ser motivadas por diversas situações. A mais comum é a estimulação inadequada, tanto em quantidade quanto em qualidade.

Em relação à qualidade, se o companheiro não sabe quais as zonas corporais mais sensíveis de sua mulher, ou que tipo, ritmo ou freqüência de estímulo sua parceira necessita, o mais provável é que faça o que acredita ser correto, embora talvez não o seja. Cada mulher é única e tem necessidades únicas.

No que se refere à quantidade, outra situação ligada à anterior é o jogo sexual prévio inexistente ou insuficiente. O casal não utiliza comportamentos sexuais que possam estimulá-lo e aumentar o desejo, nem se demora o suficiente em cada um deles. Passa diretamente — ou quase diretamente — à penetração.

As mulheres necessitam entre vinte e quarenta minutos para que seu corpo esteja disponível para completar a resposta sexual. Os tempos dependem das características da personalidade de cada mulher, do tipo de relação de casal, do conhecimento e da confiança recíprocos, do momento vital, do estado de ânimo situacional, entre outros.

Mas, mais do que tudo isso, os tempos femininos são mais prolongados do que os masculinos, por questões culturais e também devido a diferenças nas estruturas anatômicas genitais. O homem só precisa entre 70 e 90 mm^3 de sangue para encher o pênis, enquanto as mulheres necessitam de 500. Além disso, elas não têm estruturas que dificultem a volta do sangue para a corrente geral, como ocorre com o homem.

Tendo clareza quanto às necessidades fisiológicas das mulheres para atingir uma excitação plena, é importante recordar a influência das emoções na capacidade de deixar-se levar pelo prazer.

Uma mulher irritada, triste, preocupada, assustada, não se excita, sejam esses sentimentos mobilizados por motivos internos ou alheios ao casal.

Recapitulando: uma mulher mal estimulada, pouco estimulada ou com sentimentos negativos na mente durante o encontro sexual não se excita ou se excita pouco, empobrecendo sua satisfação pessoal e, provavelmente, a de seu par. Algumas mulheres, além disso, sentirão dor ao serem penetradas. Pode-se assim criar um círculo vicioso, no qual a dor gera o medo, o medo gera a tensão, e esta gera dor ainda maior. O medo também pode levar à evitação da situação temida, o que fará com que a mulher perca o desejo sexual ou se excite cada vez menos.

A importância do jogo sexual

Denomina-se jogo sexual o momento de aproximação íntima anterior ao coito, no qual homens e mulheres realizam diferentes comportamentos sexuais.

Alguns casais costumam encurtar sua duração, limitando-o a poucos minutos, passando com rapidez ao supostamente importante: a penetração e o orgasmo concomitante.

Se perguntamos à mulher desse casal imaginário sobre sua satisfação sexual, é provável que responda que é baixa ou nula, ou que não pôde atingir o orgasmo, ou que sentiu dor ao ser penetrada. Se perguntarmos ao homem desse casal, é provável que sua satisfação esteja localizada no fato de ter podido chegar ao orgasmo.

Outros casais estão dispostos a se encontrar sexualmente. Dão-se tempo para trocar beijos, carícias, mimos, massagens... Dessa forma, a excitação sexual vai aumentando paulatinamente, até que chega a necessidade de atingir o clímax. É provável que, se fizermos a mesma pergunta, estes homens e mulheres respondam que o encontro foi satisfatório como um todo e que o orgasmo foi "ameixa no pudim".

O jogo sexual é indispensável para que as pessoas possam expressar seus desejos e comportamentos sexuais livremente.

Mas, no caso das mulheres, ele é fundamental, pois a excitação sexual feminina é fisiologicamente mais lenta que a masculina. Se a mulher não atingir altos níveis de excitação, terá dificuldades para chegar ao orgasmo, e algumas sentirão dor ao serem penetradas.

A excitação fisiológica dos homens é rápida, mas sua maior qualidade e intensidade são atingidas pela manutenção das sensações de prazer por mais tempo. O orgasmo assim atingido tem uma vivência de maior satisfação.

Por que há casais que não prolongam o jogo sexual, limitando seus encontros a uma mera "descarga higiênica"?

Alguns deles podem pensar que o jogo sexual é uma perda de tempo, que não é necessário, pois o que importa é o coito e o orgasmo.

Outros não o permitem porque inibem sua expressão sexual, reduzindo-a ao mínimo possível, devido a emoções (medos, culpa, angústia) ou idéias (preconceitos ou crenças aprendidas em geral na infância).

Outros mantêm relações sexuais com uma pessoa a quem não amam ou desejam, podendo até mesmo fazê-lo por obrigação. Neste caso, as pessoas costumam pensar que quanto mais depressa terminar a situação, melhor.

O jogo sexual, como jogo adulto, tem suas raízes nas trocas amorosas da adolescência. O coito, termo utilizado em outros tempos, ou a "transa", termo atual, faz parte da aprendizagem indispensável para a manutenção de uma saúde sexual adequada.

Os adolescentes aprendem assim a conhecer seu próprio corpo e suas sensações. Esses encontros também permitem a eles prolongar o início da vida sexual coital até que possam realizá-la com o cuidado, o respeito e a responsabilidade que merece.

Embora já não seja tão habitual, os adolescentes do sexo masculino que se iniciam com o sexo pago aprendem a apressar-se e a valorizar apenas o prazer genital, assim como suas próprias necessidades, sem levar em conta as da parceira.

Os adolescentes tenderão a incluir essas aprendizagens na vida adulta. Se puderam valorizar os comportamentos prévios, seus encontros sexuais futuros poderão ser saudavelmente prazerosos.

Sempre há tempo de aprender o que não foi aprendido na adolescência; depende apenas da disposição. Os adultos também podem aprender a manter uma sexualidade mais saudável, na qual a intimidade e a comunicação, corporal e verbal, predominem sobre os instintos. Por alguma razão a natureza nos fez humanos.

Dispareunia e vaginismo

Como acima mencionado, o DSM-IV diferencia a dispareunia do vaginismo. Isso ocorre porque em geral são associados, pois a dor pode impedir a penetração e, por sua vez, surgir diante da tentativa de penetração.

O vaginismo ocorre devido à contração involuntária dos músculos perivaginais, o que faz com que a entrada da vagina "desapareça" e o homem encontre uma parede, como se a mulher não tivesse nada a ser penetrado.

O medo da dor é uma das causas desta alteração. A mulher "defende-se", não permitindo o coito, mas o faz de forma inconsciente. Pode excitar-se enquanto sabe que não será penetrada e, quando surge a possibilidade de penetração, o perigo faz com que ela se "feche".

Podem ser mulheres que mantenham sua resposta sexual completa — desejo, excitação, orgasmo —, enquanto não se sintam ameaçadas pela penetração. Quando esta possibilidade aparece, pode surgir a dor ou simplesmente "a parede".

Causas mais profundas nos falam de um temor irracional (fobia) à penetração. Em geral são mulheres que tiveram uma sexualidade infantil fortemente reprimida ou traumatizada (abuso sexual). O momento atual torna presente esse passado doloroso e ela se defende de seu par como se fosse do vitimizador de sua infância.

Este transtorno sexual feminino exige uma tarefa constante de recuperação da confiança e de estimulação do crescimento pessoal da mulher que dele padece. Ela ficou paralisada naquela menina, e as meninas não têm relações coitais. É preciso que ela aprenda a ser mulher adulta sem medo e que vá descobrindo que a penetração em si não é perigosa.

A dispareunia e o casamento não consumado

No casamento não consumado ocorrem alterações sexuais dos dois membros do casal: disfunção erétil ou ejaculação precoce no homem com dispareunia ou vaginismo na mulher. Nesses casos, podem ser casais que tiveram relações sexuais durante anos, mantendo a resposta sexual completa, mas sem chegar à penetração, tradicionalmente chamada "consumação do matrimônio".

As causas podem ser orgânicas, embora sustentadas largamente por questões emocionais de ambos. A penetração necessita de alguma dose de agressão sadia para ser realizada; se um homem tem medo de machucar, não penetrará. Se uma mulher tem medo de ser machucada, não permitirá ser penetrada. Esta dificuldade pode até só se tornar motivo de preocupação quando o casal desejar ter filhos ou se algum dos dois começar a sofrer modificações pessoais que o colocam em situação diferente de quando fez o "pacto inconsciente de não-agressão".

Primeira relação sexual coital e dispareunia

A fantasia das mulheres virgens, transmitida de geração em geração, é que durante a primeira relação coital sentirão intensa dor e sangrarão. É certo que o hímen, se não foi estirado, requer certa pressão para desprender-se. Isso pode ou não provocar dor. Além disso, recordemos que existem mulheres virgens que já não têm hímen, seja pela prática de esportes, seja pelo uso de absorventes internos.

O medo da experiência dolorosa pode gerar mesmo dor. Este medo está baseado no desconhecimento do funcionamento do corpo e na ansiedade que acompanha esse momento, o qual pode aumentar a tensão, impedindo o relaxamento dos músculos perivaginais, que podem reagir dolorosamente diante da pressão do pênis.

As vivências das primeiras relações sexuais coitais produzem marcas na maneira futura de a pessoa manifestar sua vida sexual. As mulheres com uma sexualidade inibida e reprimida podem considerar a primeira experiência dolorosa como a forma habitual de relacionar-se sexualmente, pelo que ficarão condicionadas a repetir a dor.

Em que consiste a terapia sexual

> *O terapeuta sexual deve ter uma ampla formação e conhecimentos básicos em numerosas disciplinas éticas, psicológicas e terapêuticas. Deve conhecer sua filosofia sexual e a da cultura na qual trabalha [...] Nem tudo deve reduzir-se ao treinamento do psicólogo ou médico para a aplicação de técnicas aparentemente simples e eficazes [...]*
>
> *A terapia sexual não é a arte de curar os sexualmente enfermos, nem de modificar os sexualmente desviados. Seu verdadeiro objetivo não é resolver uma disfunção sexual, embora com freqüência o faça e esta seja a meta inicial da pessoa em terapia, mas sim acrescer e melhorar a capacidade de prazer da própria sexualidade, e neste sentido a educação sexual também é terapêutica e a terapia sexual é uma reeducação sexual ou uma educação especial.*
>
> Octavio Giraldo Neyra, Colômbia

Assim como as mesmas causas sexológicas podem levar à dispareunia ou a outros transtornos sexuais, a terapia sexual utiliza técnicas gerais que são comuns a todas as disfunções e outras técnicas que são específicas de cada transtorno. Para abordar o tratamento da dispareunia, precisamos de uma breve contextualização prévia da terapia sexual em geral.

A terapia sexual enquadra-se nas psicoterapias de objetivos limitados. Integra conceitos e recursos de diferentes escolas psicológicas: cognitiva, psicanalítica, sistêmica, bioenergética, gestáltica, psicodramática, entre outras.

Os objetivos da terapia sexual são:

- educar sexualmente em valores e harmonia pessoal;
- resolver a disfunção, evitando o deslocamento do comportamento para outras áreas;
- melhorar a capacidade de gozar a sexualidade como energia de vida;
- diferençar o genital do sexual.

Os passos básicos de toda terapia sexual são desenvolvidos no Esquema Plissit, conceitualizado por Annon:

P permissão
LI informação limitada
SS sugestões específicas
IT terapia intensiva sexual

Os três primeiros níveis podem ser abordados por um educador sexual ou um terapeuta não especializado, pois baseiam-se fundamentalmente na atitude positiva do operador com relação à sexualidade, o que desinibe a pessoa em terapia. O quarto passo, por sua vez, exige a intervenção de um especialista em sexologia clínica, que utilize técnicas e estratégias psicoterapêuticas e sexológicas.

A abordagem terapêutica pode ser: individual, de casal e grupal.

A abordagem é realizada em geral individualmente ou com o casal, já que para a grupal é preciso formar-se um grupo com sintomatologia homogênea. Salvo em instituições com um grande número de consultas habituais, a formação do grupo é difícil. Por outro lado, o grupo é especialmente interessante para as pessoas em parceria estável.

Os níveis de abordagem terapêutica baseiam-se no grau de transtorno a tratar:

— transtornos leves originados por:
  • ignorância;
  • erros;
  • preconceitos;
  • crenças;
  • reações emocionais superficiais;
  • ansiedade, culpa e medos leves.

Seu tratamento tem prognóstico muito bom e em breve espaço de tempo.

— desajustes por estresse ou situações externas críticas: problemas de trabalho, divórcio, morte de familiar, gravidez etc.

O transtorno sexual é um sintoma da crise. Exige maior aprofundamento terapêutico. O tratamento tem prognóstico muito bom, com duração média.

— disfunções sexuais geradas por:
  • medos, culpa ou repressão profundos;
  • auto-estima frágil;
  • medo da rejeição;
  • ansiedade de desempenho.

O prognóstico é mais difícil. Exige intervenções psicodinâmicas. O tratamento é mais prolongado.

— problemas sexuais relacionados a uma psicologia profunda individual ou do casal;
— Adia-se a terapia sexual e aborda-se a problemática individual ou relacional geral do casal, embora não se deixe

de levar em consideração o motivo de consulta, já que foi a porta de entrada do conflito.

— dificuldades sexuais de origem orgânica:

Trabalha-se em conjunto com o médico especialista (ginecologista, urologista, andrologista, neurologista, endocrinologista). Centra-se a atenção nos aspectos educativos da sexualidade e no acompanhamento do tratamento orgânico.

As técnicas de tratamento consistem em:

- entrevistas de avaliação psicossexológica individual e de casal;
- entrevista clínica de abordagens múltiplas com intervenção terapêutica ativa tanto em relação às condutas sexuais quanto não-sexuais que estão associadas à problemática em questão;
- indicações;
- informação;
- apoio;
- atitude positiva;
- resolução das resistências;
- mobilização e recolocação dos preconceitos, crenças e sentimentos negativos com relação à sexualidade.
- pontuações;
- interpretações psicodinâmicas;
- outras intervenções criadas de acordo com as situações pontuais;
- tarefas gerais e específicas que devem ser realizadas fora da consulta.

A duração do tratamento oscila entre seis e cinqüenta sessões, segundo o diagnóstico etiológico. A média é de vinte sessões com freqüência semanal.

Realiza-se um acompanhamento da evolução dos resultados obtidos aos três, seis e doze meses, após o término do tratamento.

As tarefas ou sugestões indicadas ao paciente em tratamento para serem realizadas no lar são uma ferramenta fundamental, tanto para o diagnóstico quanto para o prognóstico. Uma pessoa que recebe com entusiasmo as indicações ou que luta contra suas próprias resistências terá um êxito assegurado. Ao contrário, uma pessoa que se nega a fazer as tarefas, que espera que o terapeuta faça tudo por ela e que resolva suas dificuldades sexuais num passe de mágica provavelmente exigirá um esforço terapêutico maior e o resultado será incerto. Este tipo de paciente costuma desertar.

Mesmo assim, as tarefas promovem a aprendizagem de novos comportamentos que substituam as disfunções e operem sobre a estrutura individual e do casal.

Embora exista uma série de tarefas habituais catalogadas, a terapia sexual exige criatividade do terapeuta para indicar determinados exercícios de acordo com cada paciente e cada situação particular. Entre outras tarefas gerais, podemos mencionar:

- leitura de bibliografia científica, de divulgação e erótica;
- vídeos educativos e eróticos;
- conversa com outros sobre sexualidade (amigos, familiares, parceiro);
- revisão da história sexual;
- revisão da história do casal;
- decoração do quarto para ter um ambiente cálido e erótico;
- presentes eróticos para o par;
- elaboração de fantasias;
- recuperação de espaços próprios;
- cronograma do tempo pessoal para obter momentos dedicados à intimidade;
- prática de esportes não-competitivos, exercício físico ou trabalho corporal geral.

As tarefas específicas são separadas em: gerais de autoconhecimento e particulares de cada disfunção. Entre as primeiras, estão:

- conhecimento da própria sensibilidade corporal;
- conhecimento da sensibilidade corporal do par;
- massagens não-eróticas;
- massagens eróticas do corpo sem incluir genitais;
- massagens de genitais;
- auto-estimulação genital;
- exercícios de Kegel: contração e relaxamento voluntário dos músculos perivaginais; (ver p. 293);
- banho não-higiênico;
- coito em diferentes posições.

Técnicas e tarefas específicas para o tratamento da dispareunia

As técnicas e tarefas específicas para o tratamento da dispareunia são similares às do vaginismo, com a diferença que na primeira se busca conseguir que a penetração não seja dolorosa, ao passo que na segunda busca-se a penetração, ou seja, que a vagina abra-se diante da pressão do pênis.

- Investiga-se a qualidade do jogo sexual prévio e estimula-se a instrumentalização de novos modos de aproximação erótica que permitam assegurar uma excitação intensa na mulher, com a lubrificação concomitante. Se mesmo ao ser alcançado este objetivo a dor não diminuir, continua-se com os passos seguintes.
- Suspende-se transitoriamente qualquer tentativa de coito.
- Trabalham-se primeiramente os medos diante das tarefas especificamente genitais para assegurar o êxito gradual.
- Instrumentaliza-se a dessensibilização sistemática, que consiste na exposição gradual imaginativa aos estímulos ansiogênicos.
- Realiza-se uma aproximação gradual da situação temida.

É conveniente que a mulher possa começar a dilatar o intróito vaginal sem sentir dor, com um objeto menor do que o pênis. Os primeiros exercícios são realizados por ela sozinha, tentando colocar um tampão, absorvente interno ou objetos faliformes especiais fabricados por alguns laboratórios. À medida que consiga fazê-lo sem dor, deve ir aumentando o tamanho dos tutores. A indicação de fazê-lo sozinha baseia-se na diminuição da ansiedade diante da presença do outro.

Uma vez que ela consiga introduzir os tutores sem sentir dor, inclui-se o parceiro no exercício. Este deve ser realizado numa situação erótica, na qual ambos sintam desejo e estejam relaxados. O homem tenta introduzir um dedo e movê-lo com suavidade. Este exercício deve ser realizado ao longo de vários encontros, até que a mulher acredite que não sentirá mais dor e sinta o estímulo como agradável. Quando isso acontecer, estará preparada para receber o pênis na vagina.

No passo seguinte a mulher tenta penetrar sua vagina, manipulando ela mesma o pênis. Finalmente, o homem terá uma atitude ativa de penetração com cuidado e suavidade. É importante destacar que os resultados da aplicação de cada exercício dependerão da freqüência com que são feitos e da disposição real de resolver a dificuldade.

Os medicamentos e a terapia sexual

Em cada caso é preciso avaliar se é conveniente medicar a paciente para facilitar o relaxamento e diminuir a ansiedade e o medo. Há casos que não podem ser tratados sem a ajuda de psicotrópicos, mas a medicação não produz efeitos mágicos, precisando ser enquadrada no tratamento sexológico geral.

Pode-se indicar o uso de lubrificantes artificiais para facilitar os exercícios de penetração gradual.

Atualmente estão sendo realizadas pesquisas sobre os efeitos do sildenafil, conhecido como Viagra, nas mulheres. Não há ainda dados definitivos, mas especialistas partem do princípio de que a resposta sexual feminina rege-se por mecanismos muito parecidos com os do homem. Da mesma forma que o homem, a mulher necessita do óxido nítrico e da afluência de sangue para a região genital para atingir a ereção do clitóris. Os especialistas consideram que sua aplicação melhora a lubrificação, reduz a dor, aumenta a excitação e a faz chegar ao orgasmo com maior facilidade. Alguns pesquisadores estão experimentando um composto de nitrato de sildenafil em forma de gel para aplicação tópica sobre o clitóris. Os especialistas mostram-se cautelosos até dispor de dados com maior base científica.

O amor e a terapia sexual

Talvez seja óbvio ou preconceituoso. Mas para que se possa tratar com êxito uma disfunção sexual, é imprescindível que os sentimentos amorosos do casal estejam presentes, apesar das dificuldades que tenham em expressá-los. Cada um deve acreditar que o outro é seu aliado e que fará o melhor para colaborar na resolução do sintoma.

Por isso, não adianta indicar tarefas se não se reestrutura o modo de funcionamento amoroso do casal e se reelabora o sistema de valores sexuais de cada um deles. Nesse sentido, a intimidade, o erotismo e a comunicação são pilares fundamentais no encontro saudável do casal.

A intimidade sexual é a integração entre os sentimentos, pensamentos e impulsos e necessidades sexuais. Corpo e alma são desnudados.

Nos casais disfuncionais, a intimidade é impossível, pois diversas barreiras a impedem: o rancor, o fastio, a briga constante, os maus-tratos, a violência verbal ou física, a indiferença etc.

Por isso, a intimidade não é apenas estar junto. Pode haver proximidade corporal e distância emocional, na qual as vidas correm por vias paralelas que nunca se juntam.

A intimidade envolve a confiança, a aceitação mútua, a reciprocidade, o prazer pela partilha. Este processo não ocorre de uma vez por todas; vai sendo criado aos poucos e exige ser realimentado para sobreviver.

Como o erotismo é um dos aspectos de nossa própria vida interior, as características de casal que buscamos respondem a esse mundo interior. De acordo com nossa história, aos modelos e mandatos recebidos, nossas crenças, nossa ideologia e nosso momento vital, escolhemos determinados estímulos externos que nos sensibilizam mais do que outros.

Os seres humanos passam por situações comuns que são culturalmente eróticas e por necessidades eróticas que são exclusivamente individuais. Além disso, homens e mulheres têm características eróticas culturalmente diferentes. É importante que, na escolha de um casal, as características eróticas tenham pontos de coincidência para que ele possa atingir a harmonia sexual.

Nossa vida imaginativa e nossos sentidos (olfato, visão, audição, paladar, tato) nos conectam com o mundo exterior, por nos permitir receber seus estímulos, e nos permitem expressar nosso erotismo.

O erotismo é uma forma de conhecimento de nosso corpo e nossos desejos e do corpo e dos desejos do outro; por isso, o verdadeiro erotismo expressa-se quando cada um dos dois trata de compreender o outro quando faz o que gosta e ao mesmo tempo faz o que o outro gosta.

Está historicamente relacionado à proibição e à transgressão e, caso se transforme em repetição, dever e costume, morre. Nesse sentido, os casais enfrentam o desafio de manter vivo o erotismo, recorrendo, para isso, à decisão ativa de criatividade partilhada.

No que se refere à comunicação, sabemos que grande número de casais mantém relações sexuais durante anos; não há um momento de maior intimidade física entre duas pessoas, a não ser o caso da gravidez, como símbolo de máxima união. Mas esses mesmos casais podem nunca ter tido intimidade emocional. Podem não ter compartilhado suas fantasias, suas necessidades, seus desejos, nem seus sentimentos quanto ao que lhes acontece — em termos sexuais e na relação em geral.

Parece ser mais fácil desnudar o corpo que a alma. Isto é, pode ser mais fácil praticar diferentes comportamentos sexuais durante um encontro com o par do que expressar um comportamento sexual fundamental para a harmonia sexual e emocional: a comunicação.

Diferentes sentimentos estão presentes na relação sexual, alguns agradáveis e outros nem tanto. Quando estes últimos estão presentes, o silêncio, em vez de enfrentar as situações que nos preocupam, só leva a uma solução aparente, evitando o conflito imediato. Mas o problema não está resolvido, apenas passou a fazer parte do pacote de situações sem resolver. Mais cedo ou mais tarde, e no momento em que menos se espera, voltará a surgir, com novos brios.

É bom para o casal não querer adivinhar o que o outro deseja, mas sim perguntar. Assim como não é bom pretender que o outro adivinhe, mas dizer a ele. É provável que propor exija boa vontade. E isto ajuda. É provável que produza vergonha, insegurança, medo. "O que vai pensar de mim?" Ainda assim vale a pena. É questão de dar o pontapé inicial: com honestidade, com respeito, com cuidado, com clareza, sem reprovações e reclamações ("Eu preciso", em vez de "Você não me dá"). Assim, aos poucos a intimidade sexual do casal poderá ser realmente completa.

Os seres humanos têm de aprender a administrar a imaginação, a comunicação, a intimidade e o amor. Estando conscientes de nossas necessidades, iniciamos a caminhada para a recuperação satisfatória de nós mesmos e de nossos vínculos com os demais.

Referências bibliográficas

ALDANA, A.; RUBIO, E. & DORING, R. "Psicoterapias sexuales. Un ejercicio de poderes compartidos". *In*: *Revista Terapia Sexual*, v. I (2), 1999.

APFELDORFER, G. "Terapias cognitivas y de comportamiento en sexología". *In*: *Revista Sexología,* año III, nº 8, Buenos Aires, 1995.

BATAILLE, G. *El erotismo*. Barcelona, Tusquets Editores, 1997.

FLORES COLOMBINO, A. *La sexualidad en el adulto mayor*. Buenos Aires, Lumen Humanitas, 1998.

GINDIN, L. "Descripción y fundamentos de la terapia sexual". *In*: *Revista Sexología,* año II, nº 5, Buenos Aires, 1994.

GIRALDO NEYRA, O. "La actividad del psicólogo en el campo de la sexología". *In*: *Revista Latinoamericana de Sexología, v.* 3, nº 1, Colômbia, 1988.

GOMENSORO, A. "El personalismo en terapia sexual". *In*: *Revista Uruguaya de Sexología, v.* 5, nº 1, Montevidéu, 1983.

GRANERO, M. "Ténicas sexuales y comportamentales para el tratamiento del vaginismo en mujeres casadas y solteras". *In*: *Revista Latinoamericana de Sexologia,* v. 3, nº 1, Colômbia, 1988.

KAPLAN, H. *Evaluación de los trastornos sexuales.* Capítulos de Sherwin Kaufman. Barcelona, Grijalbo, 1985.

_________. *Manual ilustrado de terapia sexual.* Barcelona, Grijalbo, 1987.

_________. *La nueva terapia sexual.* Tomos 1 e 2, Barcelona, Alianza Editorial, 1984.

Manual diagnóstico y estadístico de los trastornos sexuales. DSM IV.

MASTERS, W.; JOHNSON, V. & KOLODNY, R. *La sexualidad humana.* Tomo 3, Barcelona, Grijalbo, 1995.

McCARY. *Sexualidad humana.* México, Manual Moderno, 1983.

Vaginismo

*Jussânia S. Oliveira**

O vaginismo consiste num espasmo reflexo involuntário dos músculos perivaginais e, ocasionalmente, dos músculos adutores da coxa, a ponto de os joelhos ficarem colados um contra o outro, o que provoca dor e, nos casos extremos, impede o coito. O espasmo do vaginismo ocorre, normalmente, em antecipação à penetração do pênis. A dispareunia, termo mais genérico que se refere à dor durante o coito por qualquer causa, pode acarretar o vaginismo secundário, pela produção de uma reação condicionada reflexa de aversão ao coito.

O vaginismo pode apresentar diferentes graus de intensidade. Nas formas mais simples, é possível até uma penetração vaginal, ainda que incompleta. O comum é que as pacientes vagínicas não tenham problemas de desejo, nem tampouco com a excitação e o orgasmo. São pessoas perfeitamente responsivas, com uma boa lubrificação vaginal, e que podem considerar a atividade sexual não-coital como prazerosa e gratificante.

As mulheres que apresentam esta disfunção freqüentemente aparecem no consultório ginecológico com queixas que masca-

* Psicóloga clínica, pós-graduada em Educação e Terapia Sexual pela Sociedade Brasileira de Sexualidade Humana — SBRASH e Faculdade de Medicina do ABC, membro pesquisadora e diretora administrativa do Centro de Estudos e Pesquisas em Comportamento e Sexualidade — CEPCOS. Diretora Secretária Geral da Associação Brasileira de Terapia Sexual — ABRATESEX.

ram a natureza sexual de seu problema. Ellison (1978) constatou que 38% das pacientes com vaginismo psicogênico severo que estudou tinham sido examinadas pela primeira vez em decorrência de uma queixa física. Tais queixas incluem dor abdominal, dificuldades na respiração e diarréia. Menos de 25% das mulheres que sofriam de vaginismo queixaram-se, inicialmente, de vaginismo propriamente dito.

O quadro de vaginismo é essencialmente funcional, o que o diferencia daqueles em que há lesões ou anomalias orgânicas que impossibilitam a penetração.

Tratamento

O tratamento consiste essencialmente na extinção da resposta vaginal condicionada. Os clínicos empregam uma variedade de objetos a serem inseridos na vagina para descondicionamento. Alguns recomendam cateteres graduados de vidro; outros empregam borracha, e outros, ainda, um tampão. Utilizo a técnica de Kaplan (1984), que indica o emprego do dedo da paciente e de seu parceiro porque é o mais emocionalmente aceitável para as pacientes e, portanto, o objeto que tem menor probabilidade de mobilizar as resistências à terapia.

Vale ressaltar a importância de um exame clínico ginecológico completo antes de qualquer procedimento em terapia sexual, visando À primeira tentativa de eliminar as causas orgânicas do vaginismo. Em certos casos, o exame ginecológico é tão difícil de ser executado, o espasmo dos adutores da coxa é tão intenso, que é conveniente adiá-lo e, se possível, solicitar um acompanhamento com terapeuta para que se possa iniciar algumas sessões de relaxamento, sobretudo quando o vaginismo foi reforçado por tentativas de exames ginecológicos brutais.

Embora o plano do tratamento seja simples, complica-se pelo fato de que a maior parte das portadoras de vaginismo não apresenta um simples reflexo condicionado que determina o fechamento vaginal. Essas mulheres, geralmente, também apresentam fobia em face do coito e da penetração. O evitamento fóbico pode ser desarticulado antes de iniciar-se a parte descondicionante do tratamento.

Em todos os casos vale a pena submeter a paciente a um intenso programa de relaxamento muscular para diminuir ao máximo a tensão psicofísica. Pode-se associar ao relaxamento geral os exercícios de Kegel (1952) — ver Técnicas de Tratamento —, uma vez que o relaxamento diferencial é especialmente desejável em termos do períneo, permitindo identificar e controlar os estados de tensão e relaxamento da musculatura perivaginal.

Só depois que a paciente tiver atingido o controle corporal suficiente para conseguir um bom resultado de relaxamento é que se deve passar a empregar as técnicas da dessensibilização sistemática. Estes procedimentos objetivam eliminar as emoções negativas associadas ao coito e à penetração e, assim, vencer a contração reflexa espasmódica dos músculos perivaginais.

A dessensibilização pode ser *in vivo* ou imaginária.

Técnicas do tratamento

1) Exercícios de Kegel

Os exercícios de Kegel foram elaborados em 1952 para tratar a incontinência urinária por tensão nas mulheres. Kegel verificou que muitas de suas pacientes orgásmicas começaram a experimentar, concomitantemente, maior capacidade de sentir o orgasmo. Além disso, algumas de suas pacientes anorgásmicas começaram a comunicar que estavam sentindo orgasmos pela primeira vez, em conseqüência desses exercícios.

Munjack (1984) afirma que estes exercícios musculares são benéficos de diversas maneiras: (1) produzem aumento na vascularização pélvica; (2) produzem aumento no tônus muscular, com aumento correspondente na estimulação clitoriana indireta durante o coito; (3) induzem a um estado de excitação durante a execução dos exercícios, por causa do envolvimento da tensão muscular pélvica e da congestão vascular aumentadas; (4) há um aumento na conscientização das sensações clitoriano-vaginais que conduzem ao orgasmo; (5) são exercícios musculares que, se usados durante a masturbação, atuam não apenas no sentido de favorecer a excitação, mas também de distrair a paciente dos pensamentos intervenientes e da inibição; e (6) favorecem o orgasmo, na medida em que a mulher aprende a participar ativamente de sua própria resposta sexual.

Embora os exercícios de Kegel (1952) possam ser realizados por qualquer pessoa, há três grupos de indivíduos que mais se beneficiam deles:

1. Os que têm enfraquecimento ou atrofia dos músculos pubococcígeos. É de se notar que a flacidez muscular não está rigorosamente ligada à idade, sendo encontrada em pessoas jovens. Entre as causas mais conhecidas da disfuncionalidade muscular perivaginal estão os partos transpélvicos, sobretudo aqueles que não foram bem conduzidos, em que os fetos eram volumosos e o trabalho de expulsão fetal se processou lentamente.
2. Pacientes que em função de fatores estressantes guardam uma tensão residual na área do períneo, tornando crônica a elevação do tônus muscular desta região. A síndrome do vaginismo ilustra muito bem este grupo.
3. Pessoas que não possuem a percepção fisiológica da contração e do relaxamento da musculatura perineal, e por isso mesmo têm dificuldades orgásmicas (e/ou ejaculatórias).

Os exercícios de Kegel são de quatro tipos:

- exercícios de contração (os mais conhecidos);
- exercícios de palpitação ou tremulação;
- exercícios de sucção;
- exercícios de expulsão.

Exercício de contração

Neste tipo de exercício a(o) paciente deve primeiro realizar o treinamento quando estiver urinando. Ela (ele) deve procurar interromper o jato da urina de modo brusco. Notará então uma contração da musculatura pubococcígea. É importante que, no caso da mulher, ela esteja sentada no sanitário com as pernas bem afastadas, a fim de perceber melhor o grupo de músculos que está sendo trabalhado. Antes de esvaziar totalmente a bexiga, a paciente deve realizar duas ou três manobras de interrupção.

Estando bem detectado o grupo muscular, independentemente da micção, a(o) paciente poderá realizar os exercícios em qualquer situação (sentada, de pé, deitada), obedecendo sempre ao ritmo "expulsão–parada".

Exercício de palpitação ou tremulação

A paciente é instruída a contrair e relaxar o músculo muito depressa, 25 a 50 vezes por dia, dependendo da quantidade com que se sinta bem. O exercício fortalece ainda mais o músculo e ajuda também a paciente a reconhecer o tipo de contração que experimenta durante o orgasmo. O exercício se aproxima da sensação da contração no orgasmo, embora a cadência, neste último, seja consideravelmente mais rápida.

Exercício de sucção

Este exercício compreende a retração do músculo, como se estivesse sugando algo. A mulher pode inserir um de seus dedos e senti-lo ser sugado, quando o exercício é feito de forma correta. O exercício fortalece o músculo pubococcígeo, é excitante para a maioria dos homens quando executado durante o coito e pode ser feito segundo as mesmas instruções indicadas para os exercícios de palpitação, isto é, 25 a 50 repetições por dia.

Exercício de expulsão

Este exercício é o oposto ao anterior e nele a mulher tenta empurrar algo para fora da vagina, enquanto respira regularmente.

Ao se indicar os exercícios de Kegel devemos sempre iniciá-los em pequeno número e aumentar sua freqüência progressivamente, observando a reação da paciente. Um número muito elevado no início do tratamento pode causar desconforto. Outra recomendação é a de que os exercícios podem ser realizados simultaneamente com fantasias eróticas. Isso terá a vantagem de ajudar a dessensibilizar as pessoas em relação às fantasias sexuais, aumentar os níveis de excitação sexual, podendo eventualmente levá-las a atingir o orgasmo.

2) Dessensibilização sistemática

A dessensibilização é realizada objetivando a exposição progressiva da paciente em situações ansiogênicas. À medida que isso ocorre, a paciente vai cada vez mais se dessensibilizando, até extinguir completamente sua ansiedade diante de uma situação que anteriormente a evocava. Para se estabelecer uma crescente ansiedade é necessária a existência de uma situação bem definida e de dados concretos, colhidos por meio de uma avaliação diagnóstica eficiente.

Procedimento

A paciente é instruída a observar seu intróito vaginal em um espelho. Diz-se a ela que coloque seu dedo indicador no intróito vaginal e perceba como se sente com isso. Essas sensações e seu significado devem ser explorados na sessão subseqüente de um modo tranqüilizador. Além disso, a discussão de quaisquer sonhos e fantasias que a paciente tenha durante esse período são muitas vezes de utilidade para revelar e solucionar as forças inconscientes que, em alguns casos, servem para perpetuar o reflexo condicionado. Uma vez que a paciente tenha conseguido inserir a ponta do dedo e já esteja habituada com o contato, pede-se a ela para colocar o dedo inteiro. Em alguns casos é necessário deixar a paciente livre para colocar uma parte maior do dedo, pois quando se pede para colocá-lo inteiro, sua ansiedade dá um salto e temos de retroceder o exercício para a ponta do dedo novamente.

Quando ela se sentir tranqüila e segura com todo o dedo inserido no intróito vaginal, pede-se para fazer movimentos de vaivém e, então, colocar dois dedos. Depois que ela puder tolerar confortavelmente a inserção de seus dedos, o parceiro é incluído no procedimento. Pede-se a ele que inspecione o intróito vaginal da parceira e depois repita o procedimento que ela realizou em si mesma, primeiro com um dedo e depois com dois. É muito importante que neste processo ela saiba que não se tentará a penetração do pênis. Se o parceiro a estimula durante o exercício, o casal deve ser instruído a exercer uma atividade sexual que dê a eles um orgasmo extravaginal. Quando ambos concordarem que é o momento de tentar a penetração, o casal deve ser orientado a lubrificar o pênis e também a vagina. Algumas pacientes ficam aterrorizadas quando pensam na posição em que o parceiro fica por cima. Isso pode desencadear fantasias e aumentar significativamente sua ansiedade. Se isto for observado, pede-se para alterar esta posição para outra da escolha dela. O homem inicia a penetração, e, uma vez concluída, ele não faz movimentos por alguns minutos. Esse processo pode ser repetido algumas vezes, até que ambos concordem em iniciar a movimentação do pênis dentro da vagina, que começa com movimentos bem lentos e vão aumentando gradativamente.

Para determinadas pacientes, a dessensibilização é um processo relativamente fácil, enquanto para outras nem tanto. Em alguns casos é necessário fazer algumas alterações, mesmo porque cada ser humano é único e, por conseqüência, seu desenvolvimento também. Havendo motivação do casal e realizando totalmente o tratamento, o resultado do trabalho pelo descondicionamento da resposta vaginal espásmica é muito positivo. Masters e Johnson (1970) apresentaram uma taxa de 100% de sucesso em 1970. Eicher (1990) relata uma taxa de 90%.

Quando o vaginismo não é tratado, pode ser a causa até de separação do casal. Como os índices de eficácia são bastante altos, os profissionais que não tratam, mas recebem esta paciente em seu consultório, devem encaminhá-la para o especialista.

Dessensibilização sistemática imaginária

A técnica da dessensibilização sistemática foi comprovada experimentalmente e transposta para a aplicação clínica, de forma estruturada, por Wolpe (1976).

Estudando os comportamentos antagônicos, ele observou que havia uma incompatibilidade fisiológica entre os estados de relaxamento e de ansiedade. O indivíduo não poderia estar ao mesmo tempo tenso e relaxado. Na verdade, o relaxamento pode ser utilizado em terapia como um eficaz inibidor dos estados de ansiedade. Cavalcanti & Cavalcanti (1996), em sua experiência com dessensibilização por fantasia em tratamento de vaginismo e da disfunção erétil psicogênica, obtêm resultados positivos com o sucesso desejado.

Procedimento

A paciente deve ser treinada em relaxamento muscular e, segundo Wolpe (1976), com cinco a dez sessões diárias de vinte minutos cada, a paciente já está perfeitamente apta a dominar a técnica e a diferençar claramente os estados de tensão dos de relaxamento.

Depois disso, tomando conhecimento da situação da paciente, deverá se estabelecer uma hierarquia crescente de ansiedade. É a paciente e não o terapeuta quem define a situação ansiogênica máxima e determina a ordenação crescente da ansiedade.

Há dois métodos destinados a fazer esta ordenação:

- a "escala de unidades subjetivas de ansiedade";
- o "método das categorias".

Na "escala de unidades subjetivas de ansiedade", o terapeuta, conhecendo a história clínica, elabora arbitrariamente uma série de itens e pede à paciente para valorizá-los de zero a cem, segundo o grau de ansiedade evocado por cada um. Em seguida, ordena as proposições de modo crescente.

No "método das categorias", pede-se à paciente que escreva cada item em uma ficha diferente e depois faça ela mesma uma hierarquização na ordem crescente.

A etapa de apresentação progressiva dos itens constitui o processo da dessensibilização propriamente dito.

A paciente já está adestrada na técnica de relaxamento e já se estabeleceu uma escala individual de ansiedade. Com esses pré-requisitos, pede-se à pessoa que fique confortavelmente deitada com os olhos fechados. Ela é alertada de que deve comunicar ao(à) terapeuta o menor sinal de ansiedade. Procede-se então a uma sessão prévia de relaxamento começando o(a) terapeuta a apresentar os itens da escala, iniciando pela proposição menos ansiogênica. Ao ser apresentada a situação, a paciente procura vivenciá-la em fantasia.

No caso de o item não promover ansiedade, passa-se para o seguinte, sempre na ordenação crescente. Wolpe (1976) é taxativo neste ponto, afirmando que, numa progressão muito rápida, corre-se o risco de aumentar a ansiedade, em vez de diminuí-la.

Uma boa utilização deste método reside na capacidade da paciente de fantasiar com nitidez as situações que lhe são propostas.

É necessário também esclarecer que não basta a paciente evocar a cena na imaginação como se ela fosse uma representação cinematográfica. É imperativo vivenciá-la, para que a técnica não seja ineficaz.

Quando o terapeuta propõe um item e há a presença de ansiedade, a paciente é induzida a apagar a representação da fantasia e relaxar. Depois que o terapeuta tiver se assegurado de que ela voltou a seu estado de relaxamento, torna a apresentar a mesma situação até que o item deixe de evocar ansiedade.

A eficácia da dessensibilização sistemática só será comprovada, em cada caso, quando a paciente enfrentar a situação real com um mínimo de resposta ansiosa.

Conclusão

É uma surpresa para muitos que as mulheres portadoras de vaginismo em geral sejam reativas e tenham facilmente orgasmo com estimulação clitoriana. A maior parte das mulheres conserva essa boa resposta depois de ser capaz de manter a penetração. Algumas se tornam orgásticas no coito bastante rapidamente, e, nessas situações, o tratamento pode ser encerrado.

Em outros casos, o tratamento bem-sucedido para o vaginismo revela outros problemas sexuais da mulher e/ou distúrbios de ereção ou ejaculatórios no parceiro. Se isso ocorrer, é necessário dar continuidade à terapia antes que o casal possa ser liberado para um bom funcionamento sexual.

Referências bibliográficas

CAVALCANTI, R. "Tratamento clínico das inadequações sexuais". *In*: CAVALCANTI & CAVALCANTI. *Inadequações sexuais*. 2ª ed. São Paulo, Roca, 1996.

EICHER, W. *Sexualidad normal y patologica en la mujer*. Madri, Morata, 1978.

EICHER, W. "Prevention and treatment of sexual disturbances after the menopause". *In*: BIANCO, F. J. & SERRANO, R. H. *Sexology an independent field*. Amsterdã, Excerpta Medica, 1990.

ELLISON, C. "Psychosomatic factors in the unconsummated marriage". *J. Psychsom. Res.*, 12:61, 1978.

FERTEL, N. S. "Vaginismus: a review". *J. Sex. Marital Ther.*, 3:113, 1977.

KAPLAN, H. S. *Manual ilustrado de terapia sexual*. São Paulo, Manole, 1984.

KEGEL, A. H. "Sexual function of the pubococcygeus muscle". *West. J. Surg. Obstet. Gynecol.*, 60:521, 1952.

MALLESON, J. "Vaginismus: its management and psychogenesis". *Br. Med. J.*, 2:215, 1942.

MASTERS, W. H., & JOHNSON, V. E. *Human sexual inadequacy*. Boston, Little Brown, 1970.

MUNJACK, D. J. *Sexologia, diagnóstico e tratamento*. Rio de Janeiro, Atheneu, 1984.

WOLPE, J. *Prática da terapia comportamental*. São Paulo, Brasiliense, 1976.

Disfunção sexual geral ou disfunção da excitação feminina

*Andrés Flores Colombino**

Até ser descrita por Kaplan, em 1974 (1978), como *disfunção sexual geral*, esta disfunção feminina não havia sido estudada, nem sequer por Masters e Johnson (1972), os quais, ao mencionar as "incompatibilidades sexuais" da mulher, citaram apenas a "alteração orgásmica", o "vaginismo" e a "dispareunia feminina". O fato chamou nossa atenção porque esses pesquisadores haviam descrito com detalhes as fases de excitação e de platô da resposta sexual e, quando apresentaram os transtornos sexuais, pensou-se que fariam um cuidadoso levantamento daqueles correspondentes a cada fase da resposta sexual.

Fizeram-no para o homem, pois falaram de impotência, mas ignoraram os transtornos da excitação sexual da mulher, da mesma forma que outros autores, que não fizeram essa abordagem da resposta sexual no passado. Os problemas da excitação sexual da mulher, com falta de lubrificação, tumescência dos grandes e pequenos lábios ou da "invaginação" por dilatação dos terços internos da vagina, entre outras mudanças mais ge-

---

* Médico psiquiatra, especialista em sexologia clínica, certificado pela FLASSES; vice-presidente da FLASSES; membro do Conselho da EAS; ex-presidente da Sociedade Uruguaia de Sexologia; professor de sexologia geral, especial e clínica e diretor acadêmico do Instituto Superior de Estudos de Psicologia, Uruguai; autor de um tratado de sexologia em doze volumes e de um dicionário de sexologia (1997).

rais, faziam parte simplesmente da velha "frigidez", termo impreciso, equívoco e, portanto, eliminado da sexologia nos finais do século.

Lembremos que todos os transtornos sexuais da mulher estavam incluídos no quadro nosológico de "frigidez", assim como todos os do homem eram resumidos sob o rótulo de "impotência", dois termos já em desuso, embora este último seja ainda utilizado em medicina como sinônimo de "disfunção erétil".

Quando Kaplan (1978) publicou, em 1974, seu livro *La nueva terapia sexual*, proclamou sua resposta sexual bifásica, vasocongestiva e orgásmica, sem apresentar a fase do desejo. Portanto, quando ela estudou a disfunção da primeira fase vasocongestiva da resposta sexual da mulher, chamou de "disfunção sexual geral" ou "frigidez'" — continuou a utilizar o termo —, um quadro caracterizado pelo "vazio de sentimento sexual", no qual a mulher "extrai pouco ou nenhum prazer erótico da estimulação sexual" e em termos fisiológicos não demonstra sinais de vasocongestão genital, como a tumescência, e muito pouca ou nenhuma lubrificação vaginal diante do estímulo sexual extragenital e vaginal, e não se forma a plataforma orgásmica.

Afirma que as mulheres que sofrem desse transtorno encaram a relação sexual como um castigo, suportando-a apenas para conservar seu casamento. Ou, então, chegam ao extremo de repelir o contato sexual que a essa altura consideram desagradável ou aterrorizante e, portanto, o evitam de todas as maneiras. Cita os casos em que não há sentimentos eróticos pelo coito, embora as mulheres sintam prazer com a intimidade ou o contato, aspectos não eróticos do coito.

Estas mulheres estariam "secas e fechadas". Mas a possibilidade de que cheguem ao orgasmo, apesar de não estarem excitadas, mostra a Kaplan que a experiência de excitação e de orgasmo são diferentes, bem como os transtornos sexuais conseqüentes. É preciso levar em consideração que na "frigidez" ou "disfunção sexual geral" de Kaplan estão incluídas duas ou três disfunções sexuais, de acordo com a nosologia atual, a saber: o desejo sexual hipoativo, o transtorno por aversão ao sexo e o transtorno da excitação feminina. Por esse motivo, *propomos não utilizar o conceito de disfunção sexual geral*, pois é muito genérico, mas sim o correspondente ao transtorno de qualquer uma dessas três categorias.

Quando a Associação Psiquiátrica Norte-Americana publicou o DSM I, em 1952, e o DSM II, em 1973, os transtornos sexuais da mulher limitavam-se à frigidez, ao vaginismo e à dispareunia. É preciso reconhecer (ver Flores Colombina, 2000) que foi Kaplan, psiquiatra da Universidade de Cornell, quem influiu de forma decisiva para que as Classificações das Disfunções Sexuais constassem no DSM III, de 1988, e que pela primeira vez aparecessem os transtornos do desejo, da excitação e do orgasmo, já com base na resposta trifásica de Kaplan.

A excitação sexual correspondente à fase vasocongestiva da resposta sexual teve seu correlato patológico na "excitação sexual inibida da mulher", de acordo com o Manual Diagnóstico e Estatístico dos Transtornos Mentais, DSM III R, de 1988, equivalente na mulher à disfunção erétil no homem.

Seguindo esse critério de diagnóstico, o Manual afirma que "a excitação sexual inibida da mulher é a inibição recorrente e persistente da excitação sexual durante a atividade sexual, manifestada pelo fracasso parcial ou total em obter ou manter a resposta de lubrificação e tumefação da excitação sexual até o fim do ato sexual". E, da mesma forma que para todos os outros transtornos, "deve coexistir um julgamento clínico de que o indivíduo realiza atividades sexuais adequadas em tipo, intensidade e duração".

No DSM IV, de 1995, este quadro é chamado de "Transtorno da excitação sexual na mulher", caracterizado pela "incapacidade, persistente ou recorrente, de obter a resposta de lubrificação própria da fase de excitação até o término da atividade sexual". Vemos que neste ajuste terminológico e diagnóstico mais recente faz-se referência à lubrificação como fato fisiológico central, embora se mencione que a resposta da excitação consista em vasocongestão pélvica, lubrificação e dilatação vaginais e tumescência dos genitais externos: clitóris e grandes e pequenos lábios. Deve provocar, além disso, grande mal-estar pessoal ou dificuldades interpessoais.

Formas clínicas

Diferentemente do que ocorre na disfunção erétil, sua disfunção masculina homônima é um quadro pouco freqüente. A fase de excitação masculina é mais vulnerável a fatores psicológicos, farmacológicos e fisiológicos que a da mulher. É que a fase vasocongestiva feminina envolve estruturas anátomo-fisiológicas mais simples e com um envolvimento do sistema hemodinâmico *sem exigências de alta pressão arterial*, como ocorre na vasocongestão e excitação masculinas. Para frisar ainda mais este fato, Kolodny (1979) também demonstrou que a fase vasocongestiva feminina era muito menos vulnerável aos efeitos das doenças e das drogas que a fase correspondente no homem.

Kaplan (1978) afirma que se trata de uma das "inibições sexuais femininas mais graves", embora mais tarde (1982) assinale que é pouco dependente de fatores psicogênicos, e muito dos fatores hipoestrogênicos facilmente tratáveis.

Não é raro que apareça de forma independente, sem alteração das fases de desejo e orgasmo, apesar de ser com freqüência associada a desejo sexual hipoativo e transtorno do orgasmo feminino, juntamente com o vaginismo, a dispareunia e outros transtornos que levam ao casamento não consumado.

Foi esta disfunção que recebeu o nome exclusivo de "frigidez", embora este termo também tenha sido aplicado ao desejo inibido, pois é nele que a mulher se sente "fria". Não obstante, também se faz objeção ao termo "frigidez", por ser pejorativo, impreciso e tendendo a confundir, devido às acepções arcaicas do seu uso. Insistimos que esse termo não deve ser utilizado em sexologia.

O *exame clínico* pelo tato vaginal e observação demonstra nesses casos a falta de lubrificação, uma vagina seca e pálida. A introdução do pênis seco numa vagina seca pode causar secundariamente dispareunia e desejo sexual hipoativo.

Como em todas as disfunções sexuais, a excitação feminina pode ser primária, secundária, geral, situacional e seletiva.

Os *transtornos da excitação sexual feminina primários ou de toda a vida* acontecem quando a mulher nunca teve prazer erótico em experiência anterior de coito.

Os *transtornos da excitação sexual feminina secundários ou adquiridos* ocorrem quando a mulher já respondeu à estimulação com excitação e prazer sexual em alguma situação anterior, em maior ou menor grau.

Fala-se em *transtornos da excitação sexual feminina gerais* quando o transtorno aparece em todas as situações, com qualquer tipo de estímulo e com todas as pessoas com quem a mulher realiza um coito.

Os *transtornos da excitação sexual feminina situacionais* ocorrem quando a mulher deixa de responder aos estímulos sexuais apenas em determinadas circunstâncias, como a falta de intimidade, a pouca qualidade ou quantidade da estimulação, certos parceiros, falta de asseio do parceiro, depois de uma briga ou frustração.

Fala-se em *transtornos da excitação sexual feminina seletivos* quando a mulher só se excita com seu marido, mas não com seu amante ou vice-versa, ou com um homem mais velho, mas não com um jovem, com um homem casado, mas não com um solteiro etc.

Um fato interessante é que os transtornos ocasionais da excitação sexual, que não são persistentes nem recidivantes e nem acompanhados de mal-estar pessoal ou interpessoal, não devem ser diagnosticados como uma disfunção da excitação da mulher.

E se a estimulação sexual recebida pela mulher for insuficiente, inadequada, ineficaz, desajeitada, inoportuna, brusca ou em situação de violência física ou moral, de abuso, chantagem ou qualquer outra situação que a mulher não aceite ou rejeite, não se pode esperar uma excitação sexual adequada e nem diagnosticar-se uma disfunção da excitação.

Uma contribuição interessante foi feita pelo venezuelano Fernando Bianco (1991), em seu *Manual diagnóstico y estardístico de los transtornos mentales*. Esse autor também não divide o transtorno da fase de excitação e de platô da mulher como entidades distintas, tal como faz no caso do homem. Dentre as

"Patologias da resposta sexual da mulher", refere-se a uma "alteração vascular em termos vaginais durante a fase de excitação", com dois tipos:

1. lubrificação vaginal deficiente: Falta lubrificação ou ela é escassa, com a conseqüente dor na penetração;
2. lubrificação vaginal excessiva: Representa o oposto da situação anterior; a mulher fica "molhada" em demasia e se queixa de não "sentir" e de que "escorrega muito", devendo usar toalhas durante o coito, o que interfere no ato. Deve-se efetuar o diagnóstico diferencial com a flacidez da musculatura pélvica e vaginal.

Causas da disfunção da excitação feminina

A excitação sexual é geralmente acompanhada de entumescimento com vasodilatação genital e de lubrificação vaginal, a qual depende fundamentalmente dos estrógenos. A progesterona, ao contrário, é antiestrogênica e antiandrogênica.

Normalmente, depois da menopausa, *cai o nível de estrógenos*, embora se mantenha por um tempo a transformação da androstenediona em estrona e da testosterona em estradiol. Com o tempo, porém, estes produtos supra-renais são insuficientes e ocorrem hipotrofias de paredes vaginais, da uretra e do trígono vesical. É normal que haja dor e desconforto no coito, pela secura vaginal correspondente.

A regularidade da atividade sexual pode manter um trofismo aceitável da vagina, embora a disfunção da excitação ou excitação sexual inibida tenha uma causa essencial, devido à escassez da vasodilatação genital por redução ou falta de produção de estrógenos. Considera-se uma disfunção pouco estudada e a de menor relevância, pois esta fase da resposta sexual na mulher, diferentemente do que acontece com o homem, é pouco vulnerável aos transtornos físicos e psíquicos. Kaufman (1985) organizou as causas orgânicas desta disfunção da seguinte forma:

I. Estados de deficiência de estrógenos

Vulvovaginite atrófica. Ocorrem na menopausa, ooforectomia, cirurgia radical da pelve, uso de medroxiprogesterona, que é antiestrógeno e antitestosterona, e de progestinas contidas em certos anticoncepcionais orais.

II. Transtornos neurológicos

A. *Lesões ou doenças do sistema nervoso central:* traumatismo encéfalo-craniano, acidente cérebro-vascular, lesões do hipotálamo, tumor de hipófise, principalmente o adenoma cromófobo, epilepsia psicomotora.
B. *Transtornos do sistema nervoso periférico:* esclerose múltipla, neuropatia alcoólica e diabética, carências vitamínicas.

III. Transtornos endócrinos e metabólicos

Afetam secundariamente a excitação, deficiência de testosterona, hipotireoidismo, doença de Cushing, anomalias hipofisárias.

IV. Drogas

Anti-histamínicos, substâncias anticolinérgicas, antidepressivos tricíclicos e psicofármacos fenotiazínicos: produzem secura vaginal, embora fora da excitação como fase.

Causas psicológicas do transtorno da excitação sexual da mulher

Há três requisitos básicos para que uma mulher responda de forma adequada na atividade sexual: 1) estimulação eficaz; 2) relaxamento e entrega à experiência; e 3) ausência de inibições aprendidas. Daí tiramos as causas mais freqüentes da disfunção da excitação feminina.

Causas imediatas

1. Estimulação ineficaz: a ignorância sexual de ambos, não só do homem, é uma das causas imediatas mais freqüentes. Quando o homem estimula a mulher seguindo os ditames de seu próprio nível de excitação, o mais provável é que ele chegue rapidamente ao fim de seu processo quando a mulher ainda nem começou. O conhecimento das *zonas erógenas primárias e secundárias* da parceria é quase tão importante quanto saber seu endereço ou seu nome. O homem deve saber praticar a *clitorização*, necessária na maioria das mulheres. Se ele não souber fazê-lo, não sabe nada da vida sexual da mulher. O erro de associar qualquer estimulação do clitóris à masturbação é grave e deve ser esclarecido. A imaginação, a criatividade, as palavras doces e as carícias rítmicas, suaves e de intensidade progressiva fazem parte das *habilidades sexuais de ambos*. O valor da excitação das mamas varia de uma mulher para outra, mas para algumas é fundamental. Se a mulher espera que o homem tome a *iniciativa* porque "sabe tudo", está muito equivocada. Ela deve conhecer o suficiente sobre o próprio corpo para indicar onde, quando e como deseja ser estimulada. E o homem deve aceitá-lo, superando seus preconceitos sexistas e culturais, fontes de mitos, tabus e culpas milenares.

2. Falha na comunicação: além do acima exposto, com base em opiniões equivocadas, o coito é um campo no qual se atinge o clímax da linguagem sexual, tanto verbal quanto não-verbal. Os movimentos, a linguagem cinética, o erotismo muscular, o jogo dos sentidos como o olhar, o olfato, o sabor e a audição, mas principalmente o tato, são soberanos. *Se a mulher não sabe ou não quer comunicar suas preferências*, necessidades eróticas e gostos, ou não tem uma iniciativa eqüitativa com seu parceiro, podem surgir transtornos.

3. Evitação consciente do prazer: o conflito com o prazer para submeter-se a deveres e responsabilidades faz recair culpa sobre a atividade sexual e a mulher não consegue relaxar. A preocupação com detalhes da casa, deixar as portas abertas ou o desprezo pelo erotismo não-orgásmico inibem a excitação sexual.

4. O medo da rejeição: as mulheres tendem a se sentir rejeitadas com freqüência, tanto quando são demasiado ativas quanto se deixam de responder às expectativas do parceiro. Isso as leva ao "medo do desempenho", ao "medo do fracasso" e à "obsessão por agradar", que também impedem que elas relaxem e se excitem, pois são invadidas pela ansiedade coital. O medo às vezes está em não agradar, em não ser sedutora, em não atingir o orgasmo, ou em não satisfazer seu companheiro de forma que ele atinja seu próprio orgasmo.

5. Papel de espectadora: a mulher "sai da experiência" e se coloca fora, observando a si mesma de forma obsessiva, tratando de *racionalizar* tudo o que faz, sem entregar-se às sensações, à experiência. Essas racionalizações dos sentimentos eróticos fazem com que a mulher seja ao mesmo tempo objeto e sujeito da experiência, embora cada vez menos sujeito, até chegar a não perceber suas próprias sensações eróticas. "Pensar menos e sentir mais" é a consigna.

Estas situações causais são da categoria que Kaplan denominou "causas imediatas", que agem no "aqui-e-agora", interferindo na função sexual, dissociando o pensamento intencionado e a ação sexual. Embora obedeçam a causas profundas, é possível que sejam revertidas com uma simples reestruturação cognitiva ou ensino por aconselhamento e orientação.

Conflitos profundos

Nem todos os conflitos intrapsíquicos são causas de uma disfunção da excitação feminina. O que sabemos é que toda pessoa colocada diante de uma situação que reviva esse conflito sente angústia e trata de evitar a situação ou enfrenta-a com as conseqüentes disfunções; no caso, não se excita.

6. As *fantasias incestuosas* da mulher levam-na a enfrentar sexualmente todos os homens, relacionando-os com seu pai. Não pode entregar-se a uma experiência culposa e não se excita. E, caso chegue a excitar-se, a culpa faz com que a excitação reverta. É comum nas disfunções da excitação de tipo situacional e principalmente nas seletivas. Em termos psicanalíticos, a mulher não elaborou o complexo de Édipo.

7. A *culpa masturbatória* pode surgir cada vez que a mulher necessite da excitação do clitóris, associando-a à transgressão, à desaprovação e ao castigo paternos.

Causas relacionais – parceria

A parceria ocupa um papel importante no desencadeamento do transtorno da excitação sexual da mulher. Modelos infantis e familiares são importantes no aparecimento de comportamentos que levam à disfunção.

8. Incompatibilidade da parceria: quando existe uma diferença de caráter patológico que leva a uma contínua discórdia, com hostilidade, raiva manifesta e agressões mútuas ou unilaterais, a mulher não pode entregar-se à experiência sexual, que fica fora do contexto do tipo de relação do casal. Embora já tenhamos visto que nestes casos não deveria ser feito diagnóstico de disfunção, é preciso levar em conta que estes mecanismos operam muitas vezes por caminhos inconscientes e que as pacientes negam. Nestes casais, surge com freqüência o medo da entrega, o que agrava o quadro.

9. Falta de confiança: quando não há entrega ao outro, sem demora ou dúvidas, por desconfiança em seu amor ou em suas habilidades de execução, instala-se a disfunção da excitação. Ela também pode decorrer de dúvidas sobre si mesma, o que leva a mulher a grande ansiedade na realização do coito.

10. Lutas pelo poder: há mulheres programadas parentalmente para dominar os maridos ou a submeter-se infantilmente a eles, o que leva a um tipo patológico de relacionamento. Se não existe um fundo sadomasoquista de submissão passiva ao poder do outro, instala-se a ansiedade coital inibitória da excitação sexual.

11. Decepções contratuais: os casais funcionais têm um único contrato, válido para ambos. Se, porém, ambos sustentarem contratos diferentes, a constante comprovação de decepções no contrato leva a crises e reclamações, assim como a desvalorizações do outro, o que repercute na confiança já vista e na aceitação da estimulação e entrega.

12. Sabotagem sexual: por motivos inconscientes, a vida sexual pode estar marcada por pressões e tensões constantes, irrupções inoportunas de propostas e ações, "dom da inoportunidade" que levam a se mencionar problemas e dívida em pleno coito.

A aprendizagem de comportamentos inibitórios da excitação sexual, reforçados pela evitação ou que provocam medos e fracassos por ocasião das carícias, selam o quadro disfuncional. No caso da excitação sexual da mulher, devemos lembrar que o processo fisiológico básico é a vasocongestão, que exige tranqüilidade, relaxamento, predomínio de fatores não estressantes, para evitar a ação das substâncias adrenérgicas vasoconstritoras, que bloqueiam o processo de excitação: entumescimento, lubrificação.

Terapia do transtorno excitatório da mulher

Quanto ao tratamento das causas orgânicas, são indicados: a terapia hormonal de reposição dos estrógenos, a suspensão ou substituição dos fármacos inibitórios, ou o uso de lubrificantes vaginais. Da mesma forma, o tratamento de enfermidades de fundo requer a mão do especialista médico.

A *terapia sexual* segue o seguinte itinerário:

1. Técnicas de focalização sensorial I
2. Estimulação genital adequada no exercício da focalização sensorial II
3. Posições de coito de fácil acesso ao clitóris
4. Coito não exigente
5. Terapia de casal, caso necessária (Flores Colombino, 1996).

Os itens 1, 2, 4 e 5 são amplamente conhecidos no campo da sexologia. Por isso, abordaremos uma reflexão de certa forma detalhada sobre as *posições coitais de fácil acesso ao clitóris* (Flores Colombino, 1999).

Recomenda-se a adoção de uma *posição coital de "livre acesso ao clitóris"*. Desejamos registrar esta denominação porque, embora óbvia, não é encontrada em nenhuma literatura disponível, apesar de Kaplan fazer uma rápida enumeração no livro *La nueva terapia sexual*. Os que trabalham no campo conhecem todas as posições de livre acesso ao clitóris, embora seja bom descrevê-las, pois as indicações variam de um caso para outro, e os casais, por sua vez, encontrarão maior facilidade em usar uma ou outra.

Na posição de Welcher, a mulher deita-se de costas na cama ou na poltrona, mantendo os pés no chão, com as nádegas apoiadas na borda. O homem fica ajoelhado sobre uma almofada entre as pernas dela, o que permite a ele a livre manipulação do clitóris, bem como a penetração no momento adequado. É uma posição na qual o estímulo do clitóris depois da penetração é muito cômodo, sem interferências do cansaço ou da falta de visão.

Outra posição, mais cômoda para o homem, embora não tanto para a mulher, é a da parceira deitada de costas numa mesa resistente, com as pernas separadas e apoiadas sobre os ombros do parceiro, que está de pé e com mãos livres e total mobilidade de pernas e de nádegas, o que facilita a penetração e a manipulação do clitóris.

A posição de Andrômaca, ou seja, a mulher montada sobre o homem, do tipo cara a cara, é a que segue em importância. Passa a iniciativa para a mulher e, de acordo com Zwang, é a mais civilizada e humanizada das posições. Permite que o homem mantenha as mãos livres para a estimulação. Mas há também um outro fator: é a única posição que permite o estímulo direto do clitóris contra a púbis do homem, no ritmo e na forma escolhidas pela mulher para sua movimentação pélvica, com o capuz clitoriano descoberto. É também a posição para o "coito não exigente". O homem pode colocar os dedos, fazendo-se de apoio para que o clitóris encontre um meio mais apto onde apoiar-se. E também permite a estimulação das mamas, que representam para muitas mulheres uma zona erógena secundária, enquanto para outras é uma zona primária, possibilidade que não deve deixar de ser explorada. Esta posição pode ser também realizada com o homem sentado na cama ou cadeira, embora o acesso ao clitóris não seja tão livre.

Todas as posições ventre com nádegas, logo com a penetração, deixam o clitóris e as mamas aptos para estimulação pelo homem, que conserva as mãos livres. O inconveniente é que o homem não tem controle visual da área estimulada. Tudo, porém, depende de até que ponto a mulher aceita que, nesta posição, sua atitude seja parcialmente passiva e ela não controle visualmente a identidade do parceiro. Esta posição tem variantes, como a de Aretino, que é a de Andrômaca, mas com a mulher de costas; ou a mulher sentada sobre o homem numa cadeira, que seria a "posição da disponibilidade", mas com penetração. Também se descreve a variante da mulher apoiada com os antebraços numa mesa e o homem penetrando de pé e por trás.

Todas as demais posições de coito apresentam dificuldades para "o livre acesso ao clitóris".

Referências bibliográficas

AMERICAN PSYCHIATRIC ASSOCIATION. "Disfunciones psicosexuales". *In*: *DSM III-R. Manual diagnóstico y estadístico de los transtornos mentales.* 3ª ed. Barcelona, Masson, 1988, pp. 290-6.

AMERICAN PSYCHIATRIC ASSOCIATION. "Trastornos sexuales". *In*: *DSM-IV. Manual diagnóstico y estadístico de los trastornos mentales.* Masson, Barcelona, 1995, pp. 505-35.

BIANCO COLMENARES, F. *Manual diagnostico de las enfermedades en sexología.* 3ª ed., Caracas, CIPPSV, 9191.

FLORES COLOMBINO, A. *Disfunciones y terapias sexuales.* Montevidéu, Arca, 1996.

FLORES COLOMBINO, A. Orgasmo con penetración y orgasmo por penetración. Apresentado no VI Congresso Uruguaio de Sexologia, 19-21 novembro, Montevidéu, 1999.

FLORES COLOMBINO, A. Revisión historica de los trastornos sexuales en psiquiatría. Apresentado no VII Congresso Uruguaio de Psiquiatria, Punta del Este, 13-15 abril, 2000.

KAPLAN, H. S. *La nueva terapia sexual*, 2 t., Madri, Alianza, 1978.

________. *Trastornos del deseo sexual.* Grijalbo, Barcelona, 1982.

KAUFMAN, S. A "Evaluación ginecologica de los trastornos de la excitación de la mujer". *In*: KAPLAN, H. S. *Evaluación de los trastornos sexuales*. Barcelona, Grijalbo, 1985, pp. 187-94.

KOLODNY, R. C.; MASTERS, W. H. & JOHNSON, V. E. *Textbook of sexual medicine*. Boston, Little Brown & Co. 1979.

MASTERS, W. H. & JOHNSON, V. E. *Incompatibilidad sexual humana*. Buenos Aires, Inter – Médica, 1972.

ZWANG, G. *Manual de sexología*. Barcelona, Toray Masson, 1978.

Anorgasmia feminina

*Oswaldo M. Rodrigues Jr.**
*Carla Zeglio***

Esta é a disfunção sexual que mais traz mulheres ao consultório de sexologia. Três em cada cinco mulheres queixam-se de dificuldades ou falta de orgasmo quando se consultam com especialista em sexualidade.

Apesar de sua variação, podemos dividir as queixas em dois grupos primários:

1. mulheres que nunca tiveram experiência de orgasmo, não importa a circunstância;
2. mulheres que conseguem orgasmos com masturbação ou manipulação clitoriana.

* Psicólogo (CRP 06/20610-7) e psicoterapeuta sexual do Instituto Paulista de Sexualidade; diretor de Publicações do Centro de Estudos e Pesquisas em Comportamento e Sexualidade — CEPCoS; secretário-geral da Federação Latino-Americana de Sociedades de Sexologia e Educação Sexual — FLASSES; secretário-geral da Associação Latino-Americana de Psicólogos Sexólogos — ALAPSISEX.

** Psicóloga (CRP 06/49221-4) e psicoterapeuta sexual do Instituto Paulista de Sexualidade; diretora de Relações Sociais do Centro de Estudos e Pesquisas em Comportamento e Sexualidade — CEPCoS. Presidente da Associação Brasileira de Terapia Sexual, Certificada Sexóloga Clínica pela FLASSES e pela ALAPS/SEX.

As primeiras, que podemos denominar pré-orgásmicas, precisam aprender a obter orgasmos com manipulação antes de serem orientadas para o coito.

O segundo tipo pode ser subdividido em:

1. mulheres que, apesar de obterem orgasmos com a manipulação clitoriana, não os obtêm com o coito, com o movimento de penetração apenas;
2. mulheres que conseguiam orgasmos e deixaram de obtê-los em uma época específica da vida;
3. mulheres que não conseguem orgasmos em determinadas circunstâncias ou com determinadas pessoas (nesses casos, é importante questionar qual a importância dessa(s) pessoa(s) na vida da cliente, pois existe grande chance de o problema estar associado ao relacionamento interpessoal).

Todas as técnicas são dirigidas para o desenvolvimento de orgasmo durante a penetração, pois a anorgasmia tem sido classificada desde a ótica do relacionamento com penetração, e assim se constituem as queixas das clientes.

Existe a necessidade do preparo da mulher para a indicação de técnicas mais específicas para a questão orgásmica. Dessa forma, primeiramente passamos às técnicas gerais que auxiliam o tratamento da anorgasmia e então iniciamos a aplicação de técnicas específicas.

Devemos entender que a mulher precisa colocar-se numa condição de relaxamento para poder dirigir a atenção ao prazer.

Em paralelo, as leituras ajudam a formar compreensões que auxiliam a mulher a prosseguir e mudar atitudes em prol da obtenção do orgasmo.

A participação do parceiro sexual permite mais facilmente a introdução das técnicas de focalização sensorial e torna-se necessária para a aplicação da manobra da ponte.

As outras técnicas podem ser orientadas em sessões individuais, sem a presença física do parceiro sexual.

Técnicas gerais para tratamento de anorgasmia feminina

Relaxamento

O especialista deve orientar a mulher a buscar formas de relaxamento antes de apresentar técnicas específicas para a anorgasmia. As técnicas de relaxamento dependem muito mais do especialista que as conhece do que da paciente (ver o capítulo de técnicas de relaxamento, p. 99).

Auto-erotização

Os banhos especialmente dirigidos ao bem-estar e relaxamento podem permitir o reconhecimento de áreas erógenas e do prazer sensorial (veja: não genital, pois não será este o objetivo neste momento). Ver capítulo especial sobre este tópico, p. 111.

Biblioterapia

O uso de livros e textos sobre sexualidade, anorgasmia e orgasmo deve acontecer no início do tratamento. O objetivo cognitivo de obtenção de conhecimentos e orientações em se-xualidade será o menor dos objetivos pelo terapeuta.

Orientar a cliente a fazer uma leitura parcimoniosa e diária permitirá que ela se aproxime do assunto sexualidade de modo a facilitar os exercícios que estão sendo orientados pelo psicoterapeuta. Este fator também trará as compreensões e justificativas cognitivas de que ela precisará para continuar a executar os exercícios sexuais.

Um livro geral sobre a sexualidade feminina deverá ser o primeiro a ser indicado. Um exemplo é *A mulher sexualmente feliz*, do sexólogo argentino Juan Carlos Kusnetzoff, publicado pela Editora Nova Fronteira. Lendo no mínimo dez páginas por dia, nossa cliente deverá usar o primeiro mês para este texto. Provavelmente levará o tempo introdutório da psicoterapia sexual.

Descobrindo o prazer, escrito pelos americanos Julia Heiman, Leslie Lo Piccolo e Joseph Lo Piccolo, publicado pela Summus Editorial, indica muitos possíveis exercícios para ajudar a mulher a desenvolver o orgasmo. O psicoterapeuta deve ter cuidado para não causar dissonâncias cognitivas na cliente com relação às orientações feitas durante as sessões de terapia sexual.

Numa terceira fase, um texto mais direcionado ao desenvolvimento das variações de comportamento sexual é *A mulher sensual*, da Editora Record, escrito por um especialista sob pseudônimo "J". Neste texto, a mulher terá como base idéias para desenvolver-se sexualmente, experimentar novos comportamentos sexuais junto com seu parceiro.

Técnica de auto-reconhecimento corporal

Aliada à técnica do banho, sugerimos o uso do espelho como indicador de como anda a relação da cliente com seu corpo. O objetivo é facilitar o processo de aprendizagem do comportamento orgásmico.

É pedido que ao final do exercício as sensações sejam anotadas e trazidas para o atendimento seguinte.

Orientação para o exercício de reconhecimento corporal: pede-se à cliente que ao chegar em casa após um dia de trabalho, ou após terminar suas atividades (sem tomar banho), pare diante do espelho para se olhar. A primeira parte do exercício é a de se olhar com roupa e perceber como se sente, se gosta do seu corpo com aquela roupa, perguntando-se sempre: como me vejo? Sou atraente para mim mesm? Sinto-me bonita? Sinto-me confortável? Solicitamos também que seja feita uma rememoração de como foi feita a escolha daquela roupa para aquele dia em especial. É imprescindível que a cliente nos relate o que respondeu para si própria em cada questão que se fez. E que guarde tudo em sua memória.

Em seguida, é feito o mesmo exercício de auto-observação sem que a cliente esteja usando roupa, ou seja, nua. Pede-se que sinta seu cheiro, aguçando assim o olfato diante de si própria; em seguida, solicitamos que se lamba, para que sinta seu gosto. É importante deixar claro que estas sensações devem ser percebidas e anotadas mentalmente. O próximo passo é o de se olhar no espelho sem roupa e perceber quais as partes do corpo que mais gosta e as de que menos gosta. E qual a sensação de ter de olhá-las, gostando ou não. É importante que pensamentos e sensações sejam bem percebidos durante o exercício. Os genitais são incluídos na atividade, pois não implica toque e sim uma questão de visualização do próprio corpo e a percepção dele.

Cada etapa do exercício deve ser respeitada, e não se deve pular nenhuma parte do corpo. Assim, a observação inicia-se pelos cabelos e termina na ponta dos dedos dos pés.

Em sessão de atendimento trabalharemos os afetos despertados pelo contato com o corpo e traremos a consciência corporal como a única forma de obtenção de prazer sexual, especificamente o orgasmo. Não é raro em consultório observarmos que existe uma dificuldade tanto em homens quanto em mulheres de perceberem o corpo como algo bonito e digno de prazer. Cabe então ao terapeuta a reestruturação dessa consciência corporal, sem a qual não existe a possibilidade de uma vida sexual saudável.

Técnicas específicas no tratamento da anorgasmia feminina

Focalização sensorial

Este exercício deve ser orientado ao casal presente na consulta. Não devem restar dúvidas sobre como executar a focalização. Este passo pode levar algumas semanas e permitirá o desenvolvimento de intimidade e comunicação verbal e não-verbal no casal.

Ver capítulo especial sobre o assunto.

Masturbação

Técnicas masturbatórias são muito importantes nesta disfunção, pois possibilitarão à mulher experimentar orgasmos em uma condição única e especial, sem a ansiedade da presença do parceiro.

Ao conhecer-se solitariamente e a aprender como obter o orgasmo, a mulher terá certeza de que funciona fisiologicamente de forma adequada. Assim, precisará entender o que está acontecendo de diferente na relação sexual que a está impedindo de ter orgasmo. Comparando as duas situações, ela poderá compreender o que necessita para melhorar as chances de obter prazer orgásmico na relação com seu parceiro.

Caso sinta dor durante a relação sexual, será mais fácil para a mulher descobrir, na masturbação, o que está provocando essa dor. Masturbando-se sozinha, ela pode ficar à vontade e observar-se, sem ser intimidada pela presença e necessidades sexuais de um parceiro. A masturbação com objetos colocados dentro da vagina lhe permitirá saber como seu corpo funciona na relação, aprendendo a manejá-lo e descobrindo como ficar mais lubrificada e como relaxar mais a entrada da vagina para não haver dor.

Na masturbação, a mulher poderá reconhecer se tem menores necessidades sexuais do que seu parceiro, diferenciando isso da falta de desejo pelo parceiro, ou se o desejo é menor somente pelo sexo com esse parceiro. A falta de motivação para o sexo poderá ser reconhecida como falta de interação com o parceiro, ou como falta de atenção do parceiro para as necessidades de seu corpo nos relacionamentos sexuais. Se reconhecer a falta de desejo pelo parceiro, poderá tomar algumas decisões como separar-se dele e procurar outros parceiros que preencham suas necessidades. Se reconhecer que sente menos necessidade sexual do que seu parceiro, procurará diminuir a freqüência sexual ou adaptar-se a um número mais elevado de relações, mas sem exigir orgasmos de si mesma, quando o que deseja é apenas contato físico e afetivo com o seu escolhido. Mas é muito importante reconhecer estas condições, pois de outra forma a mulher e seu parceiro sofrerão e não atingirão a plenitude de seu relacionamento afetivo.

Muitas vezes, a mulher terá de enfrentar um problema que poderá ser de grande monta no relacionamento. Muitos homens não aceitam que suas mulheres se masturbem. Estes homens podem sentir-se inseguros, talvez até achem que suas esposas estarão fantasiando sexo com outros, que a perderão. (Basta lembrá-los de que elas podem pensar em outros homens mesmo na relação sexual, pois ninguém controla a fantasia do outro.) É muito importante que os homens se conscientizem de que suas esposas e namoradas serão beneficiadas com o exercício da masturbação.

A masturbação, então, não é apenas sadia, mas para algumas mulheres é uma necessidade para se completarem sexualmente.

Isso exigirá que a mulher preste mais atenção em suas sensações físicas do que em suas expectativas emocionais e mentais. Devido à masturbação permitir maior autoconcentração, esta será a experiência que mais facilmente permitirá reconhecermos se está sendo possível ter orgasmos. Durante o ato sexual, em companhia de outra pessoa, muitas coisas acontecem que podem distrair a atenção da mulher, que não perceberá quando ocorre um orgasmo mais leve. Se a mulher tiver um orgasmo de menor intensidade antes de o homem ejacular, devido ao coito e suas movimentações continuarem, a sensação de relaxamento pode ser perdida e isso pode fazer com que o orgasmo seja desconsiderado; com a continuação da estimulação, a mulher pode estar se excitando fisicamente de novo, e quando o parceiro ejacular e parar o ato, a mulher ficará com a sensação de que não tem o orgasmo que esperava, agora pela segunda vez..., assim, permanece tensa e sente-se insatisfeita! Os orgasmos que acontecem pela estimulação vaginal podem ser leves e difusos quando comparados aos orgasmos produzidos pela estimulação clitoriana, o qual é sentido como mais localizado, intenso e mais fácil de ser percebido e reconhecido por muitas mulheres.

Apesar de a masturbação ser a forma mais fácil de se reconhecer se existe um orgasmo ou de desenvolver as sensações que conduzem a ele, ela é considerada como algo negativo por muitas pessoas. Muitas vezes as pessoas aprenderam que a masturbação é negativa, seja porque seus pais e familiares disseram que era algo ruim, seja porque a comunidade religiosa ensinou que era um pecado ou algo pernicioso. Muitas mulheres chegam a pensar que ter orgasmos com a masturbação interferirá com sua capacidade de ter orgasmos nas relações sexuais. Outras pensam que, caso se masturbarem nunca terão orgasmos. Assim, passam a pensar que a masturbação só piorará sua situação. Na verdade, as pesquisas, desde a década de 1940, apontam para o fato de que as mulheres que se masturbavam antes de iniciarem as relações sexuais tinham orgasmos mais facilmente e em maior proporção do que aquelas que não se masturbavam! Também apareceram nas pesquisas que as experiências a dois não foram importantes para o aprendizado do orgasmo, sendo que a masturbação como autoconhecimento foi mais importante.

Muitas crianças e adolescentes exploram seus corpos de forma muito natural. Neste processo de exploração, geralmente encontram regiões de prazer em seus genitais. Se as mensagens sociais contra a masturbação não são fortes para estas crianças e adolescentes, a ponto de impedi-las de continuar o auto-reconhecimento, o orgasmo será atingido, mais cedo ou mais tarde.

Assim, todas as experiências de uma mulher com a masturbação poderão ser importantes para que aprenda a ter orgasmos. Se uma mulher nunca se masturbou até ter orgasmos durante sua vida infantil ou adolescente, ela sempre poderá desenvolvê-los quando adulta. Também devemos lembrar que levamos alguns anos durante a infância e adolescência para aprendermos estes orgasmos; portanto, não será numa primeira vez que a mulher, tentando se masturbar, terá um orgasmo! Ela necessitará aprender, um pouco por vez, como são suas sensações, como se acrescentam umas às outras para chegarem até o orgasmo.

Manobra da ponte

Nas mulheres pré-orgásmicas (aquelas que nunca experimentam orgasmos), a primeira parte do tratamento deve consistir na busca de exercícios em obter orgasmos pela erotização solitária.

Naquelas que já sabem ter orgasmos com a manipulação clitoriana e vaginal é que aplicaremos a "Manobra da ponte".

Solicitamos ao casal que esteja no quarto, na cama, confortável, após um relaxamento. Ambos permanecem de costas um para o outro, sentados ou deitados, e a mulher se manipula até o orgasmo, como já sabe fazer solitariamente. O exercício deve ser executado de três a quatro vezes, não menos.

O próximo passo implica a mulher se manipular na presença do parceiro sexual, mas agora de frente para ele. A repetição do exercício até a obtenção do orgasmo deve acontecer pelo menos três a quatro vezes.

Então entra a participação direta do parceiro sexual. É a vez de ele e sua mão ajudarem a manipulação guiada pela mulher que já sabe como produzir o orgasmo. Assim, ela deve insistir em excitar-se guiando a mão do homem até o orgasmo por três ou quatro vezes.

Quando a mulher também puder obter os orgasmos com a manipulação pelo homem, o casal estará na fase em que poderá experimentar a penetração.

A posição do homem deitado sobre as costas e a mulher sentando-se sobre ele permitirá a penetração com concomitante manipulação. É esta manipulação que conduz ao orgasmo que será reproduzida com o pênis introduzido.

Por três ou quatro vivências a mulher é orientada a manipular-se até atingir o orgasmo com o pênis introduzido. O movimento de entrada e saída do pênis é solicitado, mas não a ponto de impedir a concentração da mulher. Ela é quem guiará o marido e a movimentação a dois da penetração.

A manipulação com orgasmo feita pelo marido é desejada também com a penetração, com a mulher por cima.

Então chegamos ao momento da manobra da ponte propriamente dita.

Já sabendo obter orgasmos com a penetração, sob manipulação, propomos que nas próximas oportunidades seja feito o seguinte:

- a cada vez que fazem sexo, a manipulação deve parar exatamente no momento em que o orgasmo está acontecendo, deixando-o ocorrer junto com a estimulação peniana pela introdução, com o movimento de vaivém aumentando.
- nas próximas oportunidades sexuais, a estimulação manual do clitóris deve ser interrompida cada vez mais cedo, fazendo com que o orgasmo aconteça já sem a mão tocando o clitóris;
- assim fazemos a ponte do orgasmo obtido com a manipulação e com aquele que ocorre apenas com a penetração e o movimento de vaivém.

Um casal pode conseguir fazer de três a quatro exercícios por semana. Porém isso não é o comum. Será mais comum que um casal consiga fazer de um a dois exercícios sexuais por semana. O casal não deve pular etapas, mesmo que consiga o intento na primeira oportunidade/tentativa. Deve ser alertado para isso, devendo dedicar-se aos passos de forma cautelosa e atenta.

A cada semana o psicoterapeuta deve rever as instruções e verificar os sucessos, valorizando positivamente, de modo expresso, o que o casal conseguiu produzir no período.

O processo pode ser rastreado por meio da Escala de Auto-Eficácia Sexual, Forma F (publicada na revista *Terapia Sexual — clínica, pesquisa e aspectos psicossociais* vol. I(2), 1999. Assim poderemos saber se já existe confiança sexual e satisfação, o que nos facilitará o término do atendimento psicoterápico.

Referências bibliográficas

BELFORT, P. "Orgasmo feminino — meta terapêutica e realização pessoal". *In*: VITIELLO, N. *Sexologia II*. São Paulo, Roca, 1986.

CAVALCANTI, M. "Orgasmo feminino — o processo de descoberta pessoal". *In*: VITIELLO, N. *Sexologia II*. São Paulo, Roca, 1986.

FLORES-COLOMBINO, A. *Disfunciones y terapias sexuales del 2000*. Montevideo, A & M Ediciones, 2000.

HEIMAN, J. & LOPICCOLO, J. *Descobrindo o prazer*. São Paulo, Summus, 1992, edição revista e ampliada.

KAPLAN, H. S. *A nova terapia do sexo*. Rio de Janeiro, Nova Fronteira, 1977.

LEIBLUM, S. R. & ROSEN, R. C. *Principles and practice of sex therapy*. 3ª ed. *Nova York/Londres, The Guilford Press, 2000.*

MANNOCCI, J. F. *Disfunções sexuais — abordagem clinica e terapêutica*. São Paulo, Fundo Editorial BIK, 1995.

RODRIGUES Jr., O. M. *Psicologia e sexualidade*. Rio de Janeiro, Medsi, 1995.

__________. "Focalização sensorial modificada". *In*: *Terapia Sexual — clínica, pesquisa e aspectos psicossociais*, I(2):57-60, 1999.

RODRIGUES Jr., O. M. "Inventários de sexualidade". *In*: *Terapia Sexual — clínica, pesquisa e aspectos psicossociais*, I(2):61-120, 1999.

RODRIGUES Jr., O. M.; ANDRADE, V. L. & COSTA, M. "Técnicas corporales: una propuesta de utilización en terapia sexual de la disfunción eréctil". *Revista Latinoamericana de Sexología*, 6(3): 283-94, 1991.

TRIMMER, E. *Medicina sexual básica*. São Paulo, Manole, 1980.

ZEGLIO, C. "Uma visão clínica da anorgasmia feminina". *In*: *Terapia Sexual — clínica, pesquisa e aspectos psicossociais*, v. II, nº 2, 1999, pp. 71-7.

Inibição do desejo sexual feminino

Carla Zeglio*

A terceira espada
Força:
Robustez, vigor.
Energia física e moral.
Impulso, incitamento
Poder e eficácia.
Coragem:
Bravura, ousadia.
Franqueza e perseverança.
Firmeza, desembaraço.
Conquista e perspicácia.
Eros:
Minha terceira espada!
Sem você eu não sou nada?
E o princípio da ação?
O que será do meu espelho,
Da minha libido,
Minha emoção, minha imagem,
Da minha força, minha coragem?

Sandra Maria C. Lourenço (1998)

* Psicóloga e psicoterapeuta sexual associada ao Instituto Paulista de Sexualidade — (INPASEX); diretora do Centro de Estudos e Pesquisas em Comportamento e Sexualidade — CEPCoS; presidente da Associação Brasileira de Terapia Sexual; Coordenadora do Curso de terapia sexual novas abordagens técnicas e teóricas no INPASEX —, certificada Sexóloga Clínica pela FLASSES e pela ALAPS/SEX.

A inibição do desejo é a disfunção sexual que mais tem levado mulheres e casais a buscar tratamento em consultórios de psicoterapia sexual. Baseamos nosso texto na definição de desejo sexual já descrita no capítulo — Baixo Desejo Sexual.

Na fisiologia da resposta sexual humana, o desejo é o primeiro passo para que todo ato sexual aconteça de forma satisfatória. Sem desejo certamente não haverá atividade sexual com possibilidade de prazer. É o desejo que nos impulsiona a buscar a excitação, o orgasmo e a resolução.

Sem ele a mulher não se sente disponível para o sexo. Às vezes, o desejo sexual surge no decorrer das carícias iniciadas pelo par, de forma que a mulher consegue excitar-se. Outras, a mulher sente a busca de sexo pelo outro como uma invasão de privacidade, a qual tenta furtar-se, o que pode levar o casal a sérios problemas de relacionamento.

A IDS pode ser desenvolvida em homens e mulheres, independentemente da orientação sexual, ou seja, homossexuais, bissexuais e heterossexuais podem apresentar a disfunção.

Outro dado importante é que nem sempre a queixa de inibição de desejo sexual está relacionada a experiências negativas ou traumáticas (LoPiccolo, 1982).

Kaplan (1983) acredita que, embora a dificuldade de percepção de desejo sexual apareça para a cliente de forma não conhecida e involuntária, é a grande causadora da disfunção. Segundo a autora, em muitos casos as sensações corporais e atividades sexuais vêm acompanhadas de tendência a focalizar imagens e pensamentos negativos, acarretando, assim, a inevitável supressão das prazerosas sensações sexuais, transformadas em agente estressor e codificadas como algo muito ruim ou pouco prazeroso. Tais supressões são nada mais nada menos do que as resistências criadas pelos seres humanos em suas vidas, em especial em situações que possam ser aversivas. Não é necessário que tenha ocorrido uma má experiência sexual para que a IDS se instale, apesar de existir uma má experiência em função de conflitos cognitivos, de forma que o corpo irá responder de acordo com a coerência interna de cada pessoa. As causas são extremamente individuais, e a história de vida modela nosso comportamento sexual atual.

Valins (1994), dentre as mais diversas causas para a IDS, lista:

1. *Questões de educação familiar e de desenvolvimento*
   - estritos tabus religiosos;
   - educação religiosa rígida;
   - vergonha;
   - desinformação a respeito do sexo e do corpo;
   - culpa por ter desejo.

2. *Questões traumáticas*
   - Estupro ou violência sexual — com a parceria atual ou anterior;
   - abuso sexual — seja ele na infância ou na vida adulta;
   - primeira experiência sexual insatisfatória — violência ou com muitas expectativas.

3. *Questões relacionais/comportamentais*
   - dificuldade de dizer ao parceiro do que gosta;
   - insatisfação com a parceria;
   - maus-tratos pela parceria;
   - parafilias;
   - falta de amor pelo parceiro;
   - relacionamento de conveniência;
   - medo de engravidar;
   - falta de confiança no parceiro — por motivos reais ou fantasiosos;
   - estresse.

E acrescento:

- modelo de relacionamento parental pouco eficaz;
- diferenças de gênero, advindas de uma história social atrelada a uma religião baseada em preceitos judaico-cristãos, pelos quais a mulher que tem desejo sexual não está espiritualmente adequada. Desejo sexual e prazer são condenáveis.

E, se continuarmos pensando, chegaremos a muitos outros fatores que podem ser a "causa" da disfunção sexual na história de uma pessoa. O mais importante, porém, não é buscar uma causa, mas sim compreender como a mulher se situa subjetivamente diante do mundo e das vivências de sua sexualidade. Muitas pessoas passam por situações semelhantes e não desenvolvem disfunção, pelo simples fato de ressignificarem os acontecimentos, cada uma ao seu jeito, dando maior ou menor importância a eles.

É preciso construir hipóteses sobre nossa cliente e o caminho que ela percorreu para chegar à disfunção sexual. A partir dessas hipóteses, podemos iniciar o tratamento, contando com acertos e erros no nosso trabalho.

Antes de iniciar o tratamento, é imprescindível estarmos seguros de que não exista causa orgânica para a inibição do desejo. É adequado, logo que possível, encaminhar a cliente para um(a) médico(a) de confiança para verificação e tratamento de possíveis problemas orgânicos, caso existam. Em caso de negativa médica, certificados de que a causa é de origem psicogênica, podemos iniciar a psicoterapia sexual.

Não é incomum nem estranho ouvirmos as mais diferentes justificativas para o quadro que a cliente apresenta: "Ele engordou e ficou menos bonito", ou "Ele só dá atenção aos nossos filhos" ou, ainda, "Ele só trabalha". Outras justificativas referem-se aos problemas cotidianos, ao cansaço, ao excesso de atividades.

Rodrigues Jr. (2001) afirma que, embora as disfunções do desejo sejam, dentre as disfunções sexuais, as mais difíceis de serem tratadas, uma vez que exista motivação pessoal para o tratamento e condição de mudanças cognitivas e comportamentais, os resultados da psicoterapia sexual são em geral positivos e satisfatórios.

A participação do parceiro é um passo muito importante para que o tratamento seja bem-sucedido.

Em muitos casos, aspectos religiosos, sociais e idéias morais são fatores que impedem nossa cliente de viver sua sexualidade de forma plena e prazerosa.

O primeiro passo a ser tomado é buscar uma compreensão dos esquemas de crenças dela e como a atingem em sua sexualidade. Iniciamos o contato utilizando alguns inventários, em especial o de disfunção de desejo, apresentado na *Revista Terapia Sexual: clínica-pesquisa e aspectos psicossociais* — vol.I (2), 1999, que contém perguntas claras e objetivas que nos ajudam a perceber a motivação e a facilidade da cliente em nos falar de sua vida e de sua atividade sexual. Este inventário é peça importante para podermos acompanhar o desenvolvimento da cliente de forma concreta. Ele também nos permite mostrar para a cliente a distância entre o que ela vive e o que pensa que vive.

LoPiccolo (*apud* Lopes e col. 1994, p. 120) divide, didática e teoricamente, a forma de abordagem e tratamento da IDS em:

1º passo: treinamento da consciência emocional (conscientização das emoções negativas frente ao sexo; por exemplo: medo, culpa etc.)

2º passo: psicodinâmica orientada (enfoque na gênese das emoções negativas)

3º passo: terapia cognitiva: (envolve a compreensão dos fenômenos bloqueadores e reestruturação cognitiva)

4º passo: indução de impulso (intervenção no comportamento com a proposta de estímulos eróticos; por exemplo: toque livros, filmes etc.)

5º passo: o contato terapêutico com a parceria e o trabalho de adequação sexual dela.

As tarefas sexuais baseiam-se exclusivamente na percepção, pela cliente, de seus pensamentos, idéias preconcebidas, sentimento de culpa, evitação do contato sexual, fantasias contrárias à intimidade e ao compromisso, que contribuem para o estabelecimento de formas inadequadas de comunicação entre ela e sua parceria sexual.

Uma auxiliar para a superação da inibição do desejo sexual é a biblioterapia: por meio de leituras, ajuda-se a mulher a desmistificar suas idéias inadequadas tanto sobre a sua própria sexualidade quanto sobre a do parceiro. Não podemos deixar de esclarecer também o funcionamento do corpo, bem como o processo de resposta sexual humana.

Muitas pessoas têm fantasias sobre o tamanho e a constituição da cavidade vaginal, sobre o tamanho do pênis e sobre a reprodução humana. Nesses casos, sugerimos a leitura do livro *Growing up*, Editora Científica Nacional, Rio de Janeiro, 1989, que traz ilustrações claras e didáticas a respeito das dúvidas mais comuns em nossos consultórios. Outro livro indicado para educação sexual geral é *Sexo: tire suas dúvidas*, de Oswaldo M. Rodrigues Jr. e col., (1993). Há muitas outras obras no mercado, e cabe ao(à) terapeuta fazer sua escolha de acordo com a necessidade da cliente.

Para as questões de parafilias que, com certeza, chegam ao nosso consultório, o livro indicado é *Objetos do desejo*, de Oswaldo M. Rodrigues Jr. Para lidar com questões masculinas, são indicados: *A senha da virilidade*, do doutor Martin R. Pörtner (1994), e *O que você (ainda) não sabe sobre a sexualidade masculina*, de Barry MCarthy. Para as questões da sexualidade feminina indicamos *Mulheres que gostam de sexo*, de Gina Ogden (1994), e *Descobrindo o prazer* (1987), de Julia R. Heiman e Joseph LoPiccolo. Para as questões de casal, indicamos *Para além do amor,* de Aaron T. Beck (1995), e *Mitos conjugais,* de Arnold Lazarus (1992).

Todos esses livros nos auxiliam enquanto profissionais e facilitam nosso trabalho com clientes com queixa de IDS e nos abrem espaço para o próximo passo, que é o da consciência corporal.

Iniciamos esse passo pela sensação do corpo no banho (veja capítulo "Hora do banho", p. 111), checando sempre com a cliente quais sensações e emoções que surgem no momento do contato dela com seu corpo.

Em caso de exercício terminado e bem-sucedido, caminhamos adiante. Usamos a técnica do espelho, descrita passo a passo no capítulo "Anorgasmia feminina". Essa técnica consiste na observação do corpo e das sensações que isso desperta, de forma que a mulher seja cada vez mais incentivada a voltar a atenção para si mesma, concentrando-se em suas sensações.

O relaxamento é algo muito importante no tratamento da IDS e adequamos o relaxamento à cliente, de forma a deixá-la cada vez mais em contato com seus medos, idéias e sensações (veja capítulo específico, "Relaxamento", p. 99).

O próximo passo é o da auto-observação dos genitais, descrita no capítulo sobre banho, a qual contribui para a superação de fantasias e para o reconhecimento do próprio corpo. A exploração dos genitais, no caso da IDS, não tem como objeto a masturbação por meio do toque. Neste caso, o intuito é única e exclusivamente contribuir para que a mulher desenvolva o autoconhecimento e o bem-estar com o próprio corpo. As técnicas de masturbação serão introduzidas aos poucos, conforme a cliente permitir, no decorrer do processo.

Ao mesmo tempo que essas técnicas vão sendo empregadas, solicitamos que a cliente escreva diariamente quantos e quais foram seus pensamentos sexuais, e qual sua disponibilidade para buscar o contato sexual.

Após o bom andamento de seus exercícios sozinha, e o reconhecimento de si e de suas vontades, trazemos sua parceria sexual. Iniciamos então o contato entre ambos(as) e começamos o processo de focalização sensorial.

Durante o processo, estimulamos nossa cliente a reconhecer suas fantasias sexuais, conforme explicado no capítulo "Técnicas que estimulam fantasia sexual". Aos poucos, solicitamos que nos relate suas fantasias, o que contribuirá para o aprendizado de como falar delas com sua parceria sexual.

Nesse momento do tratamento iniciamos a parte mais importante e necessária para a boa interação sexual da mulher com sua sexualidade. Estimulamos a comunicação verbal de coisas de que ela se deu conta e que necessita contar e dividir com sua parceria. Utilizamos o livro *Para além do amor*, citado anteriormente, como facilitador do contato verbal. Um outro apanhado de obras que normalmente usamos como coadjuvantes chama-se *Contos eróticos femininos*, da Globo, com oito livros no formato de bolso, que relatam experiências sexuais femininas de forma bastante estimulante. Contamos também com os filmes eróticos e educativos que servem como um termômetro de como anda a percepção e o desejo sexual por parte da nossa cliente.

Cabe ao(à) terapeuta discutir com a cliente caminhos para o reconhecimento e expressão do seu desejo.

Os procedimentos citados neste capítulo consistem no passo a passo para alguns casos que foram bem-sucedidos. Cremos que o tratamento da IDS possa ser realizado com a ajuda das técnicas citadas e o cuidado do(a) terapeuta de empregá-las de forma calma e diretiva. No tratamento de IDS não podemos ter pressa. Precisamos, sim, de muita tranqüilidade para reconhecer cada passo que nossa cliente possa dar em direção às suas necessidades e aos seus objetivos.

Conclusão

Há terapeutas que sentem receio de atender pessoas com esse tipo de queixa porque não têm idéia de por onde iniciar o trabalho. Apresentamos aqui uma forma clara e simples de conduzir os primeiros contatos e, assim, compreender melhor a queixa e esclarecer o diagnóstico. Portanto, a calma e a segurança para atender este tipo de queixa é um predicado que todos os terapeutas sexuais têm de desenvolver, e só o fazemos quando temos confiança de que podemos ajudar.

Não é incomum que a cliente apresente outras queixas, que não a IDS, como a dispareunia ou o vaginismo. Só no decorrer da psicoterapia sexual é que o(a) terapeuta percebe que o problema é outro. Por isso, o diagnóstico diferencial deve ser bem elaborado, para que estejamos seguros de que o tratamento enfoque o verdadeiro problema e possa atingir resultados. Bom trabalho!

Referências bibliográficas

BECK, T. Aron. *Para além do amor*. São Paulo, Rosa dos Tempos, 1995.

DOCHERTY, J. *Growing up*. Rio de Janeiro, Ed. Científica Nacional, 1989, 111 p.

HEIMAN, R. Júlia e PICCOLO, Joseph. *Descobrindo o prazer*. São Paulo, Summus, 1987.

KAPLAN, H. S. *O desejo sexual*. Rio de Janeiro, Nova Fronteira, 1983. 230 p.

LAZARUS, Arnold. *Mitos conjugais*. Campinas, Editorial Psy II, 1992.

LOPES, G. e cols. *Patologia e terapia sexual*. Rio de Janeiro, Medsi, 1994. 236 p.

McCARTHY, Barry. *O que você (ainda) não sabe sobre a sexualidade feminina*. São Paulo, Summus, 1981.

OGDEN, Gina. *Mulheres que gostam de sexo*. Rio de Janeiro, Record, 1994.

PÖRTNER, MARTIN R. *A senha da virilidade*. São Paulo, Age, 1994.

RODRIGUES Jr. Oswaldo, Problemas do Desejo Sexual Feminino (1), Boletim Informativo CEPCoS, ano VII (I), janeiro de 2001.

RODRIGUES, Jr., Oswaldo, MONESI, A. A., FAVORÊTO A., e cols. *Sexo: tire suas dúvidas*. São Paulo, Iglu, 1993.

RODRIGUES, Jr., Oswaldo. *Objetos do desejo*. São Paulo, Iglu.

VALINS, L. *Quando o corpo da mulher diz não ao sexo*. Rio de Janeiro, Imago, 1994. 294 p.

TERAPIA DE CASAL

Técnicas para facilitar a comunicação não-verbal do casal

*Sérgio José Almeida**

"Dois ambientes completamente diferentes. No primeiro, localizado em edifício classe A, em um consultório muito bem decorado, Luciana, 32 anos, casada, 'socialite', queixa-se a seu terapeuta de que está com amplas dificuldades no casamento, pois a cada dia que passa tem menos vontade de tocar o marido ou de deixar que ele a toque. Sente que o casal está se distanciando muito, mas não sabe o que fazer para evitar isso. Já leu alguma coisa sobre jogos eróticos em revistas da moda e está ali em busca de ajuda, pois considera o rompimento a pior solução possível. O segundo se localiza a alguns quilômetros dali e tem como cenário um ambulatório público de um hospital universitário. Na entrevista, Luzia, 32 anos, casada, empregada doméstica, relata que não consegue entender o que se passa com ela de 'uns tempos' para cá . Deixou de ter vontade de fazer sexo com o marido e não quer que ele a toque. O marido, sete anos mais jovem do que ela, quer fazer quase todos os dias; ela concorda,

* Psiquiatra, sexólogo, professor adjunto Dr. II da Faculdade de Medicina de Rio Preto, FAMERP, membro do Centro de Estudos e Pesquisas em Comportamento e Sexualidade — CEPCoS; presidente do Comitê de Qualificação da Federação Latino-Americana de Sociedades de Sexologia e Educação Sexual — FLASSES; membro fundador da Associação Brasileira de Terapia Sexual — ABRATESEX.

com medo de perdê-lo, mas está cada vez mais difícil manter o comportamento. Duas realidades, o mesmo problema."

Uma das características da problemática sexual é que ela é universal, ou seja, acontece em todas as classes sociais, níveis culturais, entre casados ou solteiros, brancos, negros ou amarelos, altos ou baixos, enfim, não há quem possa afirmar que está totalmente livre de uma disfunção sexual em alguma fase de sua vida.

Outro ponto importante a ser abordado é que um problema nesta área nunca, ou quase nunca, é comentado, permanecendo como um segredo que deve ser guardado a sete chaves. Socialmente falando, é muito depreciativo para alguém ter qualquer problema de ordem sexual. A sociedade de hoje cultua juventude, beleza e dinheiro. Logicamente, "grandes *performances*" sexuais estão aí incluídas, embora de forma não explícita.

Outro ponto que nos chama a atenção é a resistência de muitas pessoas, homens e mulheres, em procurar ajuda para seus problemas sexuais, principalmente se forem diagnosticadas causas não-orgânicas, as denominadas genericamente "psicológicas". As pessoas parecem não acreditar que isso seja possível, sempre querem encontrar uma taxa hormonal mais baixa ou uma dor qualquer que possa explicar o fato. De maneira geral, quando saem em busca de um tratamento, isso significa: "quero um remédio que possa tomar o menor tempo possível, seja barato e me cure disto".

Todos nós, terapeutas sexuais, sabemos que isso não é possível, mas ao mesmo tempo dispomos de um arsenal de técnicas, individuais ou de casal, verbais ou não-verbais, com as quais, em associação com as sessões regulares, conseguimos "equilibrar" o cliente e devolver-lhe o pleno exercício de sua sexualidade, num prazo bastante curto.

Assim como Roberto Freire afirma que "sem tesão não há solução", podemos dizer que sem os órgãos dos sentidos não se desenvolve a sexualidade humana. Lembremos, pois, que eles são cinco: visão, audição, tato, olfato e paladar. Não são, porém "lembrados" da mesma maneira; uns aparecem com maior destaque do que outros. Assim, na sexualidade masculina a visão tem um papel preponderante, enquanto na feminina, é o tato que exerce papel de primeira grandeza.

Quando se trata de técnicas que envolvem a melhora do desempenho sexual, constatamos que as não-verbais têm um peso muito grande no contexto global. Observa-se também que, de maneira geral, as mulheres aderem mais a jogos e brincadeiras que tendem a facilitar o menor manejo da sexualidade do que os homens, ou seja, elas gostam mais do que eles de participar desse tipo de atividade. Homens costumam ser mais refratários, sendo que muitos entendem essas orientações como pura perda de tempo, já que o objetivo masculino é sempre a penetração. Para muitos, o mais depressa possível.

Dentre os fatores que podem levar a esta postura, estão alguns fatos importantes. Um deles é que técnicas de aproximação exigem intimidade e entrega, o que é muito difícil para alguns homens, que encaram o sexo como algo puramente genital. Assim, eles têm "medo" de se mostrar, "medo" de revelar alguma coisa mais interior e, para não correr risco, rejeitam a aproximação. Outro ponto a ser lembrado é a questão do machismo. Muitos consideram jogos e técnicas coisas apropriadas para mulheres, mas não para eles. Dessa maneira, facilmente boicotam todo o processo.

Nunca é demais lembrar o que parece óbvio, mas não o é. Para que as técnicas funcionem, é necessário que ambos os integrantes do casal estejam completamente a fim de trabalhar com elas, tenham entendido como se desenrolam, para que servem e, principalmente, como vão se beneficiar com elas em seu dia-a-dia. Quando os interesses têm intensidades muito diferentes, a chance de que nada dê certo é muito grande, pois fatalmente haverá uma sabotagem, a partir do lado menos motivado. Por isso, terapeutas, não se esqueçam: antes de indicar qualquer técnica, por mais simples que seja, devem trabalhar muito a motivação do casal, e somente quando sentirem que estão prontos, começar a trabalhar com elas. Caso contrário, a porcentagem de fracasso, que não é o objetivo de ninguém, poderá ser muito elevada.

Lembrem-se de que as técnicas, por melhores que sejam, não funcionam sozinhas. Há sempre necessidade de um terapeuta bem treinado, experiente, que saiba como usá-las. Se não fosse assim, seria tudo muito fácil. Bastaria que as pessoas adquirissem um livrinho de "técnicas sexuais" e tudo estaria resolvido. Isso, porém, não está de acordo com a realidade. Constantemente vemos profissionais de outras áreas tentando "orientar" seus clientes com queixas sexuais e não obtendo resultado algum. Isso acontece pelo manejo inadequado delas, pelo não-seguimento do tratamento em determinado espaço de tempo e outras variáveis mais. Dessa maneira, muitos pacientes, mais tarde, quando em mãos experientes, rejeitam as técnicas, ou, na melhor das hipóteses, não crêem nelas e demoram muito tempo para aderir ao tratamento.

"Vera, 32 anos, casada, desenhista de moda, chega para sua consulta com uma queixa básica: não suporta mais que o marido a toque. Diz que gosta de carinhos, beijos e toques em regiões 'neutras'. Quando, porém, percebe algo em uma área erógena, fica com taquicardia, as mãos esfriam e a vontade imediata é de jogar o marido para longe. Diz que gosta dele, que o ama, que, a não ser na prática sexual, todo o restante vai muito bem. Sem qualquer problema orgânico, representa um quadro adequado para terapia sexual, com o uso de suas técnicas".

Dentre as técnicas não-verbais empregadas para casais, devemos sempre iniciar pelas mais simples: Dessa forma, quando uma delas for ser aplicada, temos necessariamente de obedecer a duas palavras-chave: *privacidade e tempo.*

Por privacidade entende-se uma ocasião em que o casal esteja afastado de todos os estímulos que possam interromper o processo, como, por exemplo, telefone tocando, filhos batendo na porta, alguém esperando, alguém sabendo o que está sendo feito no quarto etc. Quanto ao fator tempo, significa que eles devem ter tempo ilimitado, pois ninguém pode prever a real duração de uma técnica, nem o que ela pode desencadear. Dessa maneira, se alguém do casal tiver tempo "controlado", ou não houver privacidade total, será melhor deixar o "exercício" para outra ocasião, na qual consiga reunir as duas condições.

Partindo então para as técnicas, vamos dividi-las em:

a) mais simples;
b) mais complexas;
c) criativas.

Esta divisão tem um caráter apenas didático, pois na realidade todos os comportamentos e sentimentos misturam-se de muitas maneiras o tempo todo. O fato de chamarmos algumas de criativas de forma alguma significa que as demais sejam apenas mecânicas e desprovidas de criatividade.

A. Técnicas mais simples

O casal pode fazê-las onde quiser, desde que obedeça aos critérios antes mencionados. Teremos então:

1. Visão (olhar)

Primeira técnica

Os membros do casal devem ficar próximos um do outro, sem se tocarem de nenhuma forma. A seguir, um olhará fixamente nos olhos do outro, por um prazo de aproximadamente dois minutos. É comum, nestes casos, que um deles, ou ambos, comecem a sorrir ou mesmo rir. Neste caso, o exercício deve ser interrompido por alguns segundos e a seguir recomeçado, até que estabeleçam uma boa comunicação visual.

Segunda técnica

Como no processo anterior, o casal começa se olhando fixamente. Após um tempo de dois minutos, um deles continua a olhar fixamente para a frente, enquanto o outro explora de início o rosto e depois todo o corpo do(a) companheiro(a), apenas com o olhar, podendo se levantar e olhar de todas as posições que desejar (de frente, de cima, de trás etc.). Quando julgar que está bom, por meio de gestos (previamente combinados), são mudadas as posições, sendo que observador passa a observado e vice-versa.

Terceira técnica

Ao exercício simples e dirigido podemos acrescentar nossa criatividade e estimular todas as situações possíveis. Como exemplo podemos citar:

a). O casal senta em um balcão de uma casa noturna e se olha como se fosse a primeira vez, como se fosse uma "paquera", mas apenas por meio do olhar. A seguir, um deles dirige-se para a pista de dança, embala-se no ritmo, enquanto o outro observa do bar. A troca de olhares acontece então à distância. A seguir, podem ou não inverter os papéis.

b). O mesmo processo pode ser feito em uma praia ou piscina. Neste caso, acrescentamos os fatores pouca roupa, água, pele molhada, sol, que podem ser muito estimulantes para ambos os parceiros.

2. Olfação (cheirar)

Hoje em dia, principalmente entre pessoas de classe média, dificilmente sentimos o cheiro real de alguém, pois ele foi substituído por desodorantes, perfumes os mais variados, cremes etc. Aqui o ideal seria a pessoa com seu odor natural, porém aconselhamos antes um bom banho, com sabonete neutro, para evitar cheiros desagradáveis.

Primeira técnica

Uma das pessoas se senta no chão, na cama, ou em um sofá, na posição de lótus, e fecha os olhos. A outra começa então a cheirá-la, iniciando pelos cabelos, pescoço, face e restante do corpo. Deve-se tomar o maior cuidado, a fim de evitar que o nariz, ou qualquer outra parte do corpo, toque no outro. Quando julgar que está bom, a posição é invertida, usando-se o sinal pré-combinado, não-verbal.

Segunda técnica

O exercício pode sofrer uma variação e, neste caso, em vez do corpo todo, os parceiros podem predeterminar quais as áreas corporais que serão cheiradas e as que não estarão na "brincadeira".

Terceira técnica

Caso se deseje acrescentar alguma variação, podem ser usados perfumes para complementar. Exemplo: a mulher coloca algumas gotas de um perfume, em duas ou três partes do corpo; a seguir pede ao parceiro que, apenas usando o olfato, localize os locais perfumados e os aponte ou demarque com algum tipo de caneta, batom etc.

2. Gustação (lamber)

Seria o processo da gustação. Neste caso será usada a língua para lamber o(a) acompanhante.

Primeira técnica

Os parceiros sentam-se em posição de lótus, um em frente ao outro. Neste caso, são delimitadas as áreas a serem lambidas, geralmente as mãos, pescoço e rosto. Como nos casos anteriores, um atua como "ativo", enquanto o outro recebe a carícia. A seguir há inversão dos papéis.

Segunda técnica

Não existe delimitação de áreas, todo o corpo está liberado, cabendo a cada um agir no corpo todo do outro, ou em áreas que queira escolher por vontade própria.

Terceira técnica

É possível incrementar o jogo com bebidas ou comida, que são passadas em áreas do corpo e lambidas pelo(a) parceiro(a). Exemplo: vinho, chantilly, geléias etc. Aos diabéticos ou pessoas acima do peso sugerimos produtos sem açúcar ou com adoçante apropriado.

3. Tato (toques)

Como estamos no momento nos reportando às técnicas mais simples, sugerimos que os toques se dêem apenas em regiões do corpo predeterminadas.

Primeira técnica

Um senta-se em frente ao outro, em posição de lótus. Aquele que estiver no papel ativo vai tocar as mãos, o rosto e pescoço do(a) companheiro(a). O que está sendo tocado deve permanecer com os olhos fechados e abandonar-se aos toques. A seguir a posição é invertida.

Segunda técnica

Na mesma posição anterior, o casal se toca nas partes predeterminadas, porém com uma diferença: ambos vão estar de olhos fechados e desaparecem papéis ativo–passivo; os dois devem tocar-se simultaneamente, da forma que julgarem melhor.

B. Técnicas mais complexas

Optamos por chamar estas técnicas de "mais complexas", embora sejam também bastante simples, pelo fato de exigirem um pouco mais no desempenho do casal. Nelas, os órgãos dos sentidos aparecem em concordância e simultaneamente, com exceção, é evidente, do aspecto verbal.

"Marcela, 28 anos, casada há dez, decoradora, explicou-nos que sempre sentiu dificuldades com o próprio corpo, que nunca se masturbou, que não gosta quase nada de se tocar, a não ser na face, para fazer maquiagem. Em relação ao marido, diz que gosta de seus toques, quando estão em alguma situação na qual sexo não poderá ocorrer (por exemplo, gosta de dançar agarrada (*sic*) ao marido, sentindo seu corpo comprimido ao dele). Quando, porém, estão a sós, fica tensa, não relaxa, tendo constantes dores na nuca e nos ombros. Faz hidroginástica e aeróbica, mas relata ter sentido melhora relativa. Gostaria de mudar tudo isso, mas sente uma espécie de medo, quando pensa que os toques poderão levar rapidamente a uma penetração, a qual ela não deseja, pois sempre pensa que haverá dor."

Neste caso específico, real, a técnica a seguir foi usada com sucesso, permitindo aprofundar a terapia.

1. "Brilhos" e toques

Primeira parte

Inicialmente o casal é aconselhado a praticá-la em qualquer lugar que queira, mas de forma geral o local escolhido é sempre o quarto. Solicita-se então que deixem o ambiente de acordo com a vontade dos dois, ou seja, que nenhum fique com "coisas" das quais não gosta. Assim, podemos orientá-los que ponham a iluminação a gosto, forte, média, fraca, direta, indireta, proibindo apenas que apaguem todas as luzes, pois no escuro a visão deixaria de atuar. Caso gostem de música, podem colocar um aparelho de som; caso contrário, não o colocam; ar-condicionado ligado ou desligado e por aí vai, até o cenário estar completo para ambos.

Os participantes não devem portar qualquer peça de roupa, ou seja, devem ficar totalmente despidos. Embora uma famosa canção do MPB diga "é proibido proibir", aqui é proibido falar. Tudo vai ser feito com outra forma de comunicação.

A seguir, um dos participantes deita-se de barriga para baixo, braços estirados ao longo do corpo, corpo relaxado (o máximo possível) e olhos fechados. É muito importante que ele ou ela "controle" seu pensamento, impedindo-o de voar para outros lugares (tarefas, filhos etc.), pois caso isso aconteça, em um espaço de tempo muito pequeno não mais sentirá os toques que irá receber. Como se costuma dizer, a pessoa deve ficar ali de "corpo e alma" presentes. O parceiro ou parceira deve então começar a tocar o outro, do jeito que quiser, pelo tempo que julgar necessário, da cabeça aos pés.

Para estes toques devem ser usados um máximo de três pontos (mão direita, mão esquerda e boca) e um mínimo de dois. Nunca se deve usar apenas um toque. Delimitamos o número de pontos em três para que o cérebro possa acusar corretamente os locais que estão sendo tocados e verificar as sensações que daí advêm. Por isso a necessidade de cuidados especiais do parceiro para evitar toques com os cotovelos, joelhos, coxas etc.

Quando o que estiver fazendo os toques julgar que está bom, aplica no outro um leve toque, previamente combinado, o qual significa que ele ou ela deve se virar lentamente e permanecer agora de barriga para cima.

Novamente ele ou ela será tocado da cabeça aos pés, sendo a região genital deixada por último. Os toques na região genital devem ser iguais aos do restante do corpo, visto não ser um exercício masturbatório. Quando quem toca julgar que está bem, finaliza com outro toque pré-combinado. Quem foi tocado senta-se devagar na cama e só depois abre lentamente os olhos. O levantar e o abrir dos olhos não devem ser feitos abruptamente, a fim de evitar a possibilidade de tontura leve.

Terminada essa fase, os papéis são invertidos: quem tocou deita-se para ser tocado e quem foi tocado passar a tocar. O processo é idêntico ao acima descrito.

Com tudo finalizado, cada um toma um papel e, sem que o outro veja, escreve os locais nos quais sentiu alguma sensação, se foi boa, ruim, e como fazer para melhorar. Tem início, assim, a construção de um mapa amoroso.

Este exercício deve ser realizado após um banho, e nada deve ser passado na pele. Seria o que denominamos "a seco".

Segunda parte

O exercício é repetido após dois dias, da mesma maneira. A variação é que agora ele será executado com o uso de um creme hidratante. O creme pode ser qualquer um, desde que o casal o aprove. Ao final, dá-se continuidade ao mapa amoroso, com novas anotações, pois com o creme as sensações serão diferentes.

Terceira parte

Dois dias depois o exercício é repetido, da mesma forma, só que agora com o uso de óleo de amêndoa ou óleo para bebê. Caso se opte pelo de amêndoa, deve-se ter cuidado para se obter um que tenha um cheiro agradável para os dois. No final, novas modificações no mapa amoroso.

Algumas mulheres reclamam que o óleo suja a roupa de cama, sendo que às vezes isso acontece até com o colchão. Nestes casos, sugere-se o uso de um plástico para recobri-lo.

Terminadas essas três etapas, os mapas amorosos são trocados, e cada um dos parceiros toma conhecimento do que se passou com o outro e começará a pensar o que deve ser feito para melhorar os encontros, pois terá aí grande número de indicações.

2. "Brilhos" e toques II

Esta técnica é semelhante à anterior, só que agora não estamos limitados a três pontos de toque. Todo o corpo pode e deve participar, mas mantendo-se ainda a dicotomia das posturas entre "ativo" e "passivo". Existe vídeo especializado que mostra toda a técnica ao casal. Ele deverá ser assistido e depois discutido com o terapeuta.

3. "Brilhos" e toques III

Segue o mesmo processo da anterior, ou seja, todo o corpo, porém não mais existe a postura "ativo/passivo"; ambos interagem e vão criando os tempos do exercício, trocando as posições, enfim, encontrando a forma de se acariciar naquele momento.

4. "Brilhos" e toques IV

Aqui incluímos todas as variações da técnica que a criatividade pode fazer aflorar. Depende de cada casal. Como exemplo, citaríamos a água, podendo se realizar no chuveiro ou em uma banheira de hidromassagem. Nestes casos, o hidratante e o óleo serão substituídos por sabonete ou gel.

"Estela, participante de um grupo de anorgásmicas, relata o seguinte: nunca fui muito chegada em sexo. Gostava de abraços e beijos, mas nada muito além disso. Quando nasceu meu primeiro filho, há dois anos, passei a me dedicar inteiramente a ele e esqueci-me completamente da parte sexual. Na realidade, não foi bem que esqueci, acontece que daquela data para cá não gosto que me toquem, nem meu marido eu aceito bem. Tenho um relacionamento extraconjugal e acontece a mesma coisa. Já decidi que não amo o outro, vou ficar mesmo com meu marido, a quem eu amo, ou acho que amo, mas como fazer para que volte a sentir prazer nos toques?"

C. Técnicas criativas

1. A surpresa

Neste caso, o objetivo da técnica é fazer com que cada um dos dois membros do casal prepare uma surpresa para o outro, dentro de um horizonte o mais amplo possível. O casal é informado de que não pode haver nada verbal, que a "surpresa", que vai ajudar a melhorar o relacionamento, deve ser não-verbal. Os dois não fazem suas surpresas na mesma ocasião.

Inicialmente cada um escreve seu nome em um papel. Fazem um pequeno sorteio para saber quem dará início ao jogo. Assim, no primeiro encontro posterior, o escolhido apresentará sua surpresa ao outro. No encontro seguinte ocorrerá uma inversão de papéis.

Como exemplo, podemos citar o casal Rafael e Ângela. Pelo sorteio, Rafael deveria dar início. No dia do encontro ele alugou um vídeo erótico e, pouco depois que os jogos eróticos começaram, ele acionou o vídeo. Até esta data nunca haviam usado este recurso, mas ele sabia que a mulher tinha muita fantasia de fazer sexo assistindo um vídeo pornô. Três dias depois foi a vez de Ângela. Ela comprou roupas íntimas bem sexy, ligas, meias coloridas e por cima vestiu um roupão que costumava usar quando saía do banho. Quando foram para o quarto, deitou-se vestida. Quando o marido tentou a aproximação, foi surpreendido com as "novas" vestes. Por observações anteriores ela sabia que Rafael curtia este tipo de roupa, mas até essa ocasião Ângela nunca tinha se sentido segura o bastante para usá-las.

Outras "surpresas" devem ser incentivadas para que a técnica não seja usada uma única vez.

2. Sonho de uma noite de verão

Esta técnica exige certo preparo, pois necessita de material especial. Para que ela se realize, seriam necessários: um abajur de luz suave, velas, uma bacia pequena, um lenço de seda, flores campestres, aparelho de som, CDs.

Inicialmente, colocamos água morna na bacia. Na água são colocadas pétalas das flores, que, além de um belo visual, darão um odor muito agradável. O quarto deve ser iluminado apenas com a luz do abajur, bem suave (pode ser uma lâmpada branca ou colorida, de acordo com o gosto do casal). Caso a luz esteja um pouco forte, podemos recobri-la com um lenço de seda. Caso se prefira outra forma de iluminação, podem ser usadas velas colocadas estrategicamente no local. Uma música suave deve ser colocada como auxiliar do clima desejado.

O casal senta-se em posição de lótus, um de frente para o outro, tendo a bacia com a água e as flores colocada entre eles. Devem estar nus. Tudo se inicia com as técnicas simples do olhar, tocar, já anteriormente descritas. Esta técnica "exige" muito envolvimento e romantismo. Assim sendo, sorrisos e toques "sentimentais" fazem parte da sua estrutura.

A seguir, adotando as posturas "ativo/passivo", um começa a "jogar" gotas de água no outro, junto com pétalas de flores, usando cerca de metade delas. O casal sai então da posição sentada e deita-se, dando prosseguimento aos toques, gotas de água e pétalas de flores, até o fim do material, quando ambos deverão estar cobertos de pétalas. Este jogo é muito interessante, gostoso de ser realizado e muito bonito por sua plasticidade.

Um item importante diz respeito à escolha das músicas, que constituem parte essencial do processo. Mudanças do fundo musical, iluminação e das flores usadas podem modificar totalmente o resultado. Assim, com estas variações, ela pode ser usada várias vezes, com resultados sempre muito bons.

3. Banhos de amor

A presente técnica, como o nome indica, necessita de uma banheira, ou, em outros casos, basta apenas um chuveiro. A água deve ser mantida levemente morna, pois esta temperatura é mais agradável para a pele, a não ser que as pessoas estejam em pleno deserto, ou no inverno norueguês. Também há necessidade de se acrescentar sabonete, nunca antes usado, um gel de banho, uma esponja suave e toalhas felpudas.

A técnica inclui toques, olhares e a criação de um ambiente lúdico. Cada parceiro, usando o sabonete ou o gel, deve ensaboar o outro lentamente, sem pressa, deixando a região genital para o fim. Quem está sendo ensaboado deve relaxar e sentir a sensação do sabonete deslizando sobre seu corpo. A seguir as posições são invertidas.

Na etapa seguinte deve ser usada uma esponja, a qual, por mais suave que seja, será mais áspera que o gel ou o sabonete. Novamente aqui se usa a troca de papéis, o que dá e o que recebe a carícia. Nota-se que se desenvolve uma espécie de "massagem" com o uso da esponja.

A fase seguinte é livre, podendo o casal conduzi-la como quiser, de acordo com suas fantasias.

Após o término, um deve enxugar o outro, também devagar, sem pressa alguma. Aqui também seria importante que cada um dos parceiros aproveitasse a sensação provocada pela toalha para melhorar suas áreas de percepção corporal. Caso este banheiro tenha um espelho grande, no qual o casal possa ter sua imagem refletida, o jogo pode se tornar muito mais sensual.

O único cuidado que devemos ter com esta técnica diz respeito à proteção dos olhos, quando o gel ou o sabonete é passado no rosto ou nos cabelos do parceiro.

Uma variação da técnica, agora sem o sabonete ou o gel, compreende o uso de uma piscina, na qual os exercícios de toque podem ser feitos na superfície da água, com mergulhos, ou usando as variações que o casal desejar.

4. Contos eróticos

É grande o número de pessoas que se erotiza com leituras, sem qualquer gravura ou ilustração. Daí o sucesso de certas "partes" de revistas eróticas, como "fóruns", "contos", "fatos reais", "minha primeira vez" etc.

Dessa maneira, podemos explorar esta técnica de três formas básicas:

Primeira forma

Para esta forma há necessidade de papel e caneta. Um dos componentes do casal começa escrevendo um conto erótico, ocupando um espaço de aproximadamente dez a quinze linhas. A seguir, passa para o outro, que deve dar continuidade à história. Tudo deve desenrolar-se de acordo com as fantasias de cada um. Quando pronto, o conto deverá ser lido (não em voz alta) em conjunto. Geralmente serve como ponto de união e aproximação do casal.

Segunda forma

Usa-se um conto já pronto, encontrado em revistas ou livros eróticos. A leitura é feita em conjunto (não em voz alta), e muitas vezes serve de inspiração para o que virá a seguir.

Terceira forma

Para aqueles que têm bastante tempo e imaginação, a técnica pode ser adaptada. Dessa maneira, em vez de cada um entregar sua parte diretamente ao outro, ela pode ser enviada pelo correio. Quem a recebe escreve sua parte e novamente a remete ao correio. Por aí vai, até o conto estar completo. Um casal que preferiu seguir esta variável contou-nos que, além de o conto ter saído muito erótico, reunindo muito bem as fantasias dos dois, a espera do correio e a expectativa do que ia chegar, criaram um grau de excitação extra entre eles. O mesmo pode ser feito com o uso de um computador, mas aí já há necessidade de aparelhagem, que ambos saibam manejá-lo bem, além da garantia de absoluto sigilo, caso outras pessoas da casa também usem o mesmo equipamento.

5. Imobilização (bondage)

Algumas pessoas — ou muitas, pois as estatísticas que temos a respeito não são totalmente confiáveis — gostam de sexo com uma variação que consideram excitante. Trata-se de imobilizar o parceiro, com o objetivo de conseguir um contato mais intenso, o que provocaria um orgasmo mais compensador.

Ao contrário das outras técnicas até agora apresentadas, esta seria "não programada", ou seja, ela é colocada em prática quando algum dos parceiros assim o desejar. Lembramos sempre que ela é não-verbal; logo, deve ser iniciada sem qualquer palavra, apenas com atos. Sem sombra de dúvida, para que funcione bem, como um jogo erótico, não deve provocar dor, nem a sensação de perigo.

A técnica exige algum material, como algemas especiais (adquiridas em *sex shops*) ou tiras de pano ou couro macio, cordas macias etc. Uma cama com colunas também se faz necessária, embora algumas pessoas prefiram usar cadeiras, que outras consideram mais incômodas.

Alex Comfort, em seu livro *Os prazeres do sexo* (1990), apresenta um código de segurança, que transcrevemos a seguir:

1. Nada pode ser amarrado em volta da parte anterior do pescoço do outro, ainda que sem apertar, mesmo que seja a seu pedido.
2. Nada que seja macio ou solto e que possa ser engolido, ou qualquer outra coisa não especificada, pode ser enfiada na boca do outro, ou colocada no seu rosto, e qualquer mordaça ou nó deve desatar-se facilmente.
3. Ninguém deve ser abandonado sem ajuda, mesmo que por pouco tempo, especialmente de bruços ou numa superfície macia como a de uma cama. Não adormeçam sem primeiro desatar o amante, sobretudo se tiverem bebido. Não mantenham ninguém amarrado por mais de meia hora.
4. Pratiquem jogos de imobilização apenas com pessoas que conheçam, não só social mas também sexualmente, nunca um conhecimento ocasional. Lembrem-se de que algumas são pouco cuidadosas e outras sádicas.

Ainda citando Alex Comfort (1990), temos que:

> jogos deste tipo são um extra ocasional e opcional de todas as formas de atividade sexual e de cópula, já que o amante amarrado pode ser beijado, masturbado, montado ou simplesmente acariciado até o orgasmo, mas são muito adequados às sensações intensas e quase insuportáveis produzidas pelas carícias manuais lentas e hábeis, tanto no homem quanto na mulher.

Casais mais audaciosos rapidamente encontrarão sua forma de relacionar-se com esta maneira, apesar de que técnicas como esta exigirem bastante treinamento.

6. Troca de roupa (um novo guarda-roupas)

Para o uso desta técnica são exigidos: vendas (lenços macios), aparelho de som, CDs com música romântica (geralmente apenas orquestrada) e um espaço pelo qual o casal possa se locomover, sem risco de tropeçar em objetos ou cair. Também é necessária uma iluminação fraca ou luz de velas.

Inicialmente prepara-se o espaço que vai ser usado, que não deve ter móveis ou peças que possam machucar. O local deve ser iluminado com uma luz suave (abajur ou velas). A música (romântica) deve ser colocada de acordo com o gosto de ambos. Não é interessante que apenas um dos dois goste daquele som, pois o outro, em vez de "curtir", pode se irritar com ele. Preparado o ambiente, ambos devem se vestir com roupas cômodas, de preferência folgadas, como camiseta com um abrigo por cima. Devem ficar descalços, sem sapatos e meias. É sempre mais interessante que um não veja que roupa o outro está vestindo. A seguir, cada um coloca sua própria venda e começam a caminhar pelo local.

Inicialmente, quando se encontrarem, devem trocar apenas ligeiras carícias, como um toque, um beijo, uma lambida etc. Depois de alguns minutos, quando se encontrarem, devem ficar juntos e cada um começa a explorar a roupa do outro (não o corpo). Os toques são nas roupas, sentindo sua textura, espessura, sensação que ela desperta etc.

O jogo parte da premissa de que a roupa é uma continuidade da pele da pessoa. Assim, quando conhecemos uma pessoa que nos marca, por alguma razão lembramos de sua roupa. Quando em outra situação vemos uma peça de roupa igual ou parecida, vamos nos lembrar dela.

O casal pode dançar, mas tocando apenas nas roupas, nunca no corpo. Após este encontro, que pode ser o mais profundo possível, há um pequeno afastamento dos corpos. A seguir, cada um começa a tirar suas roupas, peça por peça, passando-as para o outro, até que todas as peças (menos as íntimas) sejam tiradas. Cada um deve então vestir as "novas" peças recebidas e sentir como está dentro delas.

As vendas são então retiradas e cada um vai se observar em um espelho, para ver como está, e observar também como o outro está vestido. Após "olhadas profundas", novamente as roupas são retiradas do corpo.

A diferença neste momento é que as peças de roupa não vão ser devolvidas pura e simplesmente, mas cada um vai, devagar e com carinho, vesti-las novamente no parceiro, com leve ajuda deste.

Esta técnica, quando bem aplicada, pode render momentos bastante agradáveis para o casal e contribuir muito na sua comunicação verbal.

Conclusão

Esperamos que estas técnicas não-verbais possam integrar-se a tratamentos dos problemas sexuais, que cada vez mais acometem o ser humano. Gostaríamos de lembrar, mais uma vez, que não bastam as técnicas; é necessário um terapeuta experiente para manejá-las. Também não deve haver pressa na aplicação e esperar resultados imediatos. Devemos aqui nos lembrar de Barry Stevens, quando diz. "Não apresse o rio, ele corre sozinho".